循環器内科・心臓血管外科

ナースポケットブック

| 編集 |

池亀俊美

公益財団法人 日本心臓血圧研究振興会附属
榊原記念病院 副院長・主任看護部長

Gakken

はじめに

　本書は，循環器疾患，心臓血管外科疾患患者が入院する病棟，集中治療室に勤務間もない，1〜2年目看護師を主な対象として企画・作成致しました．内科，外科，病棟，集中治療室と幅広く活用いただけるよう，臨床現場に即したエッセンスを盛り込んでいます．

　出勤時に自分の受け持ち患者を確認した時，「ちょっと確認したい」，「あれ，これってどうなっているのかな？」という，少しモヤモヤした気持ちになった時，ぜひ手に取ってください．

　一方，実地指導者など，後輩の指導にあたる看護師も活用できるよう，「後輩に何を簡潔に伝えることが，安全，安楽に看護ができるのか」という視点も含めています．時間に余裕がない時には，「ケア，観察のポイント」から読んでみることもオススメです．

　使用物品の名称や用意するものなど，施設によって異なることがあるかと思います．また，知識を得て経験を積むことで，本書の記載内容では少し物足りないと思うことも出てくるかと思います．そのような時は，空欄に自分の気付きなどを書き込んでいっていただき，"あなただけのオリジナル循環器内科・心臓血管外科ナースポケットブック"を作ってください．あなただけの本なので，本書を手に取ったら名前を必ず書いて，日々読み返してください．

　最後に，ご執筆いただいた榊原記念病院の医師，看護師，薬剤師，理学療法士の皆様に心より感謝申し上げます．チーム榊原が一つの形になりました．また，本書を手に取ってくださる，循環器疾患，心臓血管外科疾患の診療や看護に携わる皆様からのご意見，ご指導をお待ちしております．そのフィードバックがさらに，日本の循環器医療，看護の発展につながると信じています．

2019年10月

　　　公益財団法人 日本心臓血圧研究振興会附属 榊原記念病院
　　　　　　　　　　　　　　　　　　副院長・主任看護部長
　　　　　　　　　　　　　　　　　　　　　池亀　俊美

付録　カラー口絵

◆患者の情報収集／モニタリング (p.31)

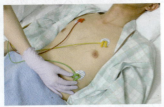

図1 ◆ 電極の装着（第Ⅱ誘導）
（文献1より引用）

◆輸液ポンプ，シリンジポンプ管理 (p.75)

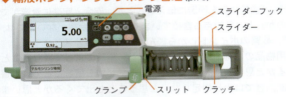

図2 ◆ シリンジポンプ（写真提供：テルモ）

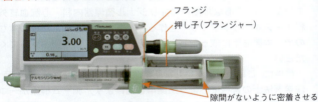

図3 ◆ シリンジのプランジャー固定（写真提供：テルモ）

◆輸血 (p.109)

赤血球製剤　　　血小板製剤　　　血漿製剤

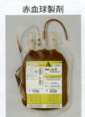 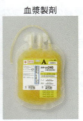

表2 ◆ 各製剤の特徴（写真提供：日本赤十字社）

◆ 心臓CT検査 (p.192)

ボリュームレンダリング法（VR）

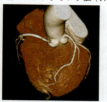

表1 ◆ 主な心臓CT検査法
造影剤を注射して冠動脈の評価ができる．

◆ 心臓MRI検査 (p.197)

冠動脈MRA

表1 ◆ 心臓MRI検査方法
左室の壁運動，冠動脈，心筋虚血の評価が可能．

◆ 心臓超音波検査（経胸壁，経食道）(p.204)

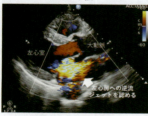
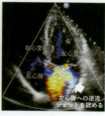

図2 ◆ 経胸壁心臓超音波画像（僧帽弁閉鎖不全症）
心臓内の血流，心膜の動き，弁の逆流などを観察することができる．

◆ 心臓核医学検査 (p.220)

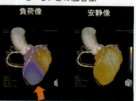

図1 ◆ 負荷心筋シンチグラフィで得られる画像
負荷像で，集積がみられない部位が血流低下している（虚血が起こっている）領域（A；➡）であり，狭心症と診断される．さらに，冠動脈CTと合わせて立体的に表示（融合）させると，よりわかりやすく，負荷像で冠動脈狭窄に一致した血流低下（B；➡）がみられる．

◆ 心臓核医学検査 (p.221)

A：SPECT像

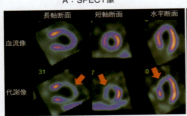

B：CTとの融合像

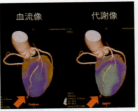

図2 ◆ 血流代謝シンチグラフィで得られる画像
冠動脈（左前下行枝）の流れに一致して血流低下と，さらに強い代謝異常（A；➡）が認められ，CTとの融合画像は，より立体的にわかりやすく見ることができる（B；➡）．

心プールシンチグラフィ

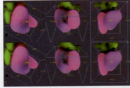

位相解析（治療前）

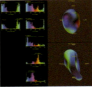

位相解析（治療後）

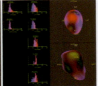

図3 ◆ 心プールシンチグラフィで得られる画像
左室，右室の動きを動画にして評価できる．また前壁，下壁，中隔，側壁など局所の動きをそれぞれ評価でき，収縮するタイミングのずれも評価できる．位相解析は，低心機能症例の心臓再同期療法の適応決定や治療後評価にも用いられる．

◆ 補助循環／経皮的心肺補助装置（PCPS）(p.276)

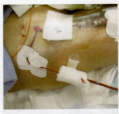
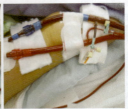

図2 ◆ PCPS刺入部の固定方法
カテーテルの屈曲を防ぐため，関節部位を考え膝上で固定を行う．また，直接皮膚にカテーテルが当たると潰瘍形成のリスクが高くなるため，皮膚保護材やコットンを挟み，Ω固定でテープを固定する．

◆周術期管理／創部管理 (p.296)

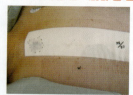

図2 ◆オプサイト POST の使用例
オプサイトは創部が観察できる透明なフィルムで，術後24時間は滅菌材料で被覆し保護する．オプサイトの利点は，高い吸収力と素早い吸収速度，湿潤環境を維持し，防水性に富んでおり，バクテリアバリアとなる．

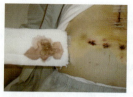

図3 ◆滲出液・出血の例
血液が患者の右側優位に滲んでいるのは，抜去した3つのドレーン孔の右側から出血していると推測できる．ドレーン抜去の際に結紮していても，穴が大きく，漏れている場合もあるため，どこからの出血かを把握する必要がある．古い血液で出血量が少なければ，経過をみる．

◆周術期管理／ドレーン管理 (p.301)

表4 ◆術直後から術後における排液の色の変化

時期	術直後	術後1日以降	
排液の色	血性	淡血性	漿液性

（文献4より改変引用）

◆周術期管理／大血管術後のケア (p.342)

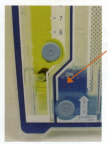

肺の損傷などにより，エアリークがあれば，この部分に気泡が出る

図3 ◆エアリークの確認

編集・執筆者一覧

◆◆ 編集
池亀俊美　　　榊原記念病院副院長・主任看護部長

◆◆ 執筆（執筆順）
加川陽子	榊原記念病院看護部師長
関口奈津子	榊原記念病院診療看護師
柴田　恵	榊原記念病院看護部主任看護師
早川英臣	榊原記念病院 ACU 看護師
山形泰士	榊原記念病院 CCU/心臓カテーテル室 集中ケア認定看護師
石井典子	榊原記念病院看護部師長
小田真澄	榊原記念病院看護部 慢性心不全看護認定看護師
宮野　修	榊原記念病院看護部副師長
恩田美香	榊原記念病院看護部 CCRN
小野美奈子	榊原記念病院看護部副師長
石本由貴	榊原記念病院看護部副師長
安達瑠衣	榊原記念病院入退院支援センター準備室副師長
成井花奈恵	榊原記念病院看護部 精神看護専門看護師
関　幸子	榊原記念病院 CCU/心臓カテーテル室副師長
田中靖弘	榊原記念病院看護部副師長/心臓リハビリテーション指導士
池亀俊美	前掲
松吉晃子	前 榊原記念病院診療看護師/国際医療福祉大学市川病院診療看護師
権守礼美	榊原記念病院 小児看護専門看護師
小川彩香	榊原記念病院看護部師長
佐々木京子	榊原記念病院医療の質・安全管理部 医療安全管理者
山本はるか	榊原記念病院 CCU/心臓カテーテル室看護師
堀　健太郎	榊原記念病院リハビリテーション科
齊藤正和	榊原記念病院リハビリテーション科
大川美沙	前 榊原記念病院診療看護師/川崎幸病院看護部診療看護師
濱田亜希子	榊原記念病院 CCU/心臓カテーテル室看護師
波多江　遵	榊原記念病院 CCU/心臓カテーテル室主任看護師
井口信雄	榊原記念病院副院長・循環器内科主任部長
大野哲郎	榊原記念病院薬剤科
長町千里	榊原記念クリニック看護部部長
田邉敬子	榊原記念病院外来副師長
長尾　工	榊原記念病院 ICU 集中ケア認定看護師
宗川一慶	榊原記念病院 ICU 小児看護専門看護師

松嶋　淳	榊原記念病院看護部副師長 感染管理認定看護師
牟田口有紀	榊原記念病院手術室副師長 手術看護認定看護師
前田　浩	前 榊原記念病院手術室師長 手術看護認定看護師／虎の門病院手術室チーフナース
山田めぐみ	榊原記念病院 ACU 副師長
大貫明子	榊原記念病院 ICU 副師長
作山晃裕	榊原記念病院リハビリテーション科
小薗愛夏	榊原記念病院リハビリテーション科
髙見澤　格	榊原記念病院循環器内科部長
内室智也	前 榊原記念病院心臓血管外科成人医長／川崎幸病院心臓外科部長
和田直樹	榊原記念病院心臓血管外科小児部長
長山雅俊	榊原記念病院総合診療部主任部長
山中将太	榊原記念病院心臓血管外科成人
鈴木　潤	榊原記念病院末梢血管外科
新本春夫	榊原記念病院末梢血管外科部長
原口　剛	榊原記念病院集中治療部主任部長
桂木真司	榊原記念病院産婦人科部長

(敬称略)

Contents

第1章 循環器内科・心臓血管外科領域の看護ケア

1. 基本的ケア ... 1

- 始業時点検 ……………………………………加川陽子 2
- 患者の情報収集
  - 現病歴の確認 ………………………………加川陽子 5
  - フィジカルアセスメント ……………………関口奈津子 11
  - モニタリング
    - 血圧測定 ……………………………………柴田 恵 22
    - パルス(脈拍)とハートレート(心拍数)
      ……………………………………早川英臣・山形泰士 26
    - 心電図モニタ ………………………………石井典子 30
    - サチュレーション(酸素飽和度) …早川英臣・山形泰士 36
    - 呼吸 ……………………………………………山形泰士 40
    - 体重 ……………………………………………小田真澄 43
  - 循環器の症状と対応
    - 胸痛・胸部不快感 …………………………宮野 修 45
    - 動悸 ……………………………………………恩田美香 49
    - めまい・失神・意識障害 …………………小野美奈子 51
    - 呼吸困難感 …………………………………小田真澄 53
    - チアノーゼ …………………………………恩田美香 55
    - 浮腫 ……………………………………………小田真澄 59
- 酸素療法(ASV含む) ……………………………山形泰士 62
- 中心静脈カテーテル(CVC)の管理 ……………石本由貴 68
- 輸液ポンプ,シリンジポンプの管理 ……………石本由貴 73
- 栄養管理 …………………………………………山形泰士 79
- 水分出納管理 ……………………………………小田真澄 86
- セルフケア援助 …………………………………安達瑠衣 89
- 疼痛ケア …………………………………………関口奈津子 93
- せん妄のケア ……………………………………成井花奈恵 99
- 不眠時のケア ……………………………………成井花奈恵 104
- 輸血 ………………………………………………関 幸子 107
- 生活指導 …………………………………………田中靖弘 112
- 家族への対応(CPRと指導を含む) ……………池亀俊美 118
- 服薬指導 …………………………………………田中靖弘 125
- 食事への支援(栄養指導) ………………………山形泰士 128

精神的支援	成井花奈恵	132
入退院支援	松吉晃子	135
アドバンス・ケア・プランニング	権守礼美	139
心不全の緩和ケア	小川彩香	147
社会資源の活用	松吉晃子	155
医療安全		
心電図モニタ装着中の看護	佐々木京子	159
転倒・転落事故の防止	佐々木京子	162

2. 検査におけるケア … 167

血液ガス分析	山本はるか・山形泰士	168
心肺運動負荷試験	堀　健太郎・齊藤正和	174
心電図検査		
12誘導心電図	石井典子	180
ホルター心電図	石井典子	184
胸部X線検査	大川美沙	186
心臓CT検査	関口奈津子	191
心臓MRI検査	関口奈津子	196
ドプラー検査	関口奈津子	201
心臓超音波検査（経胸壁，経食道）	関口奈津子	203
心臓カテーテル検査	濱田亜希子	211
観血的動脈圧測定	波多江　遵・山形泰士	216
心臓核医学検査	井口信雄	220

3. 循環器疾患の治療とケア … 223

薬物療法		
循環器疾患別の治療薬	大野哲郎	224
不整脈治療		
経カテーテル大動脈弁留置術（TAVI）	濱田亜希子	237
デバイス治療		
ペースメーカ治療	長町千里	241
植込み型除細動器・心臓再同期療法	長町千里	249
除細動器	田邉敬子	255
遠隔モニタリングシステム	長町千里	262
補助循環		
大動脈バルーンパンピング（IABP）	長尾　工	266
経皮的心肺補助装置（PCPS）	長尾　工	273
補助循環用ポンプカテーテル：インペラ（IMPELLA）	長尾　工	281
体外式ペースメーカの管理	宗川一慶	287

周術期管理
  創部管理 ……………………………………大川美沙 293
  ドレーン管理 ………………………………大川美沙 298
  創痛管理 ……………………………………大川美沙 304
  術後感染管理 ………………………………松嶋 淳 308
  弁膜症術後のケア …………………………牟田口有紀 313
  冠動脈疾患術後のケア ……………………前田 浩 334
  大血管術後のケア …………………………前田 浩 338
  心タンポナーデ ……………………………山田めぐみ 344
心肺蘇生法（CPR）……………………………大貫明子 349
胸腔穿刺 …………………………………………山田めぐみ 356
心嚢穿刺 …………………………………………山田めぐみ 362
急変対応 …………………………………………大貫明子 367
心臓リハビリテーション…作山晃裕・小薗愛夏・齊藤正和 372

第2章 循環器内科・心臓血管外科領域の主な疾患とその治療

1. 心不全 …………………………………………………………… 380
  心不全 ……………………………………石井典子・池亀俊美 380
  心不全に関連する病態
    ショック ………………………………………長尾 工 394
    気胸 ……………………………………………山形泰士 399
    胸水 ……………………………………………長尾 工 402
    無気肺 …………………………………………山形泰士 405

2. 不整脈（致死性不整脈）………………………………池亀俊美 412

3. 虚血性心疾患 ……………………………………………………… 420
  急性心筋梗塞 …………………………………………髙見澤 格 420
  不安定狭心症 …………………………………………髙見澤 格 429
  労作性狭心症 …………………………………………髙見澤 格 432
  冠攣縮性狭心症 ………………………………………髙見澤 格 435

4. 心筋疾患 …………………………………………………………… 439
  心筋炎（急性心筋炎）…………………………………池亀俊美 439
  心筋症（拡張型・肥大型心筋症）……………………池亀俊美 442

5. 心膜疾患 …………………………………………………………… 448
  感染性心内膜炎 ………………………………………池亀俊美 448

6. 弁膜症 ……………………………………………………… 452
- 僧帽弁狭窄症 ………………………………… 内室智也 452
- 僧帽弁閉鎖不全症 …………………………… 内室智也 461
- 大動脈弁狭窄症 ……………………………… 和田直樹 467
- 大動脈弁閉鎖不全症 ………………………… 和田直樹 471

7. 血圧異常 ……………………………………… 長山雅俊 475

8. 動脈疾患 ……………………………………………………… 482
- 大動脈瘤 ……………………………………… 山中将太 482
- 大動脈解離 …………………………………… 山中将太 486
- 急性動脈閉塞症 ………………………… 鈴木 潤・新本春夫 488
- 閉塞性動脈硬化症 ……………………… 鈴木 潤・新本春夫 493
- 閉塞性血栓血管炎 ……………………… 鈴木 潤・新本春夫 496

9. 肺高血圧症 …………………………………… 原口 剛 499

10. 静脈疾患 ……………………………………………………… 504
- 深部静脈血栓症・静脈血栓塞栓症
  ……………………………………… 鈴木 潤・新本春夫 504
- 肺血栓塞栓症 ………………………………… 原口 剛 510
- 下肢静脈瘤 ……………………………… 鈴木 潤・新本春夫 516

11. 母体心疾患の管理（先天性心疾患を含む）
……………………………………………… 桂木真司 519

付録

- カラー口絵 ……………………………………………………… iv
- 解剖（心臓，冠動脈，動脈・静脈の走行）………………… 526
- 救急カートの薬剤一覧（例）………………………………… 532
- 略語一覧 ………………………………………………………… 533
- Index …………………………………………………………… 540

編集担当：吉安俊英，谷口陽一，黒田周作
編集協力：大内ゆみ，石川奈々子，鈴木優子，校正舎 沼尻正人，佐藤春子
カバーデザイン：星子卓也　　本文・DTP：梶田庸介，乙村龍彦，小佐野 咲
本文イラスト：青木隆デザイン事務所，日本グラフィックス

本書の特徴と活用法

- 本書は,「看護ケア」と「疾患」の 2 部構成です.
- 準備物品や手技など,自施設の方法を書き込めるように,余白やメモのスペースを各所に設けています.先輩から学んだポイントやコツ,気を付けておくべきことなど,必要な情報をどんどん書き込んで,あなただけの 1 冊に育ててください.
- 本書の解説には,榊原記念病院での実施内容を記載している箇所があります.実施時には,必ず自施設の内容を確認してください.

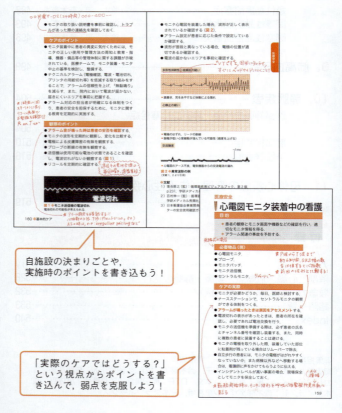

自施設の決まりごとや,実施時のポイントを書き込もう!

「実際のケアではどうする?」という視点からポイントを書き込んで,弱点を克服しよう!

第1章

循環器内科・心臓血管外科領域の看護ケア

1. 基本的ケア
- 始業時点検
- 患者の情報収集
  - 現病歴の確認
  - フィジカルアセスメント
  - モニタリング
  - 循環器の症状と対応
- 酸素療法（ASV含む）
- 中心静脈カテーテル（CVC）の管理
- 輸液ポンプ，シリンジポンプの管理
- 栄養管理
- 水分出納管理
- セルフケア援助
- 疼痛ケア
- せん妄のケア
- 不眠時のケア
- 輸血
- 生活指導
- 家族への対応（CPRと指導を含む）
- 服薬指導
- 食事への支援（栄養指導）
- 精神的支援
- 入退院支援
- アドバンス・ケア・プランニング
- 心不全の緩和ケア
- 社会資源の活用
- 医療安全
  - 心電図モニタ装着中の看護
  - 転倒・転落事故の防止

始業時点検

目的

* 担当患者の情報を把握する.
* 患者・家族へ質の高い看護を提供する.

実際

1日のスケジュール把握

- 患者への連絡事項や確認内容, 医師・看護指示の実践など, 今日の業務やスケジュールを把握する.
- 患者ごと, または時系列などで業務を整理して, 適切なタイミングでもれなく遂行する.
- 看護計画, またはクリティカルパスを確認する.

患者情報の確認

- 「現病歴の確認」の項も参照 (p.5).

＜記録用紙＞
- 診察記録 (既往歴):特に初診時 (入院時) 記録, 転入・転出時記録, サマリー, カンファレンス記録など.
- 経過記録 (バイタルサイン, 食事摂取量, バランス管理など).
- 薬剤, 手術, 検査, 処置など:特に手術と検査は, 食事・薬剤の事前準備があるため, 4〜5日後まで確認する.

＜医師指示＞
- 一般指示, 安静度, 酸素投与量 (レポートサイン) など.

＜薬剤＞
- 内服薬, 貼付薬, 外用薬 (目薬, 軟膏など), 注射薬.

＜検査・治療, ケア＞
- 看護計画と治療計画.

- 当日や翌日に実施する検査，治療のスケジュールを把握．また当日であれば，準備状況の確認．
- 前回の検査結果が出ていれば，結果を把握する．
- 膀胱留置カテーテル，点滴ライン，ドレーン類の確認．必要性や，抜去できるか否かを確認する．

<ニーズ>
- 心理・社会的ニーズ（趣味や嗜好なども含めた基本情報，看護歴など）．
- 家族からのニーズ．

<その他>
- 患者に関する他職種からの共有事項等を確認する．

環境・器具の点検，処置の準備

- 「セルフケア援助」の項も参照（p.89）．
- ケアや処置に使用する物品が揃っているか．
- それらの物品に破損や故障などがなく，適切に使用できる状態・状況になっているか．
- 不必要なものや転倒しやすいものが落ちていたり，ベッド周りや病室内が整理されているかを確認（安全対策の確認）．
- 投与薬剤（点滴，内服）の確認・準備．
- 禁食や水分摂取制限の有無の確認．
- 同意書の有無の確認．
- ライン，ドレーンの有無の確認：位置，長さ．
- 清潔ケアの準備．
- 身体抑制（拘束）が実施されている場合，その必要性について医師と再評価する．

● 自施設における環境・器具の点検，処置の準備のポイントを記載

入退院支援の準備

- 「入退院支援」の項も参照（p.135）．

＜入院患者の受け入れ＞
- 氏名，ID番号，性別，年齢，罹患疾患の確認．
- 入院目的，入院時間・期間，入室部屋を確認する．
- 日常生活動作（ADL）や活動状況の確認．
- 当日検査の有無の確認．
- 退院支援スクリーニングの実施（退院後の生活に関する希望，社会資源の利用など）．

＜退院患者の送り出し＞
- 患者の基本情報用紙を使用し，患者自身や家族から情報収集を行う．
- 退院患者の指示の再確認．
- 薬の処方の有無の確認，持参薬返却の準備．
- ADLや認知機能，介護者などのアセスメント．

◆文献
1）長谷川和子（監）：消化器科ナースポケットブック．p.2-3，学研メディカル秀潤社，2018．
2）畑田みゆき（編）：整形外科ナースポケットブック．p.2-5，学研メディカル秀潤社，2018．

Memo

患者の情報収集

現病歴の確認

目的

* 患者のニーズ・健康問題を明らかにし，それらが解決できるように，治療計画，看護計画を立案，実践，評価に活用する．
* 上記を達成するために，現病歴，既往歴，アレルギー，嗜好，日常生活の様子を把握する．

情報収集の実際

循環器疾患患者の看護に必要な情報……………
- 現病歴，既往歴，アレルギー（食物，薬剤，造影剤など），冠危険因子など，今回の**患者の入院目的**を中心に，**身体的側面**，また**日常生活の側面**，**認知・心理的側面**，**社会・経済的側面**を確認する（表1）．

表1 ◆ 情報収集項目とアセスメント

目的	アセスメント項目		備考
身体的側面			
循環器疾患の重症度および薬物療法による副作用の有無・程度をアセスメント	症状	●症状の有無・程度（症状出現時の状況，誘因，再現性，以前と同じ部位・程度の胸痛であるか，安静時に生じたものか），持続時間，何をすれば治まったか，硝酸薬使用の有無とその効果，どのくらいで消失したか	●心電図検査には安静時，負荷（薬物・運動），24時間連続記録できるホルター心電図検査などがある ●胸部X線検査では心拡大，肺うっ血の有無を確認する
症状の出現の有無・程度をアセスメント		●息切れ，呼吸困難感の有無・程度	
冠危険因子（肥満・高血圧・糖尿病・脂質異常症の有無・程度）をアセスメント	検査データ	●検査項目のデータや所見の異常の有無・程度・推移	

（次頁につづく）

(表1つづき)

	循環器系	● 循環器疾患の発症日および冠動脈形成術などカテーテル治療, 心臓手術などの有無・内容 ● 心臓カテーテル・心臓超音波検査（壁運動の程度）・（負荷）, 心電図など検査所見：冠動脈の狭窄・範囲および残存狭窄の有無・程度, 左室駆出率（EF%） ● 心電図検査（調律, 不整脈の有無）, 胸部X線・心臓CT/MRI検査, 心肺運動負荷試験および心臓リハビリテーションの参加状況	
	血液検査	● 心筋逸脱酵素（CPK）, 脳性ナトリウム利尿ペプチド（BNP）, 白血球数, C反応性タンパク, 腎機能（BUN, クレアチニン） ● 血清コレステロール値（LDL, HDL, CHO, TG） ● 空腹時血糖値, 食後2時間血糖値, HbA1c, INRまたはトロンボテスト, 尿検査	● 抗凝固薬, 抗血小板薬内服中の患者は, 出血傾向に注意する ● 抜歯や生検, 手術など出血を伴う検査・治療を行う際は, 事前に処方医に相談する
	呼吸器系	● 夜間の呼吸状態（無呼吸の有無）, 日中の眠気, 集中力の低下などの睡眠時無呼吸症候群に関連したもの	● 睡眠時無呼吸は家族が気づくことが多いため,「夜中, 呼吸が一時的に止まっていませんか, いびきがひどくないですか」と確認する
	バイタルサイン	● 体温, 脈拍, 血圧, 呼吸数, SpO_2, 身長, 体重, BMI（肥満度）	
	アレルギー	● 食物, 薬剤, 造影剤, ラテックスなどのアレルギーの有無とその既往	
日常生活の側面			
循環器疾患の重症度, 狭心症状の出現, 冠危険因子が日常生活に及ぼす影響をアセスメント	1日の過ごし方	● 入院前（健康時）の大まかな過ごし方, 外出, 旅行など	

(次頁につづく)

(表1つづき)

	食事	●食事内容(回数, 量, 食事の形態:きざみ, とろみなど), 食欲, 水分摂取量, 塩分・脂質を多く含む食事についての嗜好	
	排泄	●排尿回数, 排尿量と性状(排泄パターン) ●排便回数, 便の固さ, 排便習慣の工夫(その人なりの工夫), 下剤・整腸薬使用の有無と程度 ●オムツ使用の有無, 頻度	●排尿・排便が心臓へ負荷となることがあるため, 排尿・排便の行為が狭心症状の誘因になっていないか, アセスメントする ●排尿量を家庭において測定することは困難であり, 体重の増減の有無・程度で評価する ●便秘, 排便困難は心臓への負担が大きく, 血圧を上昇させるため, 便秘を避ける
	睡眠	●睡眠時間, 熟眠感の程度, 夜間の中途覚醒の有無, 日中の眠気, 睡眠薬使用の有無・程度	
	運動	●運動の種類, 運動量と運動の強さ, 時間, 回数	
	日常生活動作	●日常生活動作:どのような動きにより胸痛, 動悸, 呼吸苦などの症状が出現するか	
	嗜好	●喫煙の有無・程度, ブリンクマン指数(1日の喫煙本数×喫煙年数) ●アルコール・カフェイン摂取量	
	趣味・余暇活動	●趣味・余暇活動:どのような活動を行っているか, 患者自身が行っている工夫	
	セルフケア能力	●どのような動きが障害されているか ●日常生活において, 自分でできることとできないことを把握する	

患者の情報収集

(次頁につづく)

(表1つづき)

認知・心理的側面			
疾患および治療,生活習慣是正に向けた取り組みが心理状態に及ぼす影響をアセスメント	理解の程度および受け止め	●疾患と冠危険因子,治療とその副作用をどのように理解し,受け止めているか ●指導する上で必要な理解力(リテラシー):読み書き能力,説明を理解する能力,自分の健康に必要な情報を得る能力	●家族などからの情報収集も有用である
	価値観	●何に価値をおき,何を大切にしているか	
	対処方法	●これまで問題にどのように対処してきたか	
	心理状態	●いら立ち,不安,抑うつの有無や程度	
社会・経済的側面			
疾患および治療,生活習慣是正に向けた取り組みが社会・経済状態に及ぼす影響をアセスメント	職業	●就学・就業の有無,仕事内容,勤務時間,通勤時間・手段,職場環境や人間関係	●同居する家族の食事についての嗜好を確認し,食生活を改善することは,患者・家族の生活習慣是正に向けた行動の一つとなりうる
	役割	●家庭における役割,職場における地位・役割	
	ソーシャルサポート	●友人・同僚・知人などのサポートの有無	
	経済状態	●医療保険の種類,介護保険認定の有無とその内容,医療費の支払能力の有無	
	家族構成	●何人暮らしか	
	家屋の状況	●階段,手すりなどのバリアフリーの状況	●循環器疾患の重症度により,階段昇降が狭心症状を起こすこともある
	キーパーソン	●家族,または周囲の人の中でのキーパーソンは誰か	
	家族の状態	●家族の病気や治療の理解の程度,支援体制	

「池亀俊美:虚血性心疾患(狭心症,心筋梗塞),看護学テキストシリーズ NiCE 成人看護学 慢性期看護(鈴木久美,野澤明子,森 一恵編),改訂第2版,p.244-245,2015,南江堂」より許諾を得て改変し転載.

情報源と情報収集の方法

<情報源:診療録(電子カルテ)など>

● 医師,理学療法士,薬剤師,栄養士,医療ソーシャルワーカーなどの他職種による記録,前回サマリー(医師・看護師),他院からの診療情報提供書・看護サマリー,中間サマリー,転入・転出サマリーなどの診療録から情報を得る.

- 入退院支援センターなど患者サポート部門,または看護師や医療ソーシャルワーカーにより入院前に情報収集がされている場合があるため,外来における記録も確認する.

<インタビュー形式>

- 多くは入院当日に,施設ごとに定められた様式に則り,インタビュー形式で情報収集を行う.インタビューとは,直接的な質問によって,意図的な情報を得ることである.
- インタビューの際は,**「入院中の治療,看護に役立てるために質問する」という理由を説明**する.
- プライバシーの保護に努める.
  - 静かでプライバシーが保て,安心して話せる環境(できれば個室)で行う.
- インタビューでは,以下に配慮する.
  - 患者の心身の状態,認知機能,意識レベルなどを把握しながら,必要であれば家族も交えて行う.
  - 患者の心身の負担になっていないか,顔色や声のトーンなどを確認しながら行う.
  - 入院当日に全てを確認しようとせず,後日,患者や家族との関係性ができてから聴いてもよい.
  - 日々のケアの中での何気ない会話からも患者の生活の様子,信念,価値などを知る機会がある.

<観察>

- 日々の観察も情報源となるため,**五感を活用して観察を行う**.

> **観察のポイント**
> - 清潔ケア:皮膚や創部の状態.
> - トイレや検査への移動時など:患者の動作の状態.
> - 内服薬投与時の会話:薬剤に関するアドヒアランス.

情報の解釈・分析（アセスメント）と看護問題の明確化

- 入院時は，**得られた情報をもとに看護問題を明確化し，看護計画を立案する**．
- 必要時，施設ごとに定められた標準看護計画などを活用する．
- 看護計画は評価日，もしくは患者の状態が変化した際，評価，修正する．
- 患者が割り振られた際，クリティカルパスの使用患者であるか否かを確認し，使用患者であればクリティカルパスを使用する．

アセスメントツールの活用

- どの患者にも共通するアセスメントすべき内容を把握する．
- 患者の状態を客観的に，かつ，スタッフ内で統一したアセスメントができるように，**様々なアセスメントツールを活用する**．
- それぞれの施設の方針・手順，様式に則り，入院時，および日々のケアの中でアセスメント，再アセスメントを繰り返す．

アセスメントの例
- 痛みのアセスメント．
- 転倒・転落のアセスメント．
- せん妄のアセスメント．
- 口腔ケアに必要なアセスメント．
- 褥瘡のアセスメント．

◆文献
1) 池亀俊美：循環器系の障害を有する人とその家族への援助 虚血心疾患（狭心症，心筋梗塞）．看護学テキストNiCE 成人看護学 慢性期看護（鈴木久美・他編），第2版, p.242-245, 南江堂, 2015.

患者の情報収集

フィジカルアセスメント

目的

* 患者の状態や，患者が訴える症状の原因を正確に判断・把握し，必要とされる看護ケアを明確にする．
* 実施した看護ケアを評価する．

フィジカルアセスメントの概要

<ヘルスアセスメント>
- 人々の健康状態を身体的・精神的・社会的な視点から，総合的に考察すること．

<フィジカルイグザミネーション>
- 身体診察などから客観的なデータを収集すること．視診，聴診，打診，触診の4つの技法がある．

<フィジカルアセスメント>
- 問診やフィジカルイグザミネーションなどから患者の情報を集めて分析し，患者に合ったケアを考察すること．

ケアの実際

身体診察の前に実施すること

- カルテやチャートなどから，基本データを確認：患者の氏名，年齢，住所，人種，職業，宗教，主訴，既往歴，内服薬，嗜好など．
- 自己紹介を行い，身体診察の同意を得る．
- 環境を整える．
- 個室の確保．個室が難しい場合はカーテンやタオルケットを活用して，プライバシーを確保する．
- 羞恥心に配慮し，室温にも留意する．
- 患者との距離感を保つ：パーソナルスペース（他者が自分に近づくことが許せる限界の範囲）を意識し，不快な思いをしないよう配慮する．

- 系統的な評価フローで行う：頭から足先までポイントを押さえながら，一連の流れで観察する．

身体診察の基本

＜視診＞
- **身体の形態，位置・動き・対称性，皮膚の色調**などを判断する．
- **手術痕，外傷，フレイル**（加齢に伴う様々な機能変化や予備能力低下によって，健康障害に対する脆弱性が増加した状態[1]）**の程度**も見逃さない．

＜聴診＞
- 聴診器を用いて，**呼吸音，心音，腸蠕動音，血管雑音**などを判断する．
- 聴診は周囲の音に左右されるため，なるべく静かな環境で行う．
- **聴診器の特性をよく知ることが重要**（表1，図1）．

表1 ◆ 聴診器の特性

	特徴	適応	ポイント
膜面	高音成分の聴取に適している	・コロトコフ音 ・呼吸音，副雑音 ・心音（Ⅰ音・Ⅱ音） ・過剰心音（Ⅲ音・Ⅳ音以外） ・心雑音 ・血管雑音 ・腸蠕動音	体表にしっかりと密着させることで，余計なノイズを遮断し，クリアな高音が聴取できる
ベル面	全ての成分を聴取できるが，特に低音成分の聴取に用いる	・コロトコフ音 ・過剰心音（Ⅲ音・Ⅳ音，拡張期ランブル）	肌に柔らかく密着させる．強く押しつけると，皮膚が張り，低音成分が減弱する

膜面・ベル面一体型の聴診器や，電子聴診器などもある．
（文献2を参考に作成）

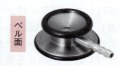

図1 ◆ チェストピースの膜面とベル面（写真提供：スリーエム ジャパン）

<打診>

- 打診の方法(図2).
- 左手中指のDIP関節を体表面にぴったりと密着させる.
- 右手をリラックスさせ,中指のMP関節を少し曲げて固定する.
- 左手のDIP関節を素早く2回ずつ叩き,素早く離す.
- 音の性質により,胸部や腹部の**臓器の大きさ,密度**などを判断する.

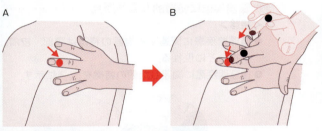

図2 ◆ 打診の方法(例)
A:中指のDIP関節を密着させる.
B:スナップを利かせ弾むように叩く.
(背部に左手を当てている)
(文献3より改変引用)

Memo

＜触診＞
- 患者に手で触れて，**大きさ，硬さ，位置，温度，湿度，動き**などを判断する（図3）．
- 浅い触診と深い触診がある．
  - 浅い触診：手掌全体でさするように，優しく皮膚を押す．柔らかさ，温度，臓器の大きさや位置，塊の存在などを確認する．
  - 深い触診：片方の手をもう片方の手の上に置き，両手の指先で押し下げる．臓器の形・大きさ・硬さ，反跳痛や腫瘤の有無などを確認する．

循環器疾患に特徴的な身体所見

＜視診＞
- 循環器疾患に関連する視診の特徴は頸部，皮膚，手指などに現れる．
- 循環器疾患に関連した顔の特徴を表2に示す．

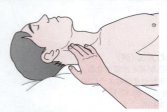

図3◆触診（頸動脈）
拍動は大きく，収縮期に同調する．
（文献4より引用）

表2◆循環器疾患に関連した顔の特徴

顔の特徴	説明	考えられる心疾患・病態
頬の紅潮	紫がかった頬の赤み	僧帽弁狭窄症
黄色腫	両眼上眼瞼にできる，境界のはっきりした黄色い扁平隆起	脂質異常症
角膜輪	角膜の周りのリング	加齢，脂質異常症
眼球突出	バセドウ病を想起するような眼球の前方突出，または変位	心房細動

（文献5を参考に作成）

- 頸静脈怒張（図4）：**体液貯留の評価**に用いられる．また右心不全，肺塞栓症を推測するよい指標となる．体位で変化するため，**毎日同じ条件**（例えば，頭部挙上45°など）**で観察**する．
- 内頸静脈：上大静脈のほぼ直線上にあるため，中心静脈圧を反映しやすい．しかし，胸鎖乳突筋の深部に存在するため，観察するのが難しい．
- 外頸静脈：表在静脈のため見えやすいが，内頸静脈ほど中心静脈圧を正確に反映しない．
- 頸静脈の怒張が確認でき，右房圧の上昇が疑われる場合は，頸静脈圧の測定（図5）を行う．

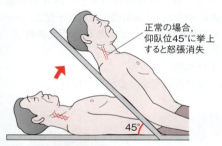

図4 ◆ 頸静脈怒張の確認
（文献6より引用）

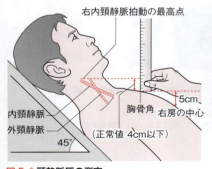

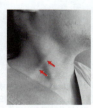

図5 ◆ 頸静脈圧の測定
（文献6より引用改変）

- 頸静脈圧の測定：原則右側で評価する．上半身を45°挙上した状態で，胸骨角から内頸静脈拍動の頂点までの垂直距離（cm）を計測する．4cm未満が正常である．
- 心尖拍動（図6）：異常がみられる場合，心拡大や左室駆出率が低下している可能性がある．
- 正常：第4〜5肋間，胸骨中線から10cm以内．
- 異常：胸骨中線から10cm以上，拍動が観察できる範囲が広い．
- 浮腫：間質液の増加であり，原因によって全身性と局所性に分けられる．
- チアノーゼ：皮膚や粘膜が青紫色にみえる状態で，低酸素状態または末梢循環障害が予想される．中枢性と末梢性チアノーゼがある（p.55参照）．
- 爪の色調と形状．
- 蒼白：末梢循環不全．
- ばち指：慢性呼吸不全，心疾患の疑い．

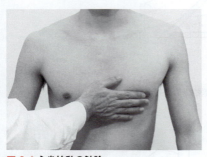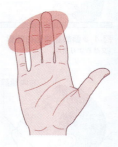

図6 ◆ 心尖拍動の触診
- 心尖拍動は，心臓が収縮する際，心臓の先端部が前胸壁に一瞬軽く当たることで生じる拍動である
- 位置は第5肋間の左鎖骨中線のやや内側である
- 手掌を胸骨正中部の下部に置いて，指腹尖端（●）で触知する

（文献3より引用）

<心音の聴診>

- 一般的には5か所（**①第2肋間胸骨右縁，②第2肋間胸骨左縁，③第3肋間胸骨左縁，④第4肋間胸骨左縁，⑤心尖部**）を聴取する（**図7**）．
- Ⅰ音・Ⅱ音（**表3**）：心臓の弁が閉じるときに発生する音である．正常な心音は，Ⅰ音とⅡ音のみ聴取する．

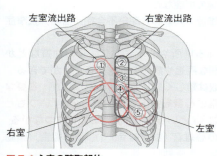

①大動脈弁領域
②肺動脈弁領域
③Erb領域
④三尖弁領域
⑤心尖部

図7 ◆ 心音の聴取部位
（文献3より引用）

表3 ◆ Ⅰ音・Ⅱ音

	成因	強く聴こえる場所	音のイメージ
Ⅰ音	僧帽弁と三尖弁が閉鎖する時に発生する音	・第4肋間胸骨左縁 ・心尖部	[心尖部で聴いた場合] Ⅰ音 Ⅱ音 収縮期 — 拡張期
Ⅱ音	大動脈弁と肺動脈弁が閉鎖する時に発生する音	・第2肋間胸骨右縁 ・第2肋間胸骨左縁	[第2肋骨胸骨右縁で聴いた場合] Ⅰ音 Ⅱ音 収縮期 — 拡張期

（文献2, 7を参考に作成）

- Ⅲ音・Ⅳ音（表4）．
  - 心室の伸展性が低下した時に，心房からの血流が心室壁にぶつかって発生する音である．
- 心雑音：弁の異常や血液の逆流，シャントがある場合に，心音と心音の間で聴取される音．
- 心雑音は収縮期雑音と拡張期雑音に大別できる．
  - 収縮期雑音：僧帽弁閉鎖不全症，大動脈弁狭窄症，閉塞性肥大型心筋症，三尖弁閉鎖不全症，心室中隔欠損症など．
  - 拡張期雑音：大動脈弁閉鎖不全症，僧帽弁狭窄症など．
- 聴取される場所やタイミング，音の性質などから，詳細な疾患や病態を推測することができる．
- 心音聴取は難しく感じるかもしれないが，**重要なのは通常の心音を把握しておくこと．「いつもと違うかな？」という感覚が異常の発見につながる**．
- その他の心雑音（血管雑音）：心膜摩擦音，頸動脈の雑音，大腿動脈の雑音．

表4 ◆ Ⅲ音・Ⅳ音

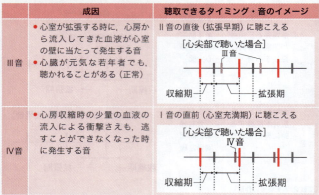

（文献2, 7を参考に作成）

····Column····

急性心筋梗塞後の心雑音

急性心筋梗塞の合併症に心室中隔穿孔や乳頭筋断裂がある．多くは心筋梗塞後7日以内に生じ，重症な場合はショックに陥る．大動脈内バルーンパンピング（IABP）挿入や薬剤投与が必要な場合があり，速やかな対応が求められるため，心筋梗塞後に突然生じた比較的大きな収縮期雑音は要注意である．

カテーテル手技後の血管雑音

カテーテル手技に伴う穿刺部合併症に仮性動脈瘤や動静脈瘻がある．QOLの低下や入院日数の延長のみならず，四肢の運動制限などの後遺症を残す恐れがある．特に仮性動脈瘤の場合は，速やかな圧迫止血が必要であるため，カテーテル手技後は穿刺部の聴診を行う．

患者の情報収集

＜打診＞
- 心臓の大きさを評価するために打診を行うこともあるが，心尖拍動の触診で把握できるため，あまり行わない．
- 心不全や肝炎などで肝臓が腫大している場合，打診では肝濁音界は増大し，触診では肝の辺縁を触れる．

＜触診＞
- 心尖拍動：視診後，触診で確かめる．
- 毛細血管再充満時間（CRT）：爪床を5秒間圧迫し解除後，爪床の赤みが回復するまでの時間．
- 外気温などに影響を受けやすい．
- 正常：2秒未満．
- 2秒以上：末梢循環障害や脱水が疑われる．

胸部の体表解剖

- 心音や呼吸音を正確に聴取してアセスメントするには，胸部の解剖と生理を理解する必要がある．
- 体表から見えない臓器の位置や大きさを把握するため，**ランドマーク（骨指標）**を利用する（図8, 9）．

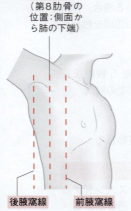

胸骨角
- 胸骨柄と胸骨体の接合部
- 第2肋骨が接合し、12誘導心電図の電極を装着する際、肋間を数える目安となる
- 主気管支の分岐部にも相当

鎖骨
- 肺の上端は鎖骨を越え、鎖骨内側1/3より3cm上まである

胸骨柄
右鎖骨中線
第1肋骨
第2肋骨
胸骨体
第3肋骨
第4肋骨
前腋窩線
第5肋骨
第6肋骨

剣状突起
- 胸骨体の下部に位置し、横隔膜ラインの推定時のランドマーク
- 肺底部の高さ

胸骨中線

肋骨
- 肺の下端は鎖骨中線上では、第6肋骨との交点辺りに位置する

図8 ◆ランドマーク（正面）
(文献3より改変引用)

中腋窩線
（第8肋骨の位置：側面から肺の下端）

C7 棘突起
- 頭部を前屈した時に、最も突出している突起がC7
- 背の上端の目安となる

肩甲線
脊柱線
T1 棘突起

第7肋骨
肩甲骨下角

後腋窩線　前腋窩線

T10 棘突起
- 肺の下端の目安
- 吸気時はさらに下降する

図9 ◆ランドマーク（側面，背面）
(背面：文献7を参考に作成)

◆**文献**

1) 新井秀典：フレイルの意義．日本老年医学会雑誌 51：497-501，2014．
2) 古谷伸之（編）：診察と手技がみえる vol.1，第 2 版．p.17，メディックメディア，2007．
3) 落合慈之（監）：呼吸器疾患ビジュアルブック．p.34，39，学研メディカル秀潤社，2011．
4) 甲田英一・菊地京子（監）：Super Select Nursing 循環器疾患―疾患の理解と看護計画―．p.49，学研メディカル秀潤社，2011．
5) Ashley EA, et al：Chapter 2 Cardiovascular examination．Cardiology Explained，Remedica，2004．
6) 百村伸一（監）：循環器ビジュアルナーシング．p.8，学研メディカル秀潤社，2014．
7) 福井次矢・他（監）：ベイツ診察法，第 2 版．p.297，メディカル・サイエンス・インターナショナル，2015．
8) 佐藤達夫・他（監訳）：臨床のための解剖学．メディカル・サイエンス・インターナショナル，2013．
9) デヴィッド・L・サイメル，ドルモンド・レニー（編）：論理的診察の技術　エビデンスに基づく診断のノウハウ（竹本　毅・訳）．日経 BP 社，2011．

Memo

患者の情報収集
モニタリング

血圧測定

目的

* 心臓の収縮力や血流の状態を反映する指標となる.
* 高血圧症や低血圧症の診断.
* 降圧薬などの薬物療法の効果を測る.

血圧の概要

- 血圧とは,血管を流れる血液が血管壁に及ぼす力である.血管には動脈,静脈,毛細血管などがあるが,血圧とは一般的には**動脈の圧**を指す.
- **血圧を規定する因子は,心拍出量と全身血管抵抗の2つである**.血圧は血管壁の弾力,血液の粘性などにも影響を受ける.
- 心臓が収縮する時の圧を**収縮期血圧(SBP)**,心臓が拡張する時の圧を**拡張期血圧(DBP)**という.**収縮期血圧と拡張期血圧の差を脈圧**という.
- 成人における血圧値の分類を**表1**に示す.

表1 ◆成人における血圧値の分類

分類	診察室血圧 (mmHg)			家庭血圧 (mmHg)		
	収縮期血圧		拡張期血圧	収縮期血圧		拡張期血圧
正常血圧	<120	かつ	<80	<115	かつ	<75
正常高値血圧	120〜129	かつ	<80	115〜124	かつ	<75
高値血圧	130〜139	かつ/または	80〜89	125〜134	かつ/または	75〜84
Ⅰ度高血圧	140〜159	かつ/または	90〜99	135〜144	かつ/または	85〜89
Ⅱ度高血圧	160〜179	かつ/または	100〜109	145〜159	かつ/または	90〜99
Ⅲ度高血圧	≧180	かつ/または	≧110	≧160	かつ/または	≧100
(孤立性)収縮期高血圧	≧140	かつ	<90	≧135	かつ	<85

(文献1より引用)

必要物品

- 血圧計（アネロイド式），聴診器．
- 測定前に血圧計と聴診器が正常に使えるかどうか点検を行う．
- 指用や手首血圧計は測定が不正確となりがちなので，**上腕用血圧計の使用が推奨**される．
- マンシェットの幅は患者に適したものを使用する．
- マンシェットの幅は広すぎると収縮期血圧が低めになり，狭すぎると高めに測定される．
- 成人の場合：マンシェットのゴム嚢部分の幅が12〜14cm程度．
- 小児の場合：8〜9cm，幼児では5〜6cm，乳児では2.5cm．

ケアの実際

- 測定方法には聴診法と触診法がある．触診法では収縮期血圧のみ測ることができる．
- 血圧は運動や食事，緊張や興奮などにより変動しやすいため，体の力を抜いてリラックスするよう伝え，静かで適切な室温の環境を整える．

聴診法での測定の流れ

- 患者に血圧測定を行うことを説明し，了解を得る．患者の上腕を露出し，測定部位が心臓と同じ高さになるよう体位を調整する．
- ゴム嚢の中心に上腕動脈がくるように，マンシェットを指2本程度入るように上腕に巻く．マンシェットの下端が肘関節より2〜3cm上になるようにする．
- 上腕動脈が触れる位置に聴診器を当て，カフを握りマンシェットに空気を送り加圧する．徐々に減圧していき，**最初に血管音が聴取されたところ**で血圧値を読む（**収縮期血圧**）．

患者の情報収集

- そのまま減圧を続け，**血管音が聴取できなくなったところ**で血圧値を読む（**拡張期血圧**）．
- 測定後にマンシェットを外し，患者に声をかけ衣服を整える．
- 測定値を記録し，これまでの血圧値との比較を行う．異常時は，リーダーナースまたは医師へ報告する．

触診法での測定の流れ
- 聴診法での測定の流れの1番目（患者への説明，体位調整），2番目（上腕にマンシェットを巻く）と同様に行う．
- マンシェットを巻いた側の橈骨動脈に触れる．
- 橈骨動脈の拍動を触れながら，マンシェットに空気を送り加圧する．
- 徐々に減圧していき，脈が触れなくなったところから，さらに20〜30mmHg圧を上げる．
- 圧を徐々に下げ，再び橈骨動脈の拍動が触れるようになった時の圧を収縮期血圧の目安とする．
- 測定値を記録し，これまでの血圧値との比較を行う．異常時は，リーダーナースまたは医師へ報告する．

- ● 聴診法・触診法での血圧測定ポイントを記載

観察のポイント

- **初診時は両上肢，両下肢で血圧を測る**ことが望ましい．
- 血圧に左右差，上肢と下肢の差を認める病気には，解離性大動脈瘤や，動脈硬化による血管の狭窄などがある．
- 麻痺がある場合は，麻痺がない方（健側）で測定する．
- 乳がんによるリンパ節郭清後は，できれば反対側で血圧測定を行うことが望ましい．
- **透析患者ではシャント側での血圧測定は禁忌**である．
- 血圧は日内変動があるため，**毎日起床時と就寝前の決まった時間に測定することが推奨**されている．
- 起床時：起床して1時間以内，排泄を済ませ服薬・食事の前に測定する．
- 就寝前：入浴後1時間以上空けて測定する．

◆**文献**

1) 日本高血圧学会高血圧治療ガイドライン作成委員会（編）：高血圧治療ガイドライン2019．p.18，日本高血圧学会，2019．
2) 松田直樹・他：第5章 疾患の理解 C 血圧異常．系統看護学講座 専門分野Ⅱ 循環器 成人看護学③，第15版，p.165-175，医学書院，2019．

Memo

患者の情報収集

モニタリング

パルス(脈拍)とハートレート(心拍数)

目的

* 脈拍がきちんと触れるかどうかを確認し,身体の隅々の細胞まで血液が行き届いているかを確認する.

脈拍と心拍数の概要

- 脈拍は,心臓の収縮・拡張により動脈に生じた圧力を橈骨動脈などで触知できることをいう.
- 心拍数とは,心臓が1分間に収縮・拡張を繰り返す回数である.
- 1分間に触知できる回数を脈拍数といい,基本的には1回の心拍に対して1回の脈拍となる.

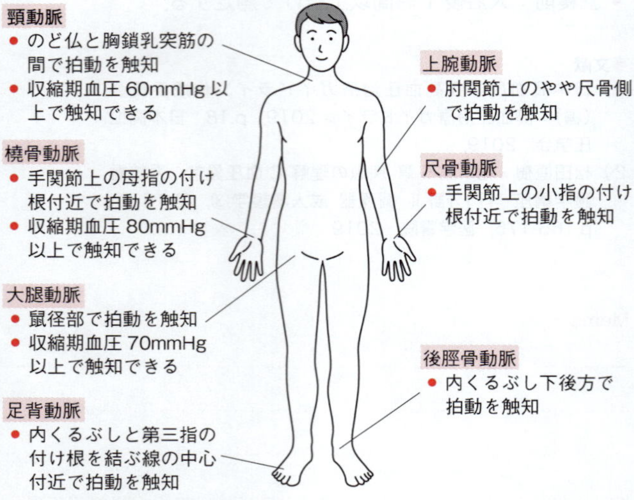

頸動脈
- のど仏と胸鎖乳突筋の間で拍動を触知
- 収縮期血圧60mmHg以上で触知できる

橈骨動脈
- 手関節上の母指の付け根付近で拍動を触知
- 収縮期血圧80mmHg以上で触知できる

大腿動脈
- 鼠径部で拍動を触知
- 収縮期血圧70mmHg以上で触知できる

足背動脈
- 内くるぶしと第三指の付け根を結ぶ線の中心付近で拍動を触知

上腕動脈
- 肘関節上のやや尺骨側で拍動を触知

尺骨動脈
- 手関節上の小指の付け根付近で拍動を触知

後脛骨動脈
- 内くるぶし下後方で拍動を触知

図1 ◆ 脈拍を触知できる部位
(文献1を参考に作成)

ケアの実際

触知部位

- **上肢では橈骨動脈，下肢では足背動脈を，示指，中指，薬指の3本の指で触知する**（図1）．
- これらの動脈は触知が簡便であり，また末梢の動脈を触知できれば，それより中枢側の動脈を触知することができるためである．

観察のポイント

<脈拍数>

- 心拍数の正常値：約60～100回/分．
- **頻脈：100回/分以上，徐脈：60回/分以下**．
- 心拍数は様々な要因により変化する（表1）．
- 正常な高齢者でも，安静時には心拍数が60回/分未満になることがある．
- **高齢者では，220から年齢を引いた数以上の頻脈にはならない**ため，それ以上であれば頻拍性の不整脈を疑う．

<脈拍のリズム>

- 脈拍のリズムが規則正しく整っているか．
- 一定：脈拍整，一定ではない：脈拍不整．

表1 ◆ 脈拍に影響する要因

頻脈		徐脈	
洞性頻脈	頻脈性不整脈	洞性徐脈	徐脈性不整脈
生理的 ・交感神経緊張 ・運動　など **非生理的** ・ショック ・心不全 ・低酸素症 ・発熱 ・疼痛 ・甲状腺機能亢進 ・心因性　など	・発作性上室頻拍 ・心房細動(発作性) ・心房粗動 ・WPW症候群 ・心室頻拍　など	**生理的** ・スポーツ心臓 ・副交感神経緊張 ・加齢　など **非生理的** ・重篤な低酸素血症 ・低体温 ・甲状腺機能低下 ・クッシング症候群 ・薬剤性　など	・洞不全症候群 ・徐脈性心房細動 ・房室ブロック ・高カリウム血症など

（文献2より改変引用）

- 心房細動や期外収縮などの**不整脈があると，心拍数と脈拍数は同じにはならない**（不整脈により，心室内に血液がたまる前に心臓の収縮が起き，十分な血液を送り出せないことにより，血管への圧力が生じないため）．

<拍動の強さ>
- 触れている指を適度に押し上げて，拍動の強さを確認する．
- **脈の強さは脈圧**（収縮期血圧と拡張期血圧の差）**を反映**しており，疾患により拍動が強い大脈（large pulse）や，拍動が弱い小脈（small pulse）になる．
- 血管抵抗が増大すると脈圧が小さくなり，拍動が弱くなる．

<拍動の左右差，上下肢差>
- 正常では拍動の強さの左右差や上下肢差はない．
- 上肢の血圧よりも**下肢の血圧の方が高いのが正常**．
- 血圧の左右差が≧20mmHg の場合，拍動の左右差を認め，拍動が弱い側の動脈閉塞や大動脈解離が疑われる．

● 脈拍数・心拍数の確認ポイントを記載

アセスメントのポイント

- **心機能が正常**であれば，心臓から拍出される1分間の血液量（1回拍出量）が減っても心拍数が増えて代償するため，**心拍出量は低下しない**．
- **心拍出量**とは，心臓から拍出される1分間の血液の量で，**1回拍出量×心拍数**で表される．
- 何らかの原因で**心拍出量が低下**した場合などは，代償反応として**心拍数が多くなる**ことがある．
- 150〜180回/分程度の**頻脈**の場合は，1回拍出量の低下を心拍数で代償することができなくなり，**血圧が低下**する（過度な頻脈の場合では，収縮期よりも拡張期が大きく短縮され，左室への血液の流入量が減少するため）．
- 脱水や出血などの**循環血液量減少性ショック**時には，血圧が低下する前に循環血液量の減少を代償して頻脈になり，全身血管抵抗の増大による**脈圧の狭小化**が起こる．「ショック」の項を参照（p.394）．

◆**文献**
1) 山内豊明：フィジカルアセスメント ガイドブック―目と手と耳でここまでわかる．第2版．p.99, 医学書院, 2011.
2) 青柳智和：出直し看護塾POCKET BOOK 洞察力で見抜く急変予兆（細谷真人監）．p.22-23, ラプタープロジェクト, 2018.
3) 道又元裕（編）：クリティカルケア看護技術の実践と根拠．p.43-44, 中山書店, 2011.
4) 安倍紀一郎・森田敏子：関連図で理解する循環機能学と循環器疾患のしくみ．第3版．p.126-127, 日総研出版, 2010.
5) 曷川 元（監）：誰も教えてくれないコツがここにある！フィジカルアセスメント完全攻略Book．p.42-45, 慧文社, 2014.

患者の情報収集
モニタリング

心電図モニタ

目的

* 心筋の収縮に際して発生する電気現象を体表面の電極で捉え，経時的に記録する．
* 心拍数，不整脈，心筋の虚血の有無，電解質の異常などを連続して評価する．

心電図モニタの概要

- 電極近辺の心筋の評価．
- 胸痛発作の原因精査．
- 失神発作，眼前暗黒感発作の原因精査．
- 不整脈発作時の記録．
- 術後や治療により，長時間に及ぶ連続的・経時的な心電図の観察が必要な場合．
- 重症患者における急変の把握．

必要物品

- ディスポーザブル電極シール．
- 無線送信機（電池式）または，ベッドサイドモニタとリード線．
- 電池（無線送信機の場合）．
- 送信機用ポシェット（無線送信機の場合）．
- 監視モニタ（記録用紙）．
- 清拭タオル，または消毒用アルコール綿．

Memo

ケアの実際

＜モニタ機器の準備＞
- 患者の氏名など，必要な情報をセントラルモニタに入力する．
- 無線送信機の場合，患者氏名，チャンネル番号を確認し，**患者誤認に注意**する．
- ベッドサイドモニタの場合は電極アダプターを本体へ取り付け，電源コードをコンセントへ差し込む．
- 無線送信機の場合は電池が入っているか確認する．使用前に，心電図モニタのケーブル，リード線を本体へ接続する．その際，ケーブルやリード線に摩耗，亀裂，変色などの異常がないかを確認する．
- 無線送信機の場合，電池消耗サインの有無に関わらず，定期的に電池を交換する．
- アラーム（心拍数の上限・下限，不整脈など）ペースメーカの有無を設定する．無線送信機の場合，電波の届く範囲を確認する．

＜患者の準備とモニタの装着＞
- 患者本人であることを確認し，目的を説明し，同意を得た後，患者の体位を仰臥位に整える．
- 交流障害を予防するため，電気毛布など電気製品使用中の場合は，電源を切る．

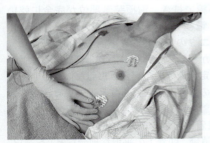

図1 ◆電極の装着（第Ⅱ誘導）（カラー口絵：p.iv）
（文献1より引用）

表1 ◆ 主な誘導法

誘導法	電極の装着部位	特徴
Ⅱ誘導		● 基本的な誘導
NASA誘導	● +極（剣状突起付近）, ● -極（胸骨上端）, ● アース（右大胸筋のやや下方）	● P波の確認に適し, V_2 の波形に類似（NASAで開発された）
MCL_1誘導	● +極（V_1 の位置）, ● -極（左肩内側）, ● アース（右大胸筋のやや下方）	● P波の確認に適し, V_1 の波形に類似
CC_5誘導	● +極（V_5 の位置）, ● -極（V_{5R} の位置）, ● アース（右大胸筋のやや下方）	● ST偏位の確認に適し, V_5 の波形に類似
CM_5誘導	● +極（V_5 の位置）, ● -極（胸骨柄）, ● アース（右大胸筋のやや下方）	● ST偏位の確認に適し, V_5 の波形に類似

（文献2より引用）

- ディスポーザブル電極シールの貼付部位に汗や汚れがある場合は，清拭タオルまたは消毒用アルコール綿で拭き，電極装着部位が完全に乾いた後に，電極を前胸部へ装着し（図1, 表1），心電図モニタのリード線を電極に接続する．
- リード線が引っ張られないよう，クリップなどで寝衣に固定．送信機の場合は患者が体動しやすいよう専用のカバーに入れるなど工夫する．
- 電極の装着時には以下の点に注意する．
- 電極の装着部位は，動きの少ない，筋肉の少ない部位（鎖骨，肋骨下の平坦な部分など）を選択．
- 皺の多い部位や凹凸のある部位は避ける．

- 正確な波形が出るように、呼吸に影響する部位や骨上などを避ける.
- 電極貼付部位に創などがある場合、その部位を避け、正しい位置のなるべく近くに電極を貼付.

<波形・アラームの確認>

- ベッドサイドモニタの場合は、心電図の波形を確認する. 送信機の場合は、セントラルモニタにて波形を確認する.
- 較正曲線（感度）が10mm（＝1mV）の標準感度になっているかを確認する（p.182参照）.
- ドリフト、筋電図などで正しい波形が表示されない場合は、電極の装着部位を変更する（図2）.
- 異常波形の出現など、必要時には医師に報告する.
- 患者の状態に応じてアラーム閾値をセットし、**アラーム鳴動時は必ずアラーム内容を確認**する. 処置時などにアラームが鳴動した場合も、消音（オフ）にせず、一時停止などの機能を活用する.
- 電極は24時間ごとに交換し、粘着剤が皮膚に残っている場合は、清拭タオルを用いて清拭する.
- 貼付部位に異常がないか注意して観察する. 異常があった場合は医師に報告し、電極の種類を変更するなどの対策を考慮する.
- 電極装着部位を変更した場合には、部位の変更や、貼り換え前との波形の変化を記録する.

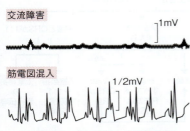

図2 ◆交流障害、筋電図による波形異常
（文献1より引用）

観察のポイント

- 緊急性の有無.
- 心拍数.
- 心電図波形（図3，図4）.
- 患者の状態.
- 胸部症状（自覚症状）の程度.
- 血液生化学検査.
- モニタ機器の状態（断線，電池切れ等）.

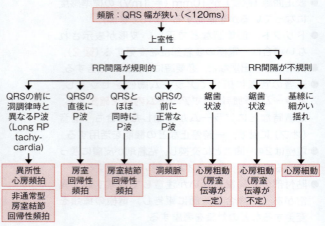

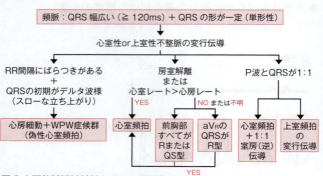

図3 ◆ 不整脈解析判断のフロー（頻脈）
（文献3より引用）

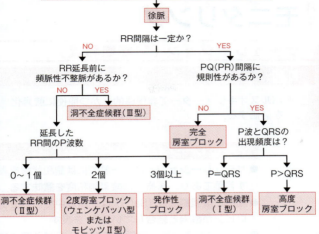

図4 ◆ 不整脈解析判断のフロー（徐脈）
(文献4より引用)

◆文献
1) 百村伸一 (監)：循環器ビジュアルナーシング．p.156-157，学研メディカル秀潤社，2014．
2) 落合慈之 (監)：循環器疾患ビジュアルブック，第2版．p.41，学研メディカル秀潤社，2017．
3) 栗田隆志 (編)：12誘導心電図よみ方マスター基礎編：波形の異常から考える－．p.136，137，メディカ出版，2018．
4) 安岡良文：12誘導心電図よみ方マスター―基礎編：波形の異常から考える―（栗田隆志編）．p.165，メディカ出版，2018．

Memo

患者の情報収集

モニタリング

サチュレーション（酸素飽和度）

目的

* パルスオキシメーターで非侵襲的, かつ簡便に酸素化を評価する.

サチュレーションの概要

- サチュレーションとは, 一般的には飽和状態を表す言葉であり, 医療では酸素飽和度を意味する.
- 動脈血酸素飽和度（SaO_2）は, 血液中でのヘモグロビンが酸素と結合している％を表す.
- SaO_2 の測定には, 動脈血液ガス分析が必要であり侵襲を伴う.
- 経皮的にパルスオキシメーターを用いて測定した SaO_2 は, 動脈血液ガス分析で測定したものと区別するために SpO_2 と表記する.
- サチュレーションが適切にモニターできているか否かは, モニター上脈波の波形で確認する.

酸素解離曲線の見方
- SaO_2 と動脈血酸素分圧（PaO_2）の関係を表した**酸素解離曲線（図1）**においては, SaO_2 が90％以下になると PaO_2 が60mmHg以下になり, **PaO_2 が60mmHgは呼吸不全の目安**となる.
- SaO_2 が90％以下になると, カーブの傾きが急峻となることから, PaO_2 が急激に下がっていくことがわかる.

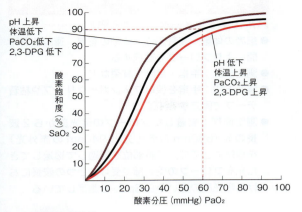

図1 ◆ 酸素解離曲線
(文献1を参考に作成)

- 酸素解離曲線は，pH，体温，動脈血二酸化炭素分圧（$PaCO_2$），2,3-ジホスホグリセリン酸（2,3-DPG）などの影響によって生体の酸素需要が変化し，左右へシフトする．
- 体内で酸素需要が増加したとき，酸素解離曲線は右方にシフトする（酸素需要の増加によりヘモグロビンから多くの酸素が切り離されるため）．
- 体内で酸素需要が減少したとき，酸素解離曲線は左方にシフトする（ヘモグロビンが酸素を切り離さなくなるため，見かけ上のSpO_2に比べて，PaO_2が大幅に低下している現象が起こる）．

···Column···
2,3-ジホスホグリセリン酸（2,3-DPG）
アデノシン三リン酸（ATP）がエネルギーとして活用されると，産生される．2,3-DPGの増加は，エネルギー消費が過剰な状態であることを示す．

ケアの実際

パルスオキシメーターによる測定

- 患者の体重，装着部位，体動の有無，連続装着時間によりプローブを選択する．
- 測定部位：手指・足趾・耳朶など．
- 装着方法：手指を挟むフィンガークリップや粘着テープで固定する（**図2**）．
- 測定原理：装着したプローブの発光部から2波長の光（660nmの赤色光と940nmの赤外光）を組織に当てて，装着部位を通過して透過してきた光をプローブの受光部で受け，2つの波長における吸光度の違いからSpO_2を測定している．

測定の注意点

- パルスオキシメーターの測定値に誤差を及ぼす因子には，**体動・マニキュア・末梢循環不全**などがある．
- 末梢循環不全で測定できないときは，呼吸状態や循環動態に変化がないかを確認した上で，測定部位を耳朶に変更し，必要であれば動脈血液ガスで酸素化の評価を行う．
- SpO_2は，パルスオキシメーターを装着してから測定値が出るまでに遅延が生じる．

フィンガー
クリップタイプ

フィンガー
クリップタイプ
（携帯用）

粘着テープ
タイプ
（ディスポーザブルタイプ）

図2 ◆パルスオキシメータープローブの装着方法
（文献2を参考に作成）

- 生理的要因:肺循環で赤血球が肺胞を通って酸素化されてから左心房に到達するまで2〜3秒かかり,左心室から末梢の循環へ届くまで数秒から,部位によっては10秒以上かかる[3].
- 機械的要因:SpO_2は一定時間,あるいは,一定の心拍数で得られた値から酸素飽和度を求めているため,末梢循環不全の患者では,測定値の遅延に加え循環時間の延長により,さらに遅延が生じることを考慮する.

観察のポイント

- SpO_2は酸素化の評価であり,換気を評価する場合は別の指標を用いる必要がある.
- SpO_2の上限は100%であるため,PaO_2 100mmHg以上の高酸素状態を評価することはできない.そのため,高濃度酸素投与による酸素中毒の可能性を念頭に置き,SpO_2が100%だから安全であると判断するのではなく,酸素濃度やPaO_2の評価も併せて行う.
- SpO_2プローブは長時間同じ部位に装着されていると,皮膚障害を引き起こすことがある.定期的な装着部位の観察と変更が必要である.

◆ 文献
1) 濱本実也・他:先輩ナースが伝授 みえる 身につく 好きになる アセスメントの「ミカタ」―臨床判断能力をアップするデータ&症状「こう考える」速習ポイント33! p.31-34, メディカ出版, 2010.
2) 日本呼吸器学会肺生理専門委員会:Q&Aパルスオキシメータハンドブック. p.4-6, 日本呼吸器学会, 2014.
3) 中沢弘一・他:第21回3学会合同呼吸療法認定士講習会テキスト(安本和正・他編). p.420-424, 3学会合同呼吸療法認定士認定委員会テキスト編集委員会, 2016.

患者の情報収集
モニタリング

呼吸

目的

* 呼吸の観察では，鼻や口を通して空気を吸い込み，肺胞まで酸素を届けることが滞りなくできているか（換気の状態）を評価する．
* 急変時も含め呼吸数を測定し，記録する．

呼吸の概要

- 酸素はエネルギーを産生するために必要であり，生体にとって酸素は欠かせない．
- 呼吸器は，外界から酸素を取り込み，過剰な二酸化炭素を外界へ排出する役割を担っている．この役割は，**換気，ガス交換，肺の血液循環**の3つで構成されている．

観察のポイント

- 健康な成人の呼吸は，最初に吸息があって，呼息に転じる前に少し休む吸気ポーズがある．そして呼息があって，次の吸息まで少し休む時間がある（図1）．
- 頻呼吸では，休止時間がなくなる．
- 呼吸を観察していることを患者が意識してしまうと，正確な呼吸回数が測定できなくなるため，**入室する前や脈拍の観察と同時に行う**．
- 意識せず自然な呼吸が可能であれば，1分間観察．
- 苦しそうな表情はしていないか．
- 呼吸困難感があるか．
- 呼吸回数は何回か（健康成人の安静時呼吸：12〜16回/分）．

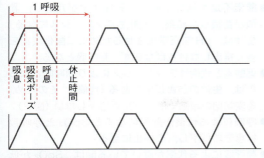

図1 ◆ 呼吸回数と頻呼吸
健康成人の安静時呼吸：12〜16回/分
25回/分の頻呼吸：休止時間がなくなる
30回/分の頻呼吸：肺胞換気量が減少し，努力呼吸が出現

表1 ◆ 異常な呼吸パターン

	呼吸パターン	呼吸の特徴・原因
クスマウル大呼吸		● 特徴：大きくゆっくりとした規則性の呼吸 ● 原因：尿毒症や糖尿病性ケトアシドーシス
チェーン・ストークス呼吸		● 特徴：無呼吸と過呼吸が周期性に交互に出現 ● 原因：心不全，低酸素，呼吸中枢の障害など
ビオー呼吸		● 特徴：深く速い呼吸が突然中断して無呼吸となり，また元に戻る ● 原因：脳炎や髄膜炎などにより，呼吸中枢の興奮性が異常に低下

（文献2を参考に作成）

- 努力呼吸があるか．
- 呼吸のリズムや深さは一定か（表1）．
- 吸気時に左右の胸郭が均等に動くか．
- 急変の予防には，**呼吸回数の観察が重要**となる．
- 末梢の組織が低灌流により酸素不足に陥ると，低酸素を補うように頻呼吸となる．

- 酸素不足が進行すると嫌気性代謝が亢進し，乳酸が蓄積した結果，代謝性アシドーシスになる．生体は，pHを正常化させるために二酸化炭素を多く排出しなければならず，頻呼吸となる．
- 低酸素と代謝性アシドーシスにより頻呼吸となるのは，生体の防御反応である（代償）．そのため，**急変初期の段階ではSpO$_2$は低下しない（図2）**．
- **呼吸による代償が限界になるとSpO$_2$と呼吸数は急激に低下**し，心停止に至る．
- 頻呼吸による代償が働いている間は，SpO$_2$が低下しないことに注意が必要であり，**急変を予防するためには，SpO$_2$が低下しない頻呼吸を早期に発見することが重要**である．

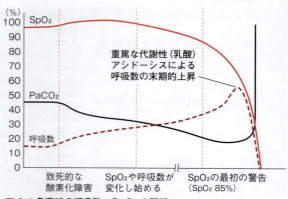

図2 ◆ 急変時の呼吸数，SpO$_2$の関係
（文献3を参考に作成）

◆文献
1) 山内豊明：フィジカルアセスメントガイドブック—目と手と耳でここまでわかる．p.70-73, 医学書院, 2011.
2) 葛川 元（監）：フィジカルアセスメント完全攻略Book, p.22, 慧文社, 2014.
3) Lynn LA, et al : Patterns of unexpected in-hospital deaths: a root cause analysis. Patient Saf Surg 5 : 3, 2011.

患者の情報収集
モニタリング

体重

目的

* 心不全や栄養状態の経過を知る.
* フレイルの判断基準の一つである.

ケアの実際

測定の注意点

- 体重計は平らな場所に置く.
- **起床時,排尿後に毎日測定**することが推奨される(最も安定した値であるため).
- 起床時に測定することが難しければ,毎日決まった時間に測定し,条件をそろえる.

> 例:空腹時,同じ時間帯,同じような服装(できるだけ軽めのもの),排尿後など.

- 高齢者や,輸液ライン・ドレーンなど装着物が多い場合,手すりつきの体重計(図1)や車椅子体重計などを使用し転倒に注意する.
- 重症患者の体重測定では,スケールつきベッド,つり下げ式体重計を用いることがある.

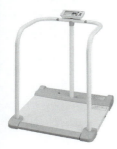

図1 ◆ バリアスケール 手すりつき AD-6107R
(写真提供:株式会社エー・アンド・デイ)

観察のポイント

- 測定値は毎日記録し，**前日との変化（経過）を確認**する．
- 心不全増悪で入院した場合：普段の体重と比べて，どのくらい増加しているかを確認する．
- 利尿薬を使用している場合：尿量や浮腫の状態を観察し，前日からの体重減少（治療効果）を観察する．
- 心臓血管手術後：輸液量，輸血量，尿量，浮腫，バイタルサインを観察し，術前からの体重増加や，治療経過における体重の変化を観察する．
- **数日で2〜3kg程度の体重増加がある場合**は，体液貯留の徴候であるため，**早期の受診を患者に指導**する．

◆文献
1) 日本心不全学会『心不全手帳』作成委員：心不全手帳，第2版．p.12, 日本心不全学会, 2018.

Memo

患者の情報収集

循環器の症状と対応

胸痛・胸部不快感

目的

* 胸痛・胸部不快感の概要を理解し,適切な観察・対応ができる.

胸痛・胸部不快感の概要

- 胸痛は胸部における疼痛のことであり,絞扼感や不快感,圧迫感などの症状がみられる.
- 心血管系疾患を中心とする緊急性の高い疾患であることが多く,注意を要する(表1).
- 緊急性が高く,見逃してはならない疾患として**急性心筋梗塞や急性大動脈解離,肺塞栓症,緊張性気胸**がある.

表1 ◆ 胸痛の原因と主な疾患

分類	痛みの特徴	主な疾患
呼吸器疾患	痛みは上胸部から前頸部にかけて起こり,深呼吸,咳嗽,体動などにより増強される	● 気胸 ● 肺塞栓
心臓疾患	一般的には胸痛として左前胸部や肋骨周辺部,左肩から上腕,頸部などに放散する関連痛として知覚される	● 狭心症 ● 心筋梗塞
大血管疾患	上行大動脈に分布する交感神経や迷走神経が,血管壁の急激な拡張や伸展などにより刺激を受けたり,周辺の脊髄神経を圧迫して痛みが起こる	● 解離性大動脈瘤 ● 腹部大動脈瘤
消化器疾患	食道周辺の交感神経や迷走神経が刺激されると,痛みが現れることが多い	● 食道穿孔 ● 食道炎 ● 胃潰瘍 ● 胆石 ● 胆嚢炎 ● 膵炎
外傷	臓器や組織が物理的に損傷を受けて痛みが発生する.状況により,鈍的胸痛や局在的な鋭的胸痛を知覚する	● 胸部の臓器,組織の物理的な損傷

(文献1より改変引用)

- 前述(p.45)の5つの疾患に比べると緊急性は高くはないものの,胸痛を来す循環器疾患としては以下のものが挙げられる.
- 狭心症.
- 大動脈瘤.
- 肺高血圧症.
- 弁膜症(大動脈弁狭窄症,僧帽弁逸脱症).
- 急性心膜炎.
- 肥大型心筋症.

ケアの実際

- 胸痛・胸部不快感は**緊急性が高いことを前提に対応・判断**することが重要である.先ほど挙げた緊急性の高い主な疾患について,それぞれの痛みの特徴や診断,処置について**表2**に示す.

表2 ◆ 緊急性の高い主な疾患の痛みの特徴・診断と処置

疾患	痛みの特徴・診断と処置
急性心筋梗塞 不安定狭心症 (ACS)	・痛みの特徴:激しい持続的な胸痛発作 ・診断:鑑別診断には心電図,血液検査を実施 ・処置:1回の検査で確実に診断できないこともあるので,全身症状やバイタルサインなどにより心筋梗塞が疑われる場合は,適切な初期治療を開始することが重要
急性大動脈解離	・痛みの特徴:腹部と背部の激痛,疼痛範囲の拡大,多くの場合,高血圧やショック様症状が伴う ・診断:確定診断にはCT,MRI,大動脈造影検査が有効 ・処置:緊急処置として,降圧療法により破裂の危険性を回避し,緊急手術を行う
肺血栓塞栓症	・痛みの特徴:それほど激しくない胸膜痛だが,突発的に呼吸困難を訴え,半数以上に発熱を認める ・診断:胸部X線,造影CT,心電図検査が有効 ・処置:早期に気管挿管,人工呼吸療法を行う
緊張性気胸	・痛みの特徴:呼吸困難を主徴とした胸痛 ・診断:聴診により呼吸音減弱や消失,打診により肺虚脱部の鼓音が認められる ・処置:気道確保,酸素投与,体位の管理を基本に,状況により静脈路の確保と輸液などを行う

(文献1より改変引用)

- 既往歴や現病歴の聴取をはじめ，バイタルサインの測定を行い，患者の状況を把握する．
- 心電図検査や胸部Ｘ線検査，血液検査なども必要に応じて行う．

＜問診＞

- 部位：痛みがみられる場所や，その広さについても聞く．虚血性心疾患では，肩や腕などに痛みが放散することがある（**放散痛**）．
- 痛みの強さや性状：強さを０〜10の中から数字で表現してもらう．痛みが持続するものか，断続的なものか．
- 痛みの改善・増悪因子，発症様式：どのような動作を行う時に痛みが改善，または増悪するのか（例えば安静時など）．痛みが出現する時間など．

＜視診・触診＞

- 表情，顔色．
- 随伴症状：冷汗，悪心・嘔吐，呼吸困難など．
- 血圧：大動脈解離の可能性があるため，左右とも測定する．

ケアのポイント

バイタルサイン・SpO_2の確認，12誘導心電図検査

- 血圧：左右差の測定．
- 12誘導心電図検査：普段の心電図波形と現在の心電図波形とを比較し，普段の心電図に戻らなければ10分後まで測定を行い，医師へ報告する．

急性冠症候群（ACS）への対応

- 明らかな心電図変化を認めACSと診断されたら，鎮痛と治療を行う．
- 合併症：特に**重症不整脈（心室頻拍，心室細動）による急変**を考え，モニタ監視と観察を行う．

- 重症不整脈の場合は直ちに医師へ報告するとともに,近くの看護師を呼び,**除細動器を使用**する.
- 薬剤使用後や処置時などは,バイタルサインの測定とともに自覚症状・意識レベルを確認し,必要に応じて医師へ報告する.

精神面のサポート

- 胸痛・胸部不快感患者は,急性心筋梗塞や大動脈解離といった緊急性の高い疾患の可能性から生命の危機を感じるため,大きな不安を抱く.
- そのため,処置・観察をしながら患者の精神面への配慮も重要である.

観察のポイント

- 胸痛患者に対して,循環器内科では**まずは 12 誘導心電図検査を行う**ため,心電図変化の判定が不可欠である.
- 判定後に医師へ報告し,**心電図変化があった場合は ACS** と考え,病態に応じた処置を行う.
- 急変時に備えてモニタ監視を行い,除細動や救急カートの準備を行う.その際には,患者の精神面にも配慮する.

◆文献
1) 有賀 徹(監):ハローキティの早引き急変・救急看護ハンドブック,第 2 版.p.166-167, 169,ナツメ社,2012.
2) 医療情報科学研究所(編):病気がみえる vol.2 循環器,第 4 版.p.30-31,メディックメディア,2017.
3) 井口信雄(編):循環器看護ポケットナビ.p.11-12,中山書店,2007.

患者の情報収集

循環器の症状と対応

動悸

目的

* 動悸には個人差があることを理解する.
* 原因となる疾患を基に, 適切に対応する.

動悸の概要

- 普段は感じられない拍動や鼓動, 脈の乱れなどの異常を自覚することである.
- 動悸の感じ方には, 心臓の動きが速い, 遅い, 強い, リズムが不規則などがある.
- 動悸の原因と考えられる疾患を表1に示す.

ケアの実際

- 心電図やホルター心電図による不整脈の確認.
- 動悸を見極めるために問診, 医師の診察を行う.

ケア・観察のポイント

バイタルサインの測定

- 血圧：左右差の有無.
- 脈拍：左右差の有無, 回数, リズム, 強弱.
- 意識レベル, 呼吸回数, 体温.

表1 ◆ 動悸の原因と考えられる疾患

循環器疾患	・不整脈：頻脈, 徐脈 ・非不整脈：心不全, 貧血
非循環器疾患	・二次性：貧血, 発熱, 甲状腺機能亢進症, 褐色細胞腫, 低血糖, 高血糖, 更年期障害, 薬剤 ・心因性：心臓神経症, 過換気症候群
生理的原因	精神的な興奮, 運動

（文献1より改変引用）

問診・視診

- 既往歴，現病歴，家族歴，服薬状況など．
- 動悸の出現時間・持続時間：動悸を自覚するのは突然か，気づかない間に動悸が始まる，または消失するかなど．
- 動悸の性状：持続性のものか，間欠的なものか，不整か，規則的か．
- 誘因の有無：階段の昇り降りやウォーキングなどの運動，移動，体動で動悸が現れる．あるいは，誘因はないが動悸がみられる．
- 随伴症状（表2）の有無．
- チアノーゼ，浮腫の有無．

触診・聴診

- 四肢の冷感．
- 心音：心拍数，リズム．
- 呼吸音：左右差，副雑音の有無．

表2 ◆ 動悸の随伴症状と考えられる病態・疾患

随伴症状	考えられる病態・疾患
失神・めまい	不整脈（**心室頻拍，房室ブロック**，上室頻拍など），**肺塞栓症，低血糖，高血糖**
胸痛	不整脈（**心室頻拍，房室ブロック**，上室頻拍など），**肺塞栓症**
呼吸困難	**心不全，肺塞栓症**，慢性呼吸不全，**気管支喘息**，貧血，**心室頻拍**
全身倦怠感	貧血，更年期障害，心不全，慢性呼吸不全，甲状腺機能亢進症・褐色細胞腫，高血糖，薬剤，アレルギー，感染症
発熱	感染症，アレルギー，薬剤

赤字は緊急を要する疾患とその随伴症状．
（文献2より転載）

◆文献
1) 冷水 育：症状別 病態生理とフィジカルアセスメント（阿部幸恵編），p.46, 52-53, 照林社, 2015.
2) 蜂谷 仁：動悸．緊急度・重症度からみた症状別看護過程＋病態関連図，第2版（井上智子・他編），p.593, 医学書院, 2014.

患者の情報収集

循環器の症状と対応

めまい・失神・意識障害

目的

* 不整脈によるめまい，失神は突然起こるため，異常の早期発見と速やかな対応に努める．

めまい・失神・意識障害の概要

- めまい・失神・意識障害は，心臓のポンプ機能障害による心拍出量低下により起こる．
- **めまい・失神・意識障害がよくみられるのは不整脈**である．
- 表1にめまい・失神・意識障害がみられる心疾患と不整脈を示す．

表1 ◆ めまい・失神・意識障害がみられる心疾患と不整脈

徐脈性不整脈	洞不全症候群	ルーベンシュタインの分類により以下の3型に分けられる ● Ⅰ型：原因不明の著しい持続性洞徐脈（心拍数＜50回/分） ● Ⅱ型：洞停止あるいは洞房ブロック ● Ⅲ型：徐脈頻脈症候群
	房室ブロック	● Ⅱ度房室ブロック ● ウェンケバッハ（モビッツⅠ）型 ● ウェンケバッハ（モビッツⅡ）型 ● Ⅲ度房室ブロック
頻脈性不整脈	上室性	● 発作性上室頻拍 ● 心房粗動 ● 心房細動
	心室性	● 単形性心室頻拍 ● 多形性心室頻拍 ● 心室細動
その他		● 虚血性心疾患　● 弁膜症　● 中枢性疾患　● 心筋症 ● ペースメーカ不全　● 先天性心疾患など　● 貧血

（文献1を参考に作成）

観察・ケアのポイント

- めまいや失神のある患者には、**モニタ心電図の装着を行い，症状や不整脈の観察**を行う．
- 移動時は看護師が付き添い，または車椅子またはストレッチャーで移動し転倒，ケガの予防を行う．
- モニタで不整脈を発見したら患者のもとへ行き，意識レベルの確認を行う．
- 意識がない場合：応援を呼び，直ちに心肺蘇生法（CPR）を行う．
- 意識がある場合・一時的な失神の場合：バイタル測定を行い，症状を確認しながら医師へ報告する．
- 徐脈性不整脈で失神・意識消失の場合，緊急で体外式ペースメーカが必要になる場合がある．
- 心室頻拍，心室細動で意識消失の場合，CPRを行い直ちに除細動を行う．
- ペースメーカ植込み患者におけるめまい，失神は，ペースメーカ不全や電池切れの可能性があるため，速やかに医師に報告する．

◆文献
1) 住吉徹哉（監）：循環器看護ポケットナビ．p.18-20, 中山書店, 2008.
2) 日本循環器学会学術委員会合同研究班：失神の診断・治療ガイドライン（2012年改訂版）. 日本循環器学会, 2012.
http://www.j-circ.or.jp/guideline/pdf/JCS2012_inoue_h.pdf より 2019年8月28日検索

Memo

患者の情報収集

循環器の症状と対応

呼吸困難感

目的

* 何をしている時,どの程度の呼吸困難感が起きているか観察し,原因検索や病状の把握をする.
* 症状に合わせた看護ケアを選択するために,症状を観察する.

呼吸困難感の概要

- 呼吸困難感とは,「息が苦しい」という主観的症状である.
- 呼吸困難を訴える人の呼吸状態は努力性で,頻呼吸となっており,焦燥と苦悶の表情が感じられる.
- 身体活動を止めて呼吸にだけ集中しているため,他覚徴候としても認識することができる.
- **左心不全などにより肺うっ血を来すと,呼吸困難が出現**する(表1).

表1 ◆ 呼吸困難の種類

労作性呼吸困難 (DOE):労作時の呼吸困難	・階段昇降,歩行,肉体労働などの労作時に息切れや息苦しさを自覚する ・労作に伴う左室拡張末期圧や肺毛細血管圧の上昇に起因する
発作性夜間呼吸困難 (PND):夜,寝てしばらくしてから起こる呼吸困難	・就寝後,数時間してから突然呼吸困難になる ・臥床することにより静脈還流が増加し,肺うっ血を生じることにより起こる ・苦しくて臥床することができず,起坐位になっている(**起坐呼吸**).起坐位をとると静脈還流が減少する.さらに,重力により肺の上部のうっ血が軽減する

(文献1を参考に作成)

観察のポイント

- 呼吸状態の観察.
  - 呼吸の回数,運動,様式,リズム,音.
  - 喘鳴の有無と程度.
- 全身状態の観察.
  - 意識レベル:興奮,不穏,傾眠など.
  - バイタルサイン:血圧,脈拍,体温,酸素飽和度.
  - 疼痛・咳嗽の有無,痰の有無と性状.
  - 表情,顔色.
- 症状の出現時期,増悪要因.
- 労作時の症状か,安静時の症状か.
- 患者はどのような姿勢でいるか.

ケアのポイント

- 患者の訴えを聴き安心感を与え,不安にさせない.
- 会話中の息切れ,呼吸困難感に注意する.
- 安楽な体位(**起坐位,ファーラー位**)を保持する(**図1**).

起坐位

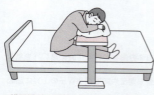

ファーラー位(半坐位)

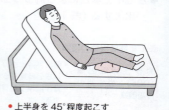

- 横隔膜が下がり,肺の圧迫をなくす
- 重力により肺の上部のうっ血が軽減し,呼吸面積が増大する
- 下大静脈からの静脈還流の減少に伴い,肺うっ血が軽減する

- 上半身を45°程度起こす
- 膝の下に枕を入れたりして,腹壁の緊張を和らげる

図1 ◆ 起坐位とファーラー位(半坐位)
(文献1を参考に作成)

◆文献
1) 医療情報科学研究所(編):病気がみえる vol.2 循環器, 第3版. p.59, メディックメディア, 2010.

患者の情報収集

循環器の症状と対応

チアノーゼ

目的

* チアノーゼの基本的な知識を理解し，チアノーゼ患者の初期対応を行う．

チアノーゼの概要

- チアノーゼとは皮膚，口唇，指先，爪床，耳朶，口腔粘膜の青紫色変化である．
- 毛細血管内血液の**還元ヘモグロビン型**（酸素と融合していないヘモグロビン）**濃度が 5g/dL 以上になると出現**する．
- **中枢性・末梢性・血液性チアノーゼの評価**を行う（表1）．

ケアの実際

チアノーゼ患者の初期対応

- **ショック，低酸素，高乳酸血症の有無を検討**する．
- ショックがあれば治療をしながら，原因検索をする．

中枢性チアノーゼの対応

<呼吸機能障害>
- 低酸素血症には酸素投与を行う．100％酸素に反応しない中枢性チアノーゼをみたら，メトヘモグロビン血症を疑う．
- メトヘモグロビン血症の場合，メトヘモグロビン濃度30％以上の場合はメチレンブルー1～2mg/kgを5分以上かけて静注する．効果が得られない場合は，1時間後に同じ量を投与する．

表1 ◆ 中枢性チアノーゼと末梢性チアノーゼ

	中枢性チアノーゼ	末梢性チアノーゼ
出現部位	●全身の皮膚・粘膜（特に唇や口腔粘膜） ●舌裏面粘膜のチアノーゼ	●四肢末端・耳朶・鼻尖
病態生理	SaO_2 の低下	●SaO_2 値は正常 ●循環不全のため末梢組織で酸素消費が増大し、還元ヘモグロビンが増加
要因	**呼吸機能障害** ●肺胞低換気 ●換気血流比不均等 ●拡散障害（肝機能障害） 主な疾患：憤怒けいれん（泣き入りひきつけ），髄膜炎，脳圧亢進，神経系疾患，呼吸窮迫症候群，肺水腫，重症喘息，重症肺炎，心不全，気道異物，肝硬変 **右左シャント** ●先天性心疾患 主な疾患：ファロー四徴症，完全大血管転位，両大血管右室起始症，総肺静脈還流異常，三尖弁閉鎖症，肺動脈閉鎖症，総動脈幹症，左心低形成症候群，単心室症 ●先天性肺血管異常 主な疾患：肺動静脈瘻 **肺胞内酸素分圧低下** ●主な疾患：高地環境 **血液性チアノーゼ（ヘモグロビン異常）**＊ ●主な疾患：先天性・二次性メトヘモグロビン血症，乳児メトヘモグロビン血症	**末梢循環不全** ●主な疾患：低心拍出症候群，寒冷曝露，低血糖，レイノー現象，赤血球増多症 **動脈閉塞性疾患** ●主な疾患：動脈閉塞栓症，血栓性動脈炎，閉塞性動脈硬化症 **静脈閉塞性疾患** ●主な疾患：肺静脈瘤，血栓性静脈炎

＊血液性チアノーゼ：メトヘモグロビン（MetHb）は正常では、2％未満である．15％までは無症状，それ以上になるとチアノーゼ，頭痛，倦怠感，めまいや意識障害が出現する．50％以上では重篤となる．
（文献1, 2を参考に作成）

- 肺塞栓でショックがあれば血栓溶解療法を考慮し，ショックがなければ抗凝固療法を行う．

＜右左シャント＞

- 先天性心疾患によるチアノーゼを疑う場合，ショックまたは，うっ血性心不全の有無を確認する．

- 100%酸素を10分間投与し，PaO_2が150mmHg以下にしか上昇しない場合は循環器系の問題，150mmHg以上に上昇する場合は呼吸器系に問題がある場合が多い．

末梢性チアノーゼの対応

- 末梢性チアノーゼは，酸素投与で改善せず，局所のマッサージや保温で軽快する．鑑別フローチャートを図1に示す．
- ヘパリンの開始，画像診断，血管造影，または手術を考慮する．

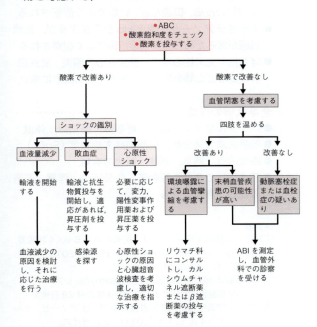

図1 ◆末梢性チアノーゼの鑑別フローチャート
(文献3を参考に作成)

観察のポイント

問診
- 心肺疾患の既往歴・過凝固状態.
- チアノーゼの発症時期, 持続時間, 誘因（冷気, 高地, 運動）.
- 家族歴.

視診
- チアノーゼの確認は, 部屋の明るさや室温によって影響されることが多い.
- 中枢性チアノーゼ：還元Hbのシャントにより, **口周囲の皮膚, 口腔粘膜, 結膜**でよく観察される.
- 末梢性チアノーゼ：酸化Hbが存在するが, 血流問題があるため**四肢末梢の爪床**でよく観察される.
- ばち指：先天性心疾患, 感染性心内膜炎, 肺疾患, 肝硬変などの静動脈シャントを生じる疾患に多い.

全身状態の確認
- バイタルサイン：血圧, 呼吸数, 脈拍数, 体温.
- 動脈血液ガス分析, 動脈血酸素飽和度（SpO_2）.
- 四肢冷感, 寒気, 悪寒, 振戦の有無.
- 随伴症状の有無：呼吸苦, 気分不快, 浮腫, 心音の聴取, 意識レベル.

◆文献
1) 医療情報科学研究所（編）：病気がみえる vol.4 呼吸器, 第2版. p.44-45, メディックメディア, 2013.
2) Health Life Media ホームページ. https://healthlifemedia.com/healthy/ja/シアノーシス：青い肌の変色について/ より 2019年8月28日検索
3) 東京大学医学部附属病院看護部（監）：チアノーゼ. ナーシング・スキル 日本版（2017）. エルゼビア. https://clinicalsup.jp/ より 2018年12月25日検索
4) 岡田 忍（監）：看護のための症状Q&Aガイドブック. サイオ出版, 2016.

患者の情報収集

循環器の症状と対応

浮腫

目的

* 病状や治療効果を把握し，最適な看護ケアを選択する．

浮腫の概要

- 浮腫とは，細胞外液のうち間質液（組織間液）が過剰に増加した状態である（図1）．

<分類>
- 身体の一部分に起こる**局所性浮腫**と，全身に起こる**全身性浮腫**がある．
- 圧痕が残る pitting edema と，圧痕が残らない non pitting edema がある．

<浮腫が生じるメカニズム>
- 静脈圧上昇から，血漿の流出量が増える場合．
- 全身性浮腫：心不全，肺水腫，腎不全など．
- 局所性浮腫：深部静脈血栓症，麻痺など．
- 血漿膠質浸透圧の低下から，血漿の流出量が増える場合．
- 全身性浮腫：ネフローゼ症候群，肝硬変，低栄養，悪性腫瘍など．
- 血管透過性の亢進により，血漿の流出量が増える場合．
- 全身性浮腫：アナフィラキシーなど．

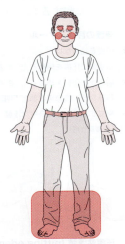

図1 ◆ 浮腫の好発部位
（文献1より改変引用）

- 局所性浮腫:局所の熱傷,局所的な炎症(虫さされやアレルギー)など.
- リンパ管障害のため,リンパ管への流入が障害され組織間液が増加する場合.
- 局所性浮腫:悪性腫瘍.
- **心疾患以外でも多数の疾患で浮腫がみられるため,身体所見や検査所見を総合的にみて判断**する.

観察のポイント

- スケールを活用した定量的評価をすることで,多職種で共通理解できる(表1).
- 視診のポイント:場所,左右差.
- 水分は重力の影響を受けるため,長期臥床患者の場合は,背部や仙骨部なども観察する.
- 触診のポイント:圧痕の深さ,圧迫解除から元に戻るまでの時間.
- 母指または示指~環指で,10秒程度圧迫した後に圧迫を解除し,どの程度くぼんでいるかを観察する(図2).

表1 ◆ 浮腫の評価スケール

正常	圧痕を認めない
1+	わずかに圧痕を認める(深さ2mm)
2+	明らかに圧痕を認める(深さ4mm)
3+	静脈や骨,関節突起部が不明瞭になる程度の浮腫を認める(深さ6mm)
4+	見てすぐに分かる高度な浮腫(深さ8mm)

(文献1を参考に作成)

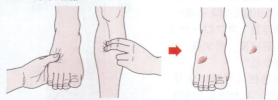

図2 ◆ 圧痕性浮腫(pitting edema)
両側の足背,脛を10秒以上指で圧迫して,表面がくぼんでいれば浮腫を考える.
(文献2より引用)

- 脛骨前面は皮下脂肪がつきにくく,浮腫の診察部位に適している.
- 浮腫の推移を把握するために,周囲径の計測や体重測定も行う.

ケアのポイント

- 愛護的な洗浄:浮腫は血管外に水分が多く,皮膚はパンパンに伸びている状態で,傷つきやすく,治りにくい.**こすり洗いはせずに,泡洗浄**をする.
- 局所の感染予防:清潔保持,表皮剥離を避ける(テープをはがす時はリムーバーを活用する).
- 保湿:浮腫のある皮膚は乾燥し,傷つきやすいため保湿剤を塗布する(刺激を避けるため,**アルコール成分の含まれていないもの**を選ぶ).
- 物理的な刺激を避ける.
- 爪を切っておく(ただし,深爪はしない).
- 衣類による圧迫を避ける(靴下のゴム部分による圧迫,オムツをきつくしめない,パジャマではなく浴衣にするなど).
- 移動介助の時に車椅子のフットレストや,ベッド柵にぶつからないようにする(あらかじめタオルなどで保護しておくことも検討する).
- 体位変換時など圧迫とずれを避ける.マットレスの検討.

◆**文献**
1) Henry M, et al:Mosby's Guide to Physical Examination, 7th ed. Elsevier, 2010.
2) 落合慈之(監):循環器疾患ビジュアルブック,第2版.p.18,学研メディカル秀潤社,2017.
3) 医療情報科学研究所(編):末梢循環のアセスメント 浮腫のアセスメント.フィジカルアセスメントがみえる.p.152-155,メディックメディア,2017.

酸素療法（ASV含む）

目的

* 低酸素症の患者に対して，空気中の酸素濃度より高い濃度の酸素を投与することで酸素分圧を高めて，組織障害を改善させる．

適応

- 酸素療法の**開始基準は，PO_2 < 60mmHg あるいは SaO_2 < 90%（いずれも室内気）**である．
- 低酸素血症は，動脈血中の酸素が不足して低酸素症を来す状態をいうが，PO_2 が正常であっても組織への酸素供給が不十分で低酸素症を来すことがある．
- そのため，酸素療法を実施する場合は，生体の酸素運搬に関連する因子（**心拍出量，ヘモグロビン濃度，SaO_2**）にも注意する．
- ショックなどの循環不全や著しい貧血の状態，敗血症などの組織代謝が亢進した状態でも酸素療法は適応となる．

ケアのポイント

酸素投与方法

- 酸素投与方法には，低流量システムと高流量システムがある（図1）．
- 酸素投与方法の選択には，**呼吸不全の病態，PCO_2，呼吸パターン**を考慮する（図2）．
- PCO_2 が45mmHg 未満であればⅠ型呼吸不全であり，十分な酸素投与を行ってもよいと判断する．
- **PCO_2 が 45mmHg 以上ではⅡ型呼吸不全**であるため，**高濃度酸素吸入による CO_2 ナルコーシスのリスクを考慮**する．

低流量システム	高流量システム
・鼻カニュラ	・ベンチュリーマスク
・簡易酸素マスク	・ハイフローシステム
・リザーバー付きマスク	

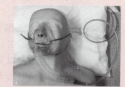
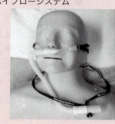

ハイフローシステム：NHFT（経鼻高流量療法）は，吸気流速を上回る30〜50L/分の高流量の酸素・空気の混合ガスを加温加湿して，鼻カニュラを通して吸入させる酸素療法である．高流量システムの利点に加えて，CO_2再呼吸の抑制や上気道抵抗の軽減などにより，呼吸仕事量を軽減させる．

図1 ◆ 酸素投与方法

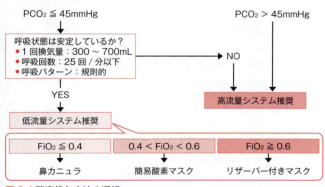

図2 ◆ 酸素投与方法の選択
（文献1を参考に作成）

<低流量システム>

- 低流量システムの吸入酸素濃度は，**患者の呼吸状態によって変わる**．
  - 流れている酸素と外から流れてくる空気の混合気を吸入しているため，息を吸う速度や量によって酸素濃度は変化する．
  - 酸素流量と吸入酸素濃度の目安を**表1**に示す．
- 簡易酸素マスクでは，流量が少ないと二酸化炭素を含んだ呼気がマスク内に残るため，最低でも5L/分の流量が必要となる．

<高流量システム>

- 高流量システムは，供給されるガスが吸気流量（30L/分）より多いため，患者の1回換気量に左右されず，安定した吸入酸素濃度を供給できる．
- **吸入酸素濃度を正確に設定する必要がある患者**に用いる．ベンチュリーマスクやネブライザー付き酸素吸入器は，設定酸素濃度ごとに推奨酸素流量が決められており，この流量以下では設定酸素濃度のガスを吸入できない．

表1 ◆酸素流量と吸入酸素濃度の目安

	酸素流量（L/分）	酸素濃度の目安（%）
鼻カニュラ	1	24
	2	28
	3	32
	4	36

(文献2を一部改変，抜粋して引用)

	酸素流量（L/分）	酸素濃度の目安（%）
簡易酸素マスク	5〜6	40
	6〜7	50
	7〜8	60

(文献3より引用)

	酸素流量（L/分）	酸素濃度の目安（%）
リザーバー付きマスク	6	60
	7	70
	8	80
	9	90
	10	95

(文献4より改変)

加湿

- 自然呼吸による酸素療法では，ガイドラインにより加湿を必要とする酸素流量が異なる．
- 鼻カニュラでは3L/分まで，ベンチュリーマスクでは酸素流量に関係なく，酸素濃度40％までは，酸素を加湿する必要はない．むしろ，室内気の湿度に注意した方がよい．
- 気管切開患者は鼻腔での加湿ができないため，流量に関係なく酸素加湿が必要になる．また，鼻腔の乾燥感や刺激を訴える患者には，流量に関係なく柔軟に対応する．

ASV

- ASVは，EPAP（呼気圧）に加えて患者の換気量の変化に応じてサポート圧を自動調整し，呼吸を安定化させる機能をもつ陽圧人工呼吸モードである．
- 心不全患者の場合，循環時間が遅延し，動脈血のPCO_2の変化が中枢化学受容体に伝達されるのが遅くなるため，中枢型無呼吸を伴った周期性呼吸（**チェーン・ストークス呼吸**）が出現する．チェーン・ストークス呼吸の合併により，さらに心機能は低下し，睡眠障害とともに高度な低酸素血症となる．
- 心不全に対する陽圧呼吸の効果は，EPAPによって胸腔内圧が上昇することで静脈還流量（前負荷）および左室壁圧較差（後負荷）が減少し，循環動態が改善することである．
- ASVは，EPAPだけでなくauto PS機能により，その時の自発呼吸の強さに応じた適切なPSを自動設定できるため，呼吸パターンが変化しやすい患者であっても，適切な換気量を維持することができる（**図3**）．
- チェーン・ストークス呼吸の場合，過換気を伴うためCPAPでは対応困難なことが多い．しかし，ASVであれば無呼吸時には最大のPS圧をかけ，

EPAP
- 肺胞の虚脱を防止することができる
- 心不全患者に対しては，前負荷と後負荷の減少により，循環動態を改善する効果がある

風船は事前に膨らんでいた方が膨らませやすい＝EPAP

胸腔内は陽圧になる

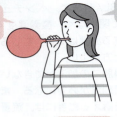

吸おうとする力＝患者の吸気努力

PS
- 弱い自発呼吸を圧で補助する機能
- 吸気努力を感知して，設定したPS圧で補助をする

握る力＝PS

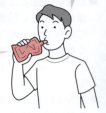

図3 ◆ EPAPとPS

過呼吸時には最小のPS圧をかけるというような設定を自動で行うことができるため，特にPCO_2を安定させることが可能である．

酸素療法による合併症

CO_2ナルコーシス

- 換気の調節には呼吸性化学受容器が関係し，PCO_2が慢性的に蓄積した状態では，中枢性化学受容体が麻痺してしまうため，CO_2に反応しにくくなる．
- このとき，PO_2の低下に対して末梢化学受容体が興奮し，呼吸中枢が刺激される．しかし，高濃度の酸素が投与されると末梢化学受容体の興奮も低下し，呼吸中枢への刺激がなくなり，呼吸性アシドーシス，意識障害，呼吸停止を呈する．
- 慢性閉塞性肺疾患（COPD）など慢性的な高二酸化炭素血症があるなど，**CO_2ナルコーシスを来しやすい疾患の場合は酸素吸入を慎重に行い，SpO_2 90%前後を目標**とする．

酸素中毒

- 高濃度の酸素を吸入することで，活性酸素など肺障害性物質が大量に産生され，肺組織が傷害される．その結果，肺活量や肺コンプライアンス，肺拡散能が低下する肺機能障害が出現する．
- 肺機能障害は，吸入酸素濃度（FiO_2）が 0.5 以上になると，FiO_2 が高くなるほど，また吸入時間が長くなるほど肺障害性物質が多く産生される．
- 高濃度酸素による障害を予防するためには，**$PaO_2 \geq 60mmHg$ を目標として，なるべく早く，**安全に長期酸素投与が可能とされる **FiO_2 0.5 以下となるように努める**．

マスクなどによる皮膚トラブル

- 長時間のマスク装着は，患者に不快な思いをさせるだけでなく，皮膚トラブルを誘発し（医療関連機器圧迫損傷；MDRPU），時にマスク装着が困難になる．
- マスク装着部位を定期的に観察し，マスク位置の調整，ドレッシング材による皮膚保護など予防に努める．

◆文献

1) 安倍紀一郎・森田敏子：関連図で理解する呼吸機能学と呼吸器疾患のしくみ，第3版，p.221, 日総研出版, 2013.
2) 日本呼吸ケア・リハビリテーション学会酸素療法マニュアル作成委員会・他：酸素療法マニュアル, 第1版. p.37, メディカルレビュー社, 2017.
3) Jeffrey AA, Warren PM: Should we judge a mask by its cover? Thorax 47: 543-547, 1992.
4) AARC Clinical Practice Guideline: Selection of an Oxygen Delivery Device for Neonatal and Pediatric Patients-2002 Revision& Update. Respir Care 47: 707-716, 2002.
5) 佐藤幸人（編）：エキスパートが現場で明かす心不全診療の極意. p.28-32, 南山堂, 2016.
6) 鈴川正之, 丸川征四郎（監）：急性期 NPPV ハンドブック. p.280-283, メディカルレビュー社, 2017.

中心静脈カテーテル（CVC）の管理

目的

* 末梢静脈からは投与困難な輸液・薬剤の投与.
* 表在静脈の確保が困難な場合の血管確保.
* 中心静脈栄養法が必要な場合.

主な挿入部位

● 中心静脈カテーテル（CVC）の主な挿入部位は，**内頸静脈**，**鎖骨下静脈**，**尺側皮静脈**，**大腿静脈**である（図1，表1）.

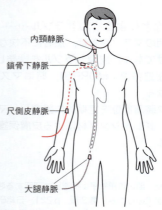

図1 ◆ CVCの挿入部位
（文献1を参考に作成）

表1 ◆ 挿入部位の特徴

主な挿入部位	長所	短所
内頸静脈	・静脈の固定が容易 ・機械的合併症のリスクが低い	・カテーテルの違和感が強い
鎖骨下静脈	・感染合併症のリスクが低い	・気胸の起こるリスクが高い
尺側皮静脈	・挿入時，感染合併症のリスクが低い	・カテーテルの先端位置が動きやすい
大腿静脈	・血栓形成のリスクが低い	・カテーテルの違和感が強い

（文献2を参考に作成）

ケアの実際

- 中心静脈圧 (CVP) とは，**右心房に近い上下大静脈圧**を指す．

CVP 測定の目的

- 右心系機能の指標．
- 循環血液量の目安．
- 輸液の必要性，輸液量とその速度の判定．

CVP 測定方法（トランスデューサーによる測定方法）（図2）

- 患者の体位は原則，水平仰臥位とし，基準点（ゼロ点）を合わせる．ゼロ点とは，**第4肋間と中腋窩線の交点（右心房の高さ）**をいう．
- CVP ラインの三方活栓のレバーを操作し，患者側を OFF にする．
- 三方活栓のキャップを外し，大気開放状態にする．
- 消毒用アルコール綿にて消毒後，新しい換気口なしキャップを三方活栓に取りつける．
- 三方活栓のレバーを操作し，トップポート側を OFF にする．
- モニタ画面の CVP 波形とデジタル表示を確認．

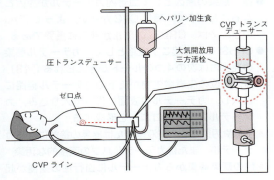

図2 ◆ CVP 測定方法
(文献3を参考に作成)

<注意点>

- ゼロ点が合っていない場合，誤ったCVP値の情報を得ることになるため，**特に患者の移動・移乗後など，ゼロ点校正がされているか確認**する．
- モニタ上，CVP値が表示されてもCVP波形が静脈圧波形と異なる場合，患者の首の向きによる閉塞やカテーテル内腔の閉塞などが考えられる．そのため，**閉塞の有無を確認し適切な波形が表示されるか確認**する．

観察のポイント

- 合併症に注意する．
- 挿入部位の感染徴候（発赤，腫脹，熱感など），血液や膿，滲出液，疼痛，瘙痒感の有無．
- 挿入の長さ，縫合状態，屈曲の有無．
- フィルムドレッシング材や固定テープのはがれ，破損の有無．

合併症

- 合併症には，感染性合併症であるカテーテル関連血流感染症（CRBSI）と機械的合併症がある．

<CRBSI>

- 血流感染の原因として血管内カテーテルが原因となることが多く，特にCVCが多い．よって**CVCの管理では，CRBSIの防止が非常に重要**である．
- CRBSIを引き起こす経路として，カテーテル感染の発生には次の4つのルートが考えられる（図3）．
- 挿入部位の皮膚微生物が皮下のカテーテル経路に侵入し，カテーテルの表面に沿って入り込み，カテーテル先端でコロニーを形成する．
- 手指や汚染された輸液剤または器具の接触によるカテーテル，またはカテーテルハブの直接的な汚染．
- 他の感染病巣からカテーテルに血行性の播種が起こる場合．

- 輸液汚染.

> **CRBSIの発生頻度**
>
> **大腿静脈≒内頸静脈＞鎖骨下静脈の順に多い**.

<機械的合併症>
- 原因には，動脈穿刺・血腫，気胸，血胸，縦隔血腫，皮下気腫，胸水，心タンポナーデ，空気塞栓，静脈血栓，不整脈，局所神経損傷，カテーテルの閉塞・位置異常などがある．
- 鎖骨下静脈は感染発生頻度が少ないとされるが，**気胸の発生頻度が高い**ことがわかっている[5]．

CRBSIの予防

- 手技前の十分な手洗い．
- マキシマル・バリアプリコーション．
- CVC，PICC（末梢挿入中心静脈カテーテル）の挿入またはガイドワイヤー交換の際に，マキシマル・バリアプリコーション（キャップ，マスク，滅菌ガウン，滅菌手袋，全身用の滅菌ドレープを含む）を用いることがガイドライン[6]で推奨されている．

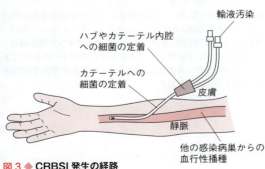

図3 ◆ CRBSI発生の経路
（文献4を参考に作成）

- クロルヘキシジンによる刺入部消毒.
  - 刺入部を0.5%クロルヘキシジンアルコール製剤で消毒する. **クロルヘキシジンに対する禁忌がある場合, ヨードチンキ, ヨードフォア, 70%アルコールのいずれかを代替消毒薬として使用**することができると, ガイドライン[6]で推奨されている.
- カテーテルの早期抜去.
  - CVCの定期交換は不要で, **機能不全, 感染徴候がある場合に交換**する[7].

◆文献
1) 看護roo！ホームページ.
   https://www.kango-roo.com/sn/m/view/271 より2019年8月5日検索
2) 日本麻酔科学安全委員会：安全な中心静脈カテーテル挿入・管理のためのプラクティカルガイド2017.
   https://anesth.or.jp/files/pdf/JSA_CV_practical_guide_2017.pdf より2019年8月5日検索
3) 国立循環器病センター病院看護部（編）：CCU看護マニュアル. p.133, メディカ出版, 1994.
4) 血管内留置カテーテル感染予防の基礎と最新動向. ナーシング 30：78, 2010.
5) Parienti JJ, et al：Intravascular Complications of Central Venous Catheterization by Insertion Site. N Engl J Med 373：1220-1229, 2015.
6) 矢野邦夫（監訳）：血管内留置カテーテル由来感染の予防のためのCDCガイドライン2011. メディコン, 2011.
7) JAID/JSC感染症治療ガイド・ガイドライン作成委員会：JAID/JSC感染症治療ガイドライン2017―敗血症およびカテーテル関連血流感染症―. 日本化学療法学会雑誌 66：98-99, 2018.

Memo

輸液ポンプ, シリンジポンプの管理

目的

* 水分の補給, 栄養補給, 電解質バランスの補正と維持のための輸液管理.
* 薬液の注入.

適応

- 輸液の流量を厳密に管理したい場合.
- 輸液の手動滴下管理が困難な場合.

> 例：末梢静脈ラインを関節付近に留置している. 24時間持続投与の指示で, 速度が遅く, 手動滴下管理が困難.

使用手順

輸液ポンプ(表1)

- 輸液ポンプを輸液スタンドに設置し, 電源コードを医療用電源に接続する. 安定性のある点滴スタンドの下部に設置する.
- 輸液ポンプの電源を入れる. 輸液ポンプの種類によって, 輸液ポンプの扉を開けてから電源を入れるタイプや, 輸液ルートをセットした後に電源を入れるタイプがある. 事前に添付文書や施設での取り扱い基準を確認しておく.

表1 ◆ 輸液ポンプとシリンジポンプの特徴

ポンプの種類	機能	流量精度	利点	欠点
輸液ポンプ	ミッドプレス式	±10%	薬液更新時の循環変動が少ない	注入速度が一定でない
シリンジポンプ	一定の圧をかけて送液	±3%	●一定の圧で送液するため, 正確性, 安定性がある ●微量で高濃度の薬液投与に向いている	薬液更新時にシリンジを交換するため, 循環変動の機会が多い

(文献1を参考に作成)

- 輸液ポンプを開いた状態で輸液ルートの上流・下流を確認後，ポンプの溝に沿って真っすぐセット．
- 輸液ルートに少したるみをもたせ，**クレンメは輸液ポンプの直下にセット**し，扉を閉める．クレンメをポンプ上流側にセットすると，誤って開放し忘れた際にアラームが鳴らない場合があるので，注意する（図1）．
- 注射指示書で輸液速度を確認し，流量と予定量を設定する．
- 6R を再確認し，輸液ボトルから留置針刺入部までの輸液ルート全体に問題がないことを確認後，クレンメを開放し開始ボタンを押す．

- 正しい患者（**R**ight patient）
- 正しい薬剤（**R**ight drug）
- 正しい目的（**R**ight purpose）
- 正しい用量（**R**ight dose）
- 正しい用法（**R**ight route）
- 正しい時間（**R**ight time）

- 作動ランプの点灯を確認し，輸液ポンプが作動しているか，滴下筒に薬液が滴下しているかを確認．
- 留置針刺入部が問題ないか，また患者の全身状態を確認する．

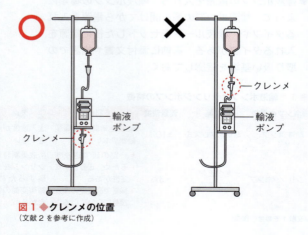

図1 ◆ クレンメの位置
（文献2を参考に作成）

シリンジポンプ（図2）

- シリンジポンプを輸液スタンドに設置し，電源コードを医療用電源に接続する．
- シリンジポンプの電源を入れ，薬剤が充填されたシリンジをシリンジポンプへ設置する．
- シリンジのフランジをスリットへ正確にセット．
- シリンジの押し子（プランジャー）をスライダーにセットする．この時，隙間のないように固定する（図3）．
- クランプでシリンジを固定する．
- シリンジサイズの表示ランプと，セットしたシリンジのサイズが一致しているか確認する．
- 注射指示書を確認し，流量を設定する．

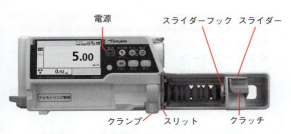

図2 ◆シリンジポンプ（カラー口絵：p.iv）
（写真提供：テルモ）

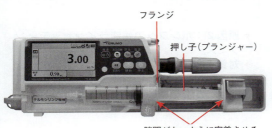

図3 ◆シリンジのプランジャー固定（カラー口絵：p.iv）
（写真提供：テルモ）

- シリンジの押し子とクランプ部分の隙間をなくし密着させるため,早送り機能を使用し,薬剤が点滴ラインの先端まで満たす（プライミング）.または流量設定後,患者へは接続せず開始ボタンを押し30分以上薬液を流し,プライミングを行う.施設基準や使用しているシリンジポンプの添付文書に準じる.
- 6Rを確認し,シリンジから留置針刺入部までの輸液ルート全体に問題がないことを確認後,開始ボタンを押し,患者へ接続する.
- 作動ランプの点灯を確認し,輸液ポンプが作動しているか,滴下筒に薬液が滴下しているかを確認.
- 留置針刺入部に問題がないか,また患者の全身状態を確認する.

重大なトラブル・異常時の対応

輸液ポンプ
＜フリーフロー＞
- 輸液セットのクレンメや三方活栓などを閉じずにポンプから輸液ラインを外すことで,**輸液が大量に投与**されること[1].

- **原因①**：クレンメの閉め忘れ.
- **対策**：ポンプのドアは,クレンメを閉じてから開ける.

- **原因②**：ポンプへの輸液ラインセッティングミス.
- **対策**：ポンプの溝にラインがしっかりはまっているか,ねじれや溝からのはみ出しがないかを確認してから,ポンプのドアを閉める.

<ノンフロー>

● 輸液ラインが正しくセットされないことにより，輸液ポンプの積算量はカウントされているものの，**実際は薬液が投与されていない**状態．

- **原因①**：輸液ポンプの溝に輸液ラインが正しくセットされていない．
- **対策**：輸液ポンプに輸液ラインをセットする際は，ラインに折れ・たるみ・つぶれなどがなく，真っすぐにセットされているか確認してからポンプのふたを閉じる．

- **原因②**：薬液の量が実際に減っているかを目視で確認していない．
- **対策**：各施設基準に沿い，薬液ボトルに印などをつけ，薬液が妥当な量減っているかを目視でも確認．

シリンジポンプ

<サイフォニング現象>

● シリンジがシリンジポンプに固定されていない，もしくは外れてしまった場合，シリンジポンプが患者より高い位置に設置されていることで，**高低差によって薬液が急速に注入されてしまう**こと．

- **原因①**：シリンジがシリンジポンプに固定されていない．
- **対策**：シリンジが正しく，また押し子がフックにセットされているかを確認する．

- **原因②**：シリンジポンプが患者より高い位置に設定されている．
- **対策**：患者とシリンジポンプとの高低差が大きくないかを確認する（**図4**）[3]．

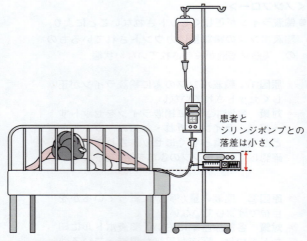

図4 ◆患者とシリンジポンプの高さ
(文献3を参考に作成)

◆文献
1) 坂口信子:輸液ポンプ使用時のマニュアル.そのまま使える医療安全対策ツールCDブック.日総研,2015.
https://www.nissoken.com/book/1765/pdfmihon/11.pdf より2019年8月28日検索
2) 坂本すが・他(監):決定版ビジュアル臨床看護技術ガイド.p.84,照林社,2011.
3) 日本看護協会:協会ニュース 医療・看護安全管理情報,No.10 vol.427(2003.1.15).
https://www.med.or.jp/anzen/deta/no_10.pdf より2019年1月17日検索
4) テルフュージョン輸液ポンプTE-171/TE-172添付文書,テルモ.
5) テルフュージョンシリンジポンプSS型3添付文書,テルモ.

Memo

栄養管理

目的

* 心疾患患者は,様々な食事制限が必要になる一方で,低栄養によって病態が悪化する可能性が高い.そのため,的確な栄養評価と管理が必要になる.

低栄養の原因と影響

- 心疾患患者の低栄養の原因には,次のものがある.
- 消化管機能の低下や炎症性サイトカインの亢進などによる食欲不振.
- 腸管浮腫による吸収障害.
- 慢性炎症によるタンパク異化の亢進.
- 筋力低下による嚥下障害など.
- 低栄養状態の悪化により,骨格筋量,体脂肪量の減少や体液貯留増悪などの悪循環を示し,**心臓悪液質という全身消耗性の病態**に陥ることがある.
- 心臓悪液質は心不全患者における独立したリスク因子であり,心不全が軽症であっても栄養不良が存在すると予後が不良となる.

ケアの実際

栄養評価の流れ

- 栄養評価は,**栄養スクリーニング,栄養アセスメント,栄養モニタリングの流れ**で行う(図1).

栄養スクリーニング

- 全患者をふるいにかけ,栄養障害のある患者を抽出.
- 栄養スクリーニング手法にはSGA,MNA®などがあり,いずれも複数の評価項目により,総合的に栄養状態や低栄養のリスクが判定される.
- MNA®の簡易版のMNA®-SF(図2)は,評価項目が6項目と少なく,問診のみ4分で評価できる.

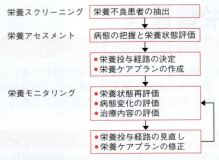

図1 ◆ 栄養評価の流れ
「佐々木雅也：栄養アセスメントの流れ, メディカルスタッフのための栄養療法ハンドブック（佐々木雅也編）, 改訂第2版, p.32, 2019, 南江堂」より許諾を得て改変し転載.

- MNA®-SF は，対象者を高齢者に限定し，低栄養のリスクがあるグレーゾーンの患者を at risk 群として抽出できるため，早期介入がしやすく，心不全患者に対して有用である．

栄養アセスメント

- 栄養スクリーニングで，抽出した患者の病態と栄養状態を評価する．評価には，栄養パラメータ（表1）という客観的な指標を用いる．
  - GNRI の求め方．
    GNRI = 14.89×血清アルブミン値（g/dL）+ 41.7×（実体重/理想体重）．
    GNRI 91 未満で中等度以上の栄養リスクと判定．
- 栄養パラメータはそれぞれに特徴があり，種々の病態によって変化するため，1つの数値で栄養状態を判断することはできない．特に血液検査は，各項目の半減期を考慮して評価する．
- CONUT（表2）は，タンパク質代謝としてアルブミン値，免疫能として総リンパ球数，脂質代謝として総コレステロール値をスコア化し，総合的・多面的に栄養状態を評価する．

簡易栄養状態評価表
Mini Nutritional Assessment-Short Form
MNA®

Nestlé Nutrition Institute

氏名:

性別:　　　年齢:　　　体重:　　　kg 身長:　　　cm 調査日:

下の口欄に適切な数値を記入し、それらを加算してスクリーニング値を算出する。

スクリーニング

A 過去3ヶ月間で食欲不振、消化器系の問題、そしゃく・嚥下困難などで食事量が減少しましたか?
0 = 著しい食事量の減少
1 = 中等度の食事量の減少
2 = 食事量の減少なし

B 過去3ヶ月間で体重の減少がありましたか?
0 = 3 kg 以上の減少
1 = わからない
2 = 1〜3 kg の減少
3 = 体重減少なし

C 自力で歩けますか?
0 = 寝たきりまたは車椅子を常時使用
1 = ベッドや車椅子を離れられるが、歩いて外出はできない
2 = 自由に歩いて外出できる

D 過去3ヶ月間で精神的ストレスや急性疾患を経験しましたか?
0 = はい　　2 = いいえ

E 神経・精神的問題の有無
0 = 強度認知症またはうつ状態
1 = 中程度の認知症
2 = 精神的問題なし

F1 BMI (kg/m²): 体重(kg)÷[身長 (m)]²
0 = BMI が19 未満
1 = BMI が19 以上、21 未満
2 = BMI が21 以上、23 未満
3 = BMI が23 以上

BMI が測定できない方は、F1 の代わりに F2 に回答してください。
BMI が測定できる方は、F1 のみに回答し、F2 には記入しないでください。

F2 ふくらはぎの周囲長(cm): CC
0 = 31cm未満
3 = 31cm以上

スクリーニング値
(最大: 14ポイント)

12-14 ポイント: 　栄養状態良好
8-11 ポイント: 　低栄養のおそれあり (At risk)
0-7 ポイント: 　低栄養

Ref.　Vellas B, Villars H, Abellan G, et al. *Overview of the MNA® - Its History and Challenges*. J Nutr Health Aging 2006;10:456-465.
Rubenstein LZ, Harker JO, Salva A, Guigoz Y, Vellas B. *Screening for Undernutrition in Geriatric Practice: Developing the Short-Form Mini Nutritional Assessment (MNA-SF)*. J. Geront 2001;56A: M366-377.
Guigoz Y. *The Mini-Nutritional Assessment (MNA®) Review of the Literature - What does it tell us?* J Nutr Health Aging 2006; 10:466-487
Kaiser MJ, Bauer JM, Ramsch C, et al. *Validation of the Mini Nutritional Assessment Short-Form (MNA®-SF): A practical tool for identification of nutritional status*. J Nutr Health Aging 2009; 13:782-788.

® Société des Produits Nestlé, S.A., Trademark Owners
© Société des Produits Nestlé SA 1994, Revision 2009
さらに詳しい情報をお知りになりたい方は、**www.mna-elderly.com** にアクセスしてください。

図2 ◆ MNA®-SF
(文献2より引用)

表1 ◆ 栄養パラメータ

身体計測	・身長, 体重, BMI, 体重変化率 ・上腕周囲長 (AC), 上腕三頭筋皮下脂肪厚 (TSF), 上腕筋囲 (AMC) ・体組成分析：体脂肪量, 筋肉量, 体水分量
血液・尿生化学検査	・アルブミン, 急速代謝回転タンパク質 (RTP) [トランスサイレチン (TTR), トランスフェリン (Tf), レチノール結合タンパク (RBP)] ・総コレステロール (T-cho) ・コリンエステラーゼ (ChE) ・GNRI ・CONUT ・窒素バランス
免疫能評価	・総リンパ球数 (TLC) ・免疫グロブリン
間接熱量計測定	・安静時エネルギー消費量 (REE) ・呼吸商
筋力測定	・握力 ・呼吸筋力

(文献 3, 4 を参考に作成)

表2 ◆ CONUT

血清アルブミン値 (g/dL)	3.5 以上	3.0〜3.4	2.5〜2.9	2.5 未満
① Alb score	0	2	4	6
総リンパ球数 (μL)	1,600 以上	1,200〜1,599	800〜1,199	800 未満
② TLC score	0	1	2	3
総コレステロール値 (mg/dL)	180 以上	140〜179	100〜139	100 未満
③ T-cho score	0	1	2	3
CONUT 評価	正常	軽度障害	中等度障害	高度障害
CONUT score	0〜1	2〜4	5〜8	9〜12

CONUT score =① Alb score +② TLC score +③ T-cho score
(文献 5 を参考に作成)

Memo

投与経路

<経腸栄養>
- **経口的に摂取する方法と，経鼻胃管や胃瘻などによる経管栄養法**とがある．
- 腸が機能していない場合や高度消化管狭窄などの場合を除き，**経腸栄養が優先**される．
- 早期の経腸栄養は不要な絶食を避けられ，腸管の免疫機能維持や吸収障害の予防につながる．

<経静脈栄養>
- 経腸栄養が不可能な状態だけではなく，経腸栄養の不足分を補う目的でも選択される．
- **末梢静脈栄養法**（PPN）と**中心静脈栄養法**（TPN）に大別される．
- 経静脈栄養のみでも，消化管の使用が可能になった場合は，経腸栄養を併用しながら，ある程度の期間で移行する．

栄養ケアプラン

- 栄養アセスメントの結果をもとに，必要エネルギー量や投与経路，食事内容などを検討する．
- 初期計画は，**病態変化，治療内容，栄養アセスメントの項目により定期的に評価**し，必要であればプランを修正する．
- 単一の指標を用いるのではなく，**複数の指標での推移をモニタリング**する．
- 原則として，減塩目標を1日6g未満としている．高齢者の場合，過度の塩分制限は食欲減衰，栄養不良の原因となるため，適宜調整する．

<必要エネルギー量>
- 心不全患者は，炎症性サイトカインや交感神経活性の亢進などにより，安静時エネルギー量が増加．

- 心臓悪液質の進行とともに活動が低下し,消費エネルギーも減少するとされ,正確な評価には間接熱量計などを用い,消費エネルギー量を推測することが有用とされている.
- 間接熱量計の検査は煩雑なため,必要エネルギー量の算出には,ハリス-ベネディクトの公式や身体活動レベルに応じた簡易式(図3)などを用いる.

<栄養素の設定>

- タンパク質は,腎機能に問題がなければ,十分なエネルギー投与下で0.8〜1.2g/kg/日が目安.低栄養やサルコペニア,代謝が亢進している場合は1.2〜2.0g/kgが必要となることがある.
- 脂質は,1gあたり9kcalとエネルギー密度が高く,重要なエネルギー源となるため,1日の摂取量はエネルギー比で20〜25%が基本となる.
- 利尿薬を使用している心不全患者は,水溶性ビタミン(ビタミンB群),亜鉛などが喪失しやすい.

ハリス-ベネディクトの公式(HBE)

- HBE(男性)= 66.47 + [13.75 ×体重(kg)] + [5.00 ×身長(cm)] − [6.76 ×年齢(歳)]
- HBE(女性)= 655.10 + [9.56 ×体重(kg)] + [1.85 ×身長(cm)] − [4.68 ×年齢(歳)]

エネルギー必要量= HBE ×活動係数×ストレス係数

エネルギー必要量計算の指標

活動係数　寝たきり…1.2　　ベッド以外での活動あり…1.3
ストレス係数
- 手術後(合併症なし) 1.0
- 長管骨骨折 1.15〜1.30
- がん/COPD 1.10〜1.30
- 腹膜炎/敗血症 1.10〜1.30
- 重症感染症/多発外傷 1.20〜1.40
- 多臓器不全症候群 1.20〜2.00
- 熱傷 1.20〜2.00

簡易式:25〜30kcal/kg 標準体重[身長$(m)^2 × 22$]

図3 ◆ エネルギー量の限定
(文献1,p.52〜54を参考に作成)

- ビタミンB_1欠乏症により心機能が低下した状態を**脚気心**という．心不全によるビタミンB_1の消費亢進や，利尿薬により尿中に排泄されやすい．
- 亜鉛の欠乏は味覚障害や食欲不振を起こすため，低栄養を助長する可能性がある．
- 心不全患者は貧血を伴いやすく，貧血の原因の一つに鉄欠乏がある．貧血の有無にかかわらず，鉄欠乏は組織での酸素運搬や酸素利用を低下させる．
- 微量栄養素は単独の補給では効果がないため，バランスのよい食事やマルチビタミン・ミネラルの活用を検討する．

◆文献
1) 佐々木雅也（編）：メディカルスタッフのための栄養療法ハンドブック，改訂第2版．南江堂，2019．
2) Nestlé Nutrition Institute ホームページ． https://www.mna-elderly.com より2019年8月21日検索
3) 日本心不全学会ガイドライン委員会：心不全患者における栄養評価・管理に関するステートメント． http://www.asas.or.jp/jhfs/pdf/statement20181012.pdf より2019年8月21日検索
4) 日本静脈経腸栄養学会：静脈経腸栄養ガイドライン（第3版）．2013．
5) Ignacio de Ulíbarri J, et al：CONUT：a tool for cotrollin nutritional status. First validation in a hospital population. Nutr Hosp 20：38-45, 2005.

Memo

水分出納管理

目的

* 水分摂取量と排泄量のバランスを確認する.
* 点滴薬や内服薬などの薬物治療の効果を確認する.

水分出納（水分バランス）の概要

体液
- 体液とは，水分とその中に溶解している電解質，タンパク質などを含む体内の水溶液の総称である[1].
- 体液の割合（表1）は年齢，性別などにより異なる.
- 健常では，水分出納は平衡状態にある.

人体における水の出納[2]

＜平均的水分摂取量（intake）＞
- 飲料 1,500mL ＋ 食物の水分 750mL ＋ 代謝水 250mL ＝ 2,500mL.

＜平均的水分排泄量（output）＞
- 尿 1,500mL ＋ 呼気・皮膚からの不感蒸泄 700mL ＋ 大便 100mL ＋ 汗 200mL ＝ 2,500mL.

表1 ◆ 体液の区分

体液区分		細胞内液	細胞外液		全体液量
			組織間液	血漿	
体液量 （％体重）	新生児	40%	40%		80%
	成人	40%	15%	5%	60%
	高齢者	27%	18%	7%	52%

(文献2より改変引用)

- 水分出納管理のチェックポイントを記載

観察ポイント

- **IN-OUT を確認する.**
- Intake（IN）：輸液量，輸血量，経口摂取量（食事摂取量），飲水量（内服時の水分も含む）など.
- Output（OUT）：尿量，便量（表2），尿・便の性状，出血量，ドレーン排液量，ガーゼへの滲出液の量など.
- 体重を測定する（p.43 参照）.

観察のポイント

<高齢者>
- 加齢に伴う知覚低下により，口渇の訴えが乏しい.
- 加齢に伴い構造的，機能的変化が起こり，腎機能が低下する.
- 体水分量の減少がある.

<糖尿病患者>
- 多飲傾向.

<利尿薬内服患者>
- 利尿薬の種類，用量，内服（静注）時間の把握.
- 利尿薬を使用した後の効果がどの程度か，反応尿量の観察.
- 電解質異常の有無.

表2 ◆水分喪失量の推計値

下痢	・軽度：500mL/日 ・中等度：1,000mL/日 ・高度：1,500mL/日
不感蒸泄	・平熱で発汗がない時：15mL/kg ・発熱で体温が1℃上昇すると15%上昇
発汗	・軽度：1,000mL/日 ・中等度：1,500mL/日 ・高度：3,000mL/日

（文献3より引用）

＜低栄養患者＞
- 低タンパク血症は血漿膠質浸透圧の低下を来すため，利尿薬を使用しても効果的な除水ができず，血管内脱水になることがある．

＜腎不全患者（腎機能低下患者）＞
- 利尿薬使用により，さらなる腎機能の低下を招く可能性がある．

ケアのポイント

- 浮腫の程度，体重の推移，労作に伴う呼吸状態の変化の有無も継続的に観察する．
- 利尿薬を使用中の患者，輸液中の患者は，夜間も頻回にトイレに起きる可能性がある．そのため，十分な睡眠・休息がとれているかや，輸液や利尿薬使用に関して理解が得られているかを確認する．

◆**文献**
1) 森岡哲夫：体液の異常．ナーシング・グラフィカ．疾病の成り立ち① 病態生理学，第5版（山内豊明編）．p.17，メディカ出版，2018．
2) 遠藤みどり：体液・電解質の基礎知識．クリティカルケア看護Ⅱ―アセスメントと看護ケア―（池松裕子編）．p.205，メヂカルフレンド社，2011．
3) 林正健二：脱水．ナーシング・グラフィカ．疾病の成り立ち① 病態生理学，第5版（山内豊明編）．p.318，メディカ出版，2018．

Memo

セルフケア援助

目的

* 患者に不足したセルフケアを支援し，安心・安全な療養環境を整える．
* 患者のQOLを確保する．

セルフケアの概要

- ドロセア・オレムは，セルフケアを「自己の生命，統合的機能および安寧に必要な自己の機能を調整するために，自分自身または環境に向けられる行動」，「看護の焦点は単に疾病があるかないかではなく，セルフケア不足があるかないかに向けられている」[1]としている．
- 循環器疾患があり入院する患者は，デバイス類の装着や安静などさまざまな制限が強いられることにより，セルフケア不足が生じてしまう．そのため，看護師は**患者に不足したセルフケアを担う**必要がある．

ケアの実際

環境整備

- 入院期間中は，**患者の食事・排泄・清潔・活動・睡眠・人間関係など基本的欲求が阻害**される．
- 緊急入院では，急激な環境の変化がストレスとなり，また，せん妄発症リスクともなる．
- 患者が安心して過ごせるよう療養環境を整えることは，とても重要である．集中治療室，一般病棟ともに，**病室が患者の治療の場であるとともに，"生活の場"**であるということを忘れてはならない（**図1**）．
- 患者を取り巻く環境は，大きく3つの側面でとらえることができる（**表1**）[2]．

ケアのポイント

- ナースコールは手の届くところに配置する.
- 看護物品や医療器材, ベッドの高さは, 転倒・転落のリスク要因となることを意識する.
- 不要な物品は速やかに片付ける.
- ベッドの高さやベッド柵の必要性を検討する.
- 酸素チューブや点滴ルートは整理して, からまないようにする.
- 室内温度, 室内湿度の調整 (**表2**)[3].
- 遮音.
- 面会・プライバシーの確保.

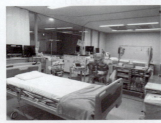 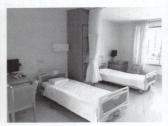

図1 ◆ 病床の一例 集中治療室 (CCU) (左) / 一般病棟 (右)

表1 ◆ 環境の3側面

環境	内容
物理的環境	建物の構造・光 (明るさ)・音・匂い・温度・湿度・設備など
社会的環境	医療従事者・家族・患者同士の人間関係など
運営的環境	法律や施設内のルール, 1日のスケジュール, 治療方針など

(文献2より一部改変して引用)

表2 ◆ 快適な温度・湿度

	夏	冬
温度	20〜24℃	17〜21℃
湿度	45〜65%	40〜60%

(文献3より引用)

気分転換

- 入院によるストレスが過剰になると身体のバランスを崩し,治療に影響を及ぼす可能性がある.
- **患者のストレス要因をアセスメントし,ストレスを増強させないようにする**ことが大切である.

ケアのポイント

- 患者の趣味(例:好きな音楽,好きな本)などを取り入れられる環境をつくる.
- 家族との面会を確保する.
- 可能な範囲で,散歩やリハビリ庭園などの活用,外出・外泊などで気分転換を図る.

清潔ケア

- 安静度に応じて,全身清拭,陰部洗浄,足浴,手浴,洗髪,シャワー浴,入浴を行う.
- **清潔ケアは心負荷となる**ため,**清潔ケア前後でのバイタルサインの変化に注意**する.

ケアのポイント

- 浴室と脱衣所の温度差は狭心症発作を誘発させるため,温度管理には十分注意する.
- 湯の温度は38〜40℃,10分程度の入浴にとどめるようにする.
- 浮腫や低栄養状態により皮膚の障害が生じやすいため,清潔ケアでは注意して観察する.

排泄援助:排尿

- 循環器疾患をもつ患者の**尿量把握は重要**である.
- 利尿薬の使用により尿回数が増えることから,厳重なIN/OUTバランスの管理や,頻回の排尿による心負荷軽減のため,急性期には膀胱内留置カテーテルが挿入されることが多い.
- 長期間の膀胱内留置カテーテル挿入は,感染や尿閉,日常生活動作(ADL)低下のリスクがあるため,毎日医師とその必要性,早期抜去を検討する.

セルフケア援助

- 膀胱内留置カテーテル抜去後は，トイレ歩行が困難な場合には安静度に合わせ，差し込み便器，尿瓶，ポータブルトイレなどを使用することがある．尿器使用の際は，羞恥心に十分配慮する．

> **観察のポイント**
> - IN/OUTバランス（循環血液量の減少や腎機能障害などによって，尿量は減少する）．
> - 利尿薬の反応．
> - 尿性状（尿混濁や浮遊物の有無，尿検査データ）．
> - 膀胱内留置カテーテル挿入部．

排泄援助：排便

- 入院による環境の変化，精神的不安，安静，水分制限，薬剤などの影響で便秘傾向となりやすい．
- **排便時の強い努責は血圧上昇，心拍数増加など心負荷となる**ため，**排便コントロールは重要**である．
- 便秘には腹部マッサージや温罨法が有効であり，リラックス効果にもつながる．
- 便秘が続く場合，医師に緩下薬の調整を依頼する．

> **観察のポイント**
> - 毎日の排便状況．
> - 便の性状・量，水分摂取量．
> - 活動状況．

◆ 文献
1) 本庄恵子（監）：基礎から実践まで学べる　セルフケア看護．ライフサポート社，2015．
2) 浅野久美子：看護師認知症対応力向上研修テキスト．平成30年3月改訂版（湯浅美千代監），東京都福祉保健局高齢社会対策部，p.34, 2018．
3) Nursing Skills ホームページ．
   https://www.nursingskills.jp/より2019年8月23日検索
4) 安田　聡（監）：CCU看護マニュアル，新版．メディカ出版，2013．

疼痛ケア

目的

* 主観的な患者の痛みを適切に評価・アセスメントし,タイムリーかつ安全に管理する.
* 適切な疼痛管理により,疼痛や不安による有害事象を最小限に抑える.

ケアの実際

- 慢性疼痛は痛み以外にも多彩な症状・徴候を伴っているため,様々な対処が必要となる.
- 急性疼痛は交感神経の緊張を招き,それ自体が大きな心負荷となりうるため,速やかな対応が必要.
- 患者の痛みや不安に寄り添う精神的ケアが重要.

まずは緊急性をチェック

- 突然の強い痛みは緊急疾患のことが多く,血圧の変動や頻脈といったバイタルサインの変化として現れることがある.
- 循環器の緊急疾患には,急性心筋梗塞,急性肺血栓塞栓症,急性大動脈解離があり,早急な対応が必要となる.

痛みの病歴の聴取

- 痛みの発症様式:いつ,どのように発生したか.
- 増悪・寛解因子:どのようなことで痛みが増悪,または緩和するか.
- 痛みの性質:観察のポイント「循環器でよく遭遇する痛み」参照.
- 痛みの部位や放散痛,随伴症状の有無.
- 痛みの程度:患者に適した疼痛スケールで評価する(観察のポイント「疼痛の程度の評価」参照).

- いつから，どのくらい続いているか，また頻度など，痛みの経過．
- 日常生活や療養生活に及ぼす痛みの影響．
- それまでに行った治療（鎮痛薬の内服等）とその効果．

患者に適した疼痛緩和方法を考える

- 薬物療法（「薬物療法」の項参照）と非薬物療法を組み合わせて，効果的な疼痛管理を実現する．
- 薬物療法：麻薬，非麻薬，鎮痛補助薬．
- 非薬物療法：温冷罨法，マッサージ，リラクゼーション，イメージ療法，圧・振動療法，心理教育的介入，認知行動療法，理学療法など．

疼痛を定期的に再評価し，治療効果を判定

- 入院時，および入院中は毎日1回，疼痛の有無を評価する．疼痛がある患者には，各勤務帯最低1回以上＋随時評価する．
- 疼痛が認められた場合，モニタリングとアセスメントを行い，疼痛軽減のための治療，ケアを行う．
- 疼痛緩和実施後，疼痛が新たに出現した時，増強した時，以前は効果があった鎮痛法では鎮痛できなくなった時などに再評価を行う．
- 術後疼痛は，手術および疼痛の重症度に従って，決めた間隔で定期的に評価する．

治療や処置に伴う疼痛を予測し，予防する

- 入院中に施行される処置，検査，治療の多くは，痛み（医原性疼痛）を伴う．

> 例：創処置前のPCAポンプのボーラス投与や局所麻酔薬の使用，カテーテル検査前の穿刺部位へのキシロカインテープの貼付や，電気的除細動前の鎮静薬使用，処置前の十分な説明など．

- 医原性疼痛を予測し，疼痛対策を実施する．

疼痛に関する介入を記録に残す
- 疼痛に関する正確な記録が多職種連携の要となる．
- 日時，部位，疼痛の強度，対処法，鎮痛薬使用の有無とその効果，副作用など．

患者・家族へ疼痛管理・対策の情報提供
- **患者が自分自身で疼痛をコントロールできる方法で考えられる情報を提供することも重要**である．
- 緩和されない疼痛，痛みの変化，新たな疼痛，鎮痛薬の副作用出現時は，速やかに報告することを患者もしくは家族に指導する．

薬物療法
- 原因疾患や原因病態に対する治療を行いつつ，速やかに鎮痛を図る．
- 鎮痛に使用する薬剤として主なものに，モルヒネ塩酸塩水和物やフェンタニルクエン酸塩，アセトアミノフェン，トラマドール塩酸塩・アセトアミノフェン配合剤などがある（**表1**）．
- アセトアミノフェンや非ステロイド性抗炎症薬は，軽度〜中等度の疼痛に使用される．
- オピオイドは，中等度〜重度の疼痛に使用される．
- オピオイドの副作用には，呼吸抑制，血圧低下，心拍数減少，慢性的に使用している場合は悪心・嘔吐，便秘，眠気などがある．
- 高齢者は特に呼吸抑制が強く現れやすいため，投与後は意識レベルと呼吸回数を頻回に確認する．
- 鎮静，舌根沈下，呼吸回数減少が高度の場合は，ナロキソン塩酸塩などの拮抗薬の使用を検討する．

表1 ◆ 代表的な鎮痛薬

非オピオイド鎮痛薬	アセトアミノフェン ● カロナールなど（経口） ● アセリオ（静注）	● 1回 300〜1,000mg を 4〜6 時間ごと ● 投与量は 1日 4,000mg まで ● 肝毒性があるため、**顕著な肝不全患者には禁忌**
	非ステロイド性抗炎症薬（NSAIDs）	● 最大投与量（薬剤ごとに異なる）を超えないこと ● 消化性潰瘍疾患や出血性疾患、腎機能異常患者への投与は慎重に検討する ● アスピリンを除く NSAIDs は、心血管系障害が報告されている
オピオイド鎮痛薬	トラマドール塩酸塩・アセトアミノフェン配合錠 ● トラムセット	● トラマドール塩酸塩とアセトアミノフェンの配合錠であり、弱オピオイドに分類される ● 1回1錠、投与間隔は4時間以上空け、1日4回まで ● 1回2錠、1日8錠まで使用可能
	モルヒネ塩酸塩水和物 ● モルヒネ塩酸塩	● 過呼吸抑制による呼吸仕事量を抑制し、末梢静脈拡張による前負荷も軽減する：心筋梗塞の疼痛や術後疼痛、がん性疼痛、慢性疼痛など使用の幅は広い ● 腎不全患者や高齢者は慎重投与
	フェンタニルクエン酸塩 ● フェンタニル	● 作用発現は1分と速く、半減期は 0.5〜1時間と短い ● 腎機能低下症例にも使いやすい ● 循環抑制が少ないため、血行動態の不安定な場合にも使用しやすい

（文献 1、2 を参考に作成）

観察のポイント

疼痛の程度の評価

- 小児や高齢者など言語・認知能力が不十分な患者では、疼痛や苦痛を示唆する徴候や行動から推測する。
- 疼痛が及ぼす状態も観察する：不穏、せん妄、抑うつ、活動性の低下、自己効力感の低下など。
- 主観的な痛みを、**疼痛スケールを用いて定量化し、疼痛レベルをチームで共有する**。代表的な評価スケールを表2に示す。

ケアのポイント

- 疼痛は複雑かつ多次元な問題であり、効果的な管理には多職種による様々な戦略が求められるため、**患者のゴールと一致した目標と管理計画を多職種間で共有**する。

表2 ◆ 代表的な評価スケール

自己申告可能な患者	NRS	● 痛みの強さを0～10までの数値で表現してもらう ● 3以下であれば,適切な痛みの管理ができている
	VAS	● 長さ10cmの線が描かれた紙や定規を提示し,現在感じている痛みを指示してもらう ● 左端は無痛,右端はこれまで感じた最悪の痛みと説明する
自己申告不可能な患者	BPS	●「表情」,「上肢の動き」,「人工呼吸器との同調性」の3項目をそれぞれスコア化し,痛みを評価する
	CPOT	●「表情」,「身体の動き」,「人工呼吸器との同調性,または挿管していない患者では発声」,「筋緊張」の4項目をそれぞれスコア化して,痛みを評価する ● BPSと比較すると,各項目で患者の状態がより詳細に記載される

(文献3を参考に作成)

- 高齢者では,適切な鎮痛は長期臥床を防ぎ,活動性,機能的自立性を高める意味でも適切な疼痛管理は重要である.
- **痛みは強い不安と恐怖を伴うため**,精神的苦痛にも配慮し,共感した態度で接する.
- 疼痛が緩和されない場合は,患者の代弁者として医師に伝えることで患者を支える.

集中治療室の場合

- 厳しい監視,モニタ音,強いられた安静,点滴ライン,酸素チューブによる拘束,不眠など,痛みの増悪や不安を引き起こすことがある.
- 痛みが存在することを前提に,常に患者の訴えに耳を傾けることが効果的な疼痛管理につながる.

循環器疾患でよく遭遇する痛み

- **胸痛は,消化器疾患(食道,胃,腸,胆嚢など),呼吸器疾患,筋・骨格疾患によっても生じうるため,総合的な判断が必要**である.

- 疾患ごとの特徴的な痛みを**表3**に示す.
- 心臓大血管手術後は,胸骨正中切開や胸部側部開胸による創痛,ドレーンや挿管チューブ,中心静脈カテーテル,動脈カテーテル,尿道留置カテーテルなどの痛みに加え,安静などの苦痛も伴う.

表3 ◆ 疾患ごとの特徴的な痛み

虚血性心疾患	狭心症	・前胸部の強い不快感を自覚することが多いが,顎,歯,頸部,肩,腕へ放散することもある ・部位ははっきり示せないことが多く,重苦しい,締め付けられる,圧迫される,焼け付くようななどと表現される ・**活動時や食事,入浴などで出現し,安静にすると改善するが,重症化すると安静時にも症状が出現する**[※1] ・硝酸薬の使用で,数分以内にすっきり症状が消失する
	心筋梗塞[※2]	・**狭心症と似ているが,より長く,呼吸困難,冷汗,悪心,嘔気を伴うことがある** ・硝酸薬では軽快しない
その他	大動脈解離	・突然起こる強烈な胸背部痛.背部から腰部に移動することもある
	閉塞性動脈硬化症	・歩くと酸素需要が高まるために痛み,休むと軽減する
	肺血栓塞栓症	・呼吸苦を伴う突然の胸痛
	気胸	・呼吸苦を伴う突然の片側の胸痛
術後疼痛		・創痛管理(p.304)参照

※1:不安定狭心症.
※2:心筋梗塞を考えにくい痛み(呼吸や体位で変化する胸痛,鋭く刺すような胸痛,圧痛点がある胸痛).

◆文献

1) Registered Nurses Association of Ontario: Assessment and Management of Pain, 2002.
2) 慢性疼痛治療ガイドライン作成ワーキンググループ(編):慢性疼痛治療ガイドライン.真興交易,2018.
3) 日本集中治療医学会・他(編):日本版・集中治療室における成人重症患者に対する痛み・不穏・せん妄管理のための臨床ガイドライン.総合医学社,2015.
4) American Society for Pain Management Nursing, et al: Optimizing the Treatment of Pain in Patients with Acute Presentations. Policy statement. Ann Emerg Med 56:77-79, 2010.

せん妄のケア

目的

* 注意，意識，認知の機能を正確にアセスメントする．
* 患者のニーズの充足を目指す個別的なケアを実践する．

せん妄の概要

- せん妄は，注意，意識，認知の機能が，その人が本来もつ機能よりも短期間の間に低下し，それぞれの機能に関する障害が通常，数時間〜数日の間に出現する．さらに，その症状の重症度が1日の経過中で変動することである．
  - 注意の障害：注意の方向づけ，集中，維持，転換する能力の低下．
  - 意識の障害：刺激に対する反応，環境に対する見当識の低下．
  - 認知の障害：記憶欠損，失見当識，言語，視空間，知覚を認知する機能の低下．
- せん妄の発症，遷延は，患者の心身の機能を低下させ，全身状態の悪化やフレイルを招く．患者の予後を左右する病態となるため，予防が最も重要である．
- せん妄は，抑うつ，不安，心的外傷体験に結びつく．その結果，患者の精神状態を悪化させ，退院後の日常生活に影響する．

···Column···

フレイル

加齢とともに，心身の活力（運動機能や認知機能等）が低下し，複数の慢性疾患の併存などの影響もあり，生活機能が障害され，心身の脆弱化が出現した状態である．一方で，適切な介入・支援により，生活機能の維持向上が可能な状態像である[1]．

- せん妄は，成人・小児にかかわらず発症し，**65歳以上の高齢者で最も発症のリスクが高い**．
- せん妄のケアでは，患者の入院前の日常生活を把握した上でニーズをアセスメントし，**患者のニーズ（特に基本的欲求）が充足するようケアをする**ことが重要である．
- せん妄では，患者の現実検討能力，身体感覚が低下する．そのため，入院環境にあっても患者がもっている能力で自律的に身体を動かし，心地良さを感じ，自分の言葉で体験や感情を表現できることが，せん妄を回復に導く．

せん妄のアセスメント

せん妄の要因

- せん妄のケアでは，器質因，促進因を取り除く．

＜せん妄の発症要因＞
- 素因：発症の基礎・誘発因子．
  - 60歳以上，脳機能障害（脳血管疾患，認知症など），脳循環の変動（循環動態に変化をもたらす治療処置も含む）など．
- 器質因：発症の必要条件．
  - 一般身体疾患，感染症，低栄養状態，原因となる物質（アルコールや投薬の影響を含む）など．
- 促進因：発症の促進因子．
  - 心理・社会的ストレス，緊急入院，睡眠障害，過小／過剰な感覚刺激，強制的な安静臥床など．

せん妄の症状

- せん妄では，注意，意識，認知の機能が変動性に低下することによって，さまざまな症状を呈する．
- せん妄症状のアセスメントでは，入院前の患者の日常生活の様子を把握し，**暮らしやセルフケア能力に応じたニーズのアセスメントが必須である**．

- 「見る,話す,聞く」ことを通して,アセスメントすることは,関わりそのものがケアになる.具体的な症状と確認するポイントを表1に示す.
- DST,ICDSC,CAM-ICUなどのせん妄をスクリーニングするためのツールは,患者の状態に合うものを選ぶことで予防やケアにつながる.
- クリティカルケア領域や重症患者には「CAM-ICU」や「ICDSC」,一般病棟では「DSC」や「CAM」などが使いやすい.

表1 ◆ 具体的な症状と確認するポイント

精神症状	具体的な症状と確認するポイント
意識レベルの変容	●ボーッとしている ●もうろうとしている
注意力の欠如	●今までできていたことができなくなる ●視線が合わず,キョロキョロしている ●ルートを触ったり,体を起こしたり・横になったり同じ動作を繰り返す ●こちらに注意を向けるのに時間を要する
意識レベルの変容	●感情が短時間でコロコロ変わる ●焦燥感が強く,落ち着かない ●目がギラギラしている
思考の解体	●話が回りくどく,まとまらない ●話のつじつまが合わない
注意力の欠如	●同じことを何度も聞く ●話に集中できない ●質問と同じ答えが返ってくる ●筆談の字が普段と比べて乱れて,読みにくい
注意力の欠如	●見当識障害 (例)場所:今いる場所や自宅から,病院までどうやって来るのか聞く
注意力の欠如	●短期記憶障害 (例)最近あった出来事を聞く(朝食のメニュー,一番気になっている時事問題について,ごまかしたり,かなり過去のことを言う)
思考の解体	●幻覚や錯覚,非現実的な思考や思い込みがあり,修正に時間がかかる (例)いつも見えないものや,おかしなものが見えたりしないか聞く
意識レベルの変容	●「ボーッとしたり,普段と比べて考えがまとまりにくいことはないか?」と率直に聞く
急性発症もしくは症状の変動	●日内変動または数日単位での変化 ●以前の様子と変わりがないか,家族やスタッフで共有する

(文献1を参考に作成)

ケアのポイント

せん妄予防のためのケア

- ニーズアセスメント（p.132「精神的支援」参照）を元に，**患者が自律的にセルフケアを遂行できるように**，または**セルフケアを補われながらも欲求を充足できるように**ケアを組み立てる．
- せん妄を促進する因子がある患者の場合は，入院前から外来や入退院支援センターの看護師と協力してリスクアセスメントを行い，その原因となる部分に働きかける．
- 手術や侵襲を伴う検査などを控えている場合は，患者の不安要因に働きかけ，その他の促進要因がある場合は調節的・保護的に介入する．それでも不安感が強い場合，体の心地良さを得られるケアやリラクゼーションを図れる介入を行う．
- 個別的な介入を通じ，患者と信頼関係を構築する．

せん妄発症後のケア

- せん妄に対する初期対応の原則は，**直接的原因を同定し，その治療を行いながら，同時進行**で促進因に対して働きかける．
- せん妄患者は甚だしい苦痛を体験する．患者の全人的な苦痛を緩和し，ニーズを満たし，セルフケアを促進することが重要である．
- 興奮が著しく対応困難な場合や，放置されれば患者に致命的な危険が及ぶと判断された場合は，患者・家族に十分な説明を行い，身体拘束をチームで検討したり，抗コリン作用が少なく高力価の抗精神病薬の少量使用を医師に検討してもらう．
- 意識レベル・注意力が低下し，特に幻覚などを伴う場合は説明や説得が無効と考え，安全・安楽に過ごせることを目標としたかかわりやケアが適切となる．
- せん妄患者は，日時を尋ねられるよりも，繰り返し見当識を提供された方が安心感が増す．

- また，カレンダーや時計など，見当識の手がかりになるものを活用する．
- 家族がそばにいると安心する場合，可能であれば付き添ってもらうのもよい．

家族への配慮とケア

- せん妄の臨床像について，特に以下のことを説明する．
- 一般的に一過性であること，患者の症状．
- せん妄の症状により，合併症や転倒・転落の併発などの危険性があること．
- 効果的な関わり方．

観察のポイント

- 意識のアセスメントを特に正確に行えることが，早期発見のポイントとなる．
- せん妄の症状に対してケアするのではなく，症状を観察しながらも，患者の体験に焦点を当てる．

◆ 文献
1) 後期高齢者の保健事業のあり方に関する研究．平成27年度厚生労働科学研究費補助金（長寿科学総合研究事業）総括分担研究報告書．
 https://mhlw-grants.niph.go.jp/niph/search/NIDD00.do?resrchNum=201504009A#selectHokoku より2019年3月27日検索
2) 高橋三郎・他（監訳）：DSM-5 精神疾患の診断・統計マニュアル．p.276-282, 医学書院, 2014.
3) 融 道男・他（監訳）：ICD-10 精神および行動の障害．p.69-71, 医学書院, 2005.
4) 小谷英文・他：PAS セルフケアセラピィ．PAS心理教育研究所出版部, 2018.
5) 古賀雄二・他：日本語版ICDSCの妥当性と信頼性の検証．山口医学 63：103-111, 2014.
6) 野村優子・他：都立駒込病院における「せん妄ケアプログラム」の導入．薬事 58：76-82, 2016.

不眠時のケア

目的

* 睡眠のアセスメントの基本が分かり,実践できる.
* 患者のニーズを踏まえ,全人的な視点でケアを実践する.

不眠（睡眠障害）の概要

- 睡眠障害は,**加齢に伴う身体機能の低下**だけではなく,**環境適応能力の低下,治療薬による影響,せん妄など様々な要因**によって引き起こされる.
- 不眠を有する患者は,全人的苦痛や不安が不眠として現れていることもあるため,丁寧に睡眠のアセスメントをする必要がある.

睡眠のアセスメント

- 睡眠のアセスメントでは,**①患者が本当に眠れていないかの確認（表1）,②入院前の生活パターンの確認**を行い,**③眠れない原因を同定**する.
- 生活パターンと現状に著しい変化はなくても,入院環境や心身の苦痛から睡眠へのニーズが高まることもある.
- 眠れない原因の同定.
- 身体的要因:疼痛,頻尿,呼吸困難感など.

表1 ◆睡眠チェック表

- 何時頃眠くなり,何時頃目が覚めるか
- ベッドに入ってから寝付くまでにかかる時間
- 日中どのくらい眠ったか
- 眠れない時に内服していた睡眠薬はあるか(頓用薬も含む)
- 眠れない時にどんな工夫をしているか
- 夜間は目が覚める方か(目が覚める場合,頻度も確認する)
- 夜間,トイレには何度くらい行くか
- 朝はスッキリと起きられるか(熟睡感の程度)
- 「このくらい眠れると満足」を5としたら,5段階中いくつか
- 不眠の訴えが客観的事実と異なる場合,時系列の睡眠チェック表を用いて共通の認識をもとに話し合ってみる

- 生理的要因：不適切な睡眠環境，生活リズムの変調，食欲減退など．
- 心理的要因：ストレス，不安，抑うつ，暗くなることでの孤立感など（「精神的支援」参照，p.132）．
- 精神的要因：うつ病，認知症，せん妄，心的外傷後ストレス障害など．
- 薬理的要因：ステロイド製剤，利尿薬，アルコール依存など．

ケアの実際

身体的苦痛が強い場合

- 痛みや呼吸困難感などの身体的苦痛に対して，症状緩和を図る．
- それでも苦痛が残存する場合は，身体的な心地良さを得られるケア，リラクゼーション，呼吸法などを取り入れ，患者自身がどのように不眠に取り組みたいかを一緒に話し合い，目標を決める．

不安などのストレス状態にある場合

- 不安は漠然とした状態であり，患者自身が説明できないことが多い．不安のアセスメントでは，"体験"なら話せるのか，"感情"なら話せるのかを確認し，図1に沿って介入する．

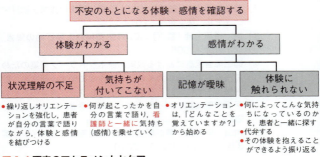

図1 ◆不安のアセスメントとケア
（文献1を参考に作成）

身体的な要因なく身体症状を有する場合………
- 不安や葛藤に対処できず身体化している場合は，身体のケアを励行しながら，患者が抱えている苦悩の表出を助ける．精神科リエゾンチームを有する病院では，コンサルトすることも検討する．

概日リズム障害や本来の生活リズムの問題……
- 睡眠薬の効果は低いため，昼間の過ごし方の検討と合わせて，バランスの良い食事や体温管理など，患者自身が取り組めるよう支援する．

薬剤性の不眠を疑う場合………………………
- 薬剤の種類やタイミングを考慮できる場合は，調整することを検討する．

観察のポイント
- 不眠の患者へのケアでは，「なぜ眠れないのか？」を様々な側面からアセスメントすることが必要．
- 患者のニーズに基づき，全人的苦痛を緩和することがケアとなる．

◆文献
1) 小谷英文・他：PAS セルフケアセラピィ．PAS 心理教育研究所出版部，2018．
2) 髙橋三郎・他（監訳）：DSM-5 精神疾患の診断・統計マニュアル．医学書院，2014．
3) 融 道男・他（監訳）：ICD-10 精神および行動の障害．医学書院，2005．
4) 睡眠障害医療における政策医療ネットワーク構築のための医療機関連携のガイドライン作成に関する研究班：睡眠障害医療における政策医療ネットワーク構築のための医療機関連携のガイドライン．睡眠医療 2：261-336，2008．
5) 内山 真（編）：睡眠障害の対応と治療ガイドライン，第3版．p.2-14，じほう，2019．

輸血

目的

* 血液中のタンパク質成分（赤血球などの細胞成分や凝固因子など）の減少時や機能の低下時に，その成分を補充し臨床症状の改善を図る．

適応

- 血液の成分をつくることができないとき．
- 血液の成分が大量に消費されるとき．
- 血液の成分が十分に働かないとき．
- 大量に出血したとき．
- 血液の成分が壊されるとき．
- 薬剤の効果を緊急に中和したいとき．
- 体内の有害物質を除去したいとき．

輸血の注意点

- 患者へのリスクの説明をきちんと行う．
- 他の製剤による治療法はないか検討する．
- 患者に説明し，同意を得る（インフォームド・コンセント）．
- 効果が得られる最小限の量で，過剰投与は厳禁．

種類

- 輸血は大きく**自己血輸血**，**他家輸血**に分けられる．

自己血輸血

- 他家輸血とは異なり，自分自身の血液を用いるため，**発熱やアレルギー反応などの副作用を回避することができる**．
- まれな血液型や不規則抗体がある場合に有効．
- 特別な器具や装置が不要（全血冷蔵保存）．

- 自己血輸血は貯血式，希釈式，回収式自己血に分けられる．
- 貯血式自己血：術前にあらかじめ患者自身の血液を採血し，保存する方法．
- 希釈式自己血：全身麻酔導入後に採血する方法．
- 回収式自己血：術中や術後に出血した血液を回収し，洗浄赤血球として再生する方法．
- それぞれの自己血輸血の実施基準を**表 1** に示す．

表1 ◆ 自己血輸血の実施基準（当院基準）

	適応	禁忌
貯血式	・年齢 10〜70代 ・体重 40kg 以上 ・Hb 12.0g/dL 以上	・不安定狭心症患者 ・重症大動脈弁狭窄症患者（失神発作歴あり，AVA［大動脈弁弁口面積］< 0.5cm^2） ・菌血症の恐れのある細菌感染患者，症状を有する患者
希釈式	・基本的には麻酔科医の判断による ・術前 Ht 40%以上，虚血疾患がない，肺・脳疾患がない患者 ・無輸血手術を目指している患者	・手術前より利尿薬を服用しており，脱水気味の患者（Ht は高値を示しているかもしれないが，ただ単に血液が濃くなっている可能性があるため） ・肺・脳疾患があり，酸素供給量が減少すると危険な患者
回収式	・心臓手術を受ける患者 ・大量出血が予測される患者 ・無輸血手術を目指している患者	・根治していない悪性腫瘍など，転移の可能性がある患者 ・細菌感染症に罹患している患者

（文献1，2を参考に作成）

- **自施設での自己血輸血の実施基準を記載**

他家輸血

- 他家輸血は**赤血球製剤**，**血小板製剤**，**血漿製剤**（表2），**全血製剤**に分けられる．
- 全血製剤は血液に保存液を加えたものだが，現在では必要な成分のみを輸血する**成分輸血**が主流となったため，使用頻度が減少している．

＜製剤ラベル＞
- ABO血液型により，ラベルの色が分けられている．
- A型：黄色，O型：空色，B型：白色，AB型：桃色．
- 輸血用血液製剤には血液型，製造番号，採血（製造）年月日，最終有効年月日等のバーコードが印刷されている．

＜適合検査＞
- 患者の血液型と適合しない製剤の輸血を防ぐために，**まずはABO血液型とRh血液型の検査**を行う．

表2 ◆ 各製剤の特徴（カラー口絵：p.iv）

製剤		特徴
赤血球製剤		・使用目的：末梢循環系へ十分な酸素を供給する ・貯法：2〜6℃で保存．使用前に数分間おいてから，数回混和する ・Htは約60％ ・基本的には15Gyの放射線照射済 ・通常の輸血では加温の必要はない ・溶血性の副作用に注意する
血小板製剤 		・使用目的：血小板成分を補充することにより止血を図り，出血を予防する ・貯法：20〜24℃で保存．水平振盪保存する ・血小板数が2〜5万/μLでは止血困難となり，血小板輸血が必要である
血漿製剤		・使用目的：凝固因子の補充（PT，APTTの延長），血漿因子の補充 ・貯法：−20℃以下で保存．30〜37℃で融解後は直ちに使用．直ちに使用できない場合は2〜6℃で保存し，融解後24時間以内に使用 ・凍結した状態では破損しやすいため，取り扱いに注意 ・低カルシウム血症に注意（クエン酸中毒）

（文献1, 2を参考に作成）（写真提供：日本赤十字社）

- ABO血液型はオモテ／ウラ検査，Rh血液型はRh（D）抗原の検査を行う．
- 自然抗体以外の不規則抗体は，過去の輸血や妊娠，移植によって生産される．

ケアの実際

輸血開始と開始後の観察

- 医師と看護師で認証確認後，静脈ライン確保または静脈ラインに接続して，速やかに血液製剤の輸血を開始する．
- 輸血の投与経路は原則，単独ルートで投与し，生理食塩水以外の併用は避ける．
- 血液製剤の輸血速度は，医師の指示に従う．
- 輸血開始後は，最初の5分間は患者の側を離れず，副作用の有無など15分間は注意して観察する．副作用発生時は直ちに輸血を中止し，バイタルサインを測定して医師に速やかに報告し，適切な処置を行う．

副作用

輸血の副作用

＜溶血性副作用＞
- 溶血性輸血反応（ABO不適合輸血）．

＜非溶血性副作用＞
- 発熱，アレルギー反応．
- 輸血関連急性肺障害（TRALI）（表3）．

表3 ◆ TRALIの診断基準

急性肺障害
- 急激に発症
- 低酸素血症：PaO_2 / FiO_2 300mmHg以下，または$SpO_2 < 90\%$（room air）
- 胸部X線写真における両側肺野の透過性低下
- 左房圧上昇（循環過負荷）の証拠がない

輸血以前に急性肺障害がない
輸血中または輸血後6時間以内に発症
時間的に関係のある危険因子が輸血以外にない

（文献3を参考に作成）

- 移植片対宿主病（GVHD）．

<感染症>
- ウイルス，細菌，原虫．

大量輸血に伴う副作用

<代謝性変化>
- 代謝性アシドーシス，代謝性アルカローシス，クエン酸中毒，高カリウム血症，低カルシウム血症，低体温．

<希釈性凝固障害>
- 凝固因子低下，血小板低下．

<大量輸血による負荷>
- 循環過負荷，鉄過負荷．

<その他>
- 静脈炎，空気塞栓．

治療

- 輸血後のアレルギー反応の治療例を図1に示す．

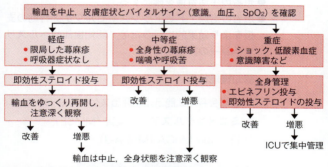

図1 ◆ 輸血後アレルギー反応の治療（当院輸血ガイドライン）

◆文献
1) 松木悠佳：OPE NURSING 32：48, 2017.
2) 中川朋子：OPE NURSING 2011 春季増刊．p.189, 2011.
3) Kleinman S, et al：Toward on understanding of transfusion-related acute lung injury：statement of a consensus panel．Transfusion 44：1774, 2004.

生活指導

目的

* 循環器疾患に関連した症状出現時の早期発見.
* 生活習慣の改善,循環器疾患の再燃および心不全の増悪を予防する.
* 患者の健康維持増進に対する意欲を高め,持続的に健康生活を営めるようにする.

実際

- **適切なセルフケアは,循環器疾患の再燃や増悪の予防に重要**な役割を果たし,生命予後やQOLの改善を期待できる[1].
- 生活指導では,**患者のセルフケア能力を評価し,適切な教育を行うことが重要**である.

患者評価

- 患者の生活習慣を確認する.
- 患者の治療アドヒアランスやセルフケア行動の支援をより効果的に行うため,認知機能やヘルスリテラシーの評価を行う[2].

認知機能検査

- 改訂長谷川式簡易知能評価スケール(HDS-R).
- ミニメンタルステート検査(MMSE).
- 日本語版 MoCA(MoCA-J).

ヘルスリテラシー評価

- HLS-14 日本語版.
- HLS-EU-Q47 日本語版.

- プロチャスカ行動変容ステージモデル（トランスセオレティカルモデル；TTM．健康行動への変容を促すための健康理論で，無関心期，関心期，準備期，実行期，維持期の5つの段階がある）を参考に，患者の生活改善への意思，準備性をアセスメントし，各ステージに合わせた適切な支援を行う[3]（図1）[4]．
- 視力，聴覚に支障がないか確認する．

健康管理・セルフモニタリングの指導

- 患者自身が行う**セルフモニタリングの必要性・重要性を説明**する．
- 毎日同じ条件（起床時や食事前といったタイミングや服装）で，血圧・脈拍・体重を測定し，毎日記録する．
- **心不全増悪の初期症状・身体症状を自己チェック**し，早期発見・早期受診につなげる．

心不全増悪症状
- 労作時の息切れ．
- 夜間就寝後の呼吸困難感．
- 安静時でも持続する呼吸困難感．
- 動悸，冷汗，末梢冷感．
- 倦怠感．
- 下腿浮腫．
- 体重増加（1週間で2〜3kg以上）．

- 感染予防：手洗いやうがいを励行し，インフルエンザや肺炎球菌に対するワクチン接種を受けるよう指導する．

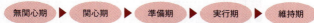

無関心期	関心期	準備期	実行期	維持期
6か月以内に行動を変えようと思っていない	6か月以内に行動を変えようと思っている	1か月以内に行動を変えようと思っている	行動を変えて6か月未満である	行動を変えて6か月以上である

図1 ◆ 行動変容ステージモデル
（文献4より引用）

禁煙指導

- 入院時の情報収集・問診により,喫煙者か否かを確認する.
- **5Aアプローチ**を活用し,禁煙指導を行う[5].

  - ステップ1:**A**sk(喫煙状況の把握)
  - ステップ2:**A**dvise(禁煙の必要性を忠告)
  - ステップ3:**A**ssess(禁煙への意思を確認)
  - ステップ4:**A**ssist(禁煙を支援)
  - ステップ5:**A**rrange(禁煙の維持をフォロー)

- 禁煙への動機付けには,**5つのR**を用いた指導が有効である.

  - 関連性:**R**elevance
  - リスク:**R**isk
  - 報 酬:**R**ewards
  - 障 害:**R**oadblocks
  - 反 復:**R**epetition

食事指導

- 食生活について,誰が調理しているのか,外食や嗜好品(アルコールや間食)の有無,味付けの好みなどを確認する(p.128参照).
- 塩分摂取量は6g/日未満を目標にする.
- 糖尿病や腎臓病など**他疾患が併存する場合は,疾患特有の食事療法に加え循環器疾患への栄養管理が必要**となるため,医師や栄養士の指示に従う.
- 本人だけではなく,同居している家族等にもできる限り一緒に指導を行う.

排泄指導

- 尿量や尿回数が減った場合,また夜間に尿回数が増加するなど,排泄に関するトラブルが生じた場合は,医師に相談するように指導する.

- 便秘に注意し,排便時に努責をかけないよう食物繊維の摂取や緩下薬の使用により,適切な排便コントロールを行う.

運動指導
- 理学療法士からの指導内容を把握し,患者の理解度に合わせて説明の補足などを行う.
- 外来心臓リハビリテーション (p.372 参照) 実施施設の場合,案内を行う.
- 退院後1週間程度は室内での生活に慣れることを目標とし,段階的に外出や運動療法(ウォーキングやサイクリング等の有酸素運動)を行うように指導する.
- **心負荷のかかりやすい動作(かがむ,いきむ等)を避けるように**指導する.
- 自宅での運動時では,以下の点に注意するように説明する.
  - 睡眠不足時,体調が優れない時には運動を中止する.
  - 季節,天候,場所,時間帯などに合った服装や準備を行う.
  - 運動前にバイタルサインチェック(血圧・脈拍測定,体重測定)を行い,異常がある場合は運動を中止する.
  - 運動や活動の前に服薬を済ませる.
  - 食後すぐの運動は避け,1時間以上空けてから運動を開始する.
  - 運動前には必ずウォーミングアップ(準備運動)と,運動終了後はクールダウンを行う.
  - 歩数計や活動量計(スマートウォッチやスマートフォンも活用可能)を使用し,活動量をモニタリングする.
  - 疲労が蓄積しないよう,週に2〜3日は休息日を設ける.

生活指導

- 胸骨正中切開後の場合，胸骨癒合が十分に得られるまでの3か月程度は，以下の点に注意するように説明する．
- 重い物は持たないようにする（1か月程度は，買い物の手提げ袋を片手で2kg程度まで，布団の上げ下ろしは1か月頃から可能）．
- 胸郭を観音開きにするような動作（両腕を大きく横に広げる等）はしない．
- 自動車の運転は控える（バックを行う時の上半身の捻りは，胸骨に負荷をかける．また，疼痛や体力の低下，内服薬の影響などで瞬時の反応や判断力が低下しているため）．

入浴に関する指導

- 冬季では，**脱衣所と浴室内の温度差でヒートショックを起こす危険性**があるため，事前に浴槽の蓋を開けて浴室を温めておいたり，脱衣所に暖房を入れておくなどする．
- 湯温を39〜41℃程度に設定し，入浴時間は10分以内を目安に，長くなり過ぎないようにする．
- 胸下までの半身浴を勧め，静水圧による心負荷を減らす．
- 湯船から立ち上がる際は，起立性低血圧を起こさないようゆっくり立ち上がる．
- 外科術後の場合，以下の点に注意するように説明する．
- 創部感染を防ぐため，体調が優れない場合を除いて，できる限り毎日入浴を行う．
- 脱衣所や浴室内などで，創部の出血や離開，体液の漏出，感染徴候（発赤や腫脹，熱感）の有無をチェックし，異常を認めた場合には早期に受診をする．

ケアのポイント

- 患者の行動を変容させることは容易ではなく，一方的な情報提供だけでは患者の行動・態度は変わらない．また，患者と医療者との関係性が，患者の行動変容に大きく影響する[6]．
- 常に患者を肯定的にとらえ，人生史や価値観，生活信条（患者が大切にしていること）を聴取し，患者の強みや良いところを見つける．

観察のポイント

- 患者が指導内容をどのように理解し，生活に組み込めそうか，取り組んでいけそうかを聴取し，トランスセオレティカルモデル（TTM）のステージに合わせて支援する．
- 患者が行動変容に対して難色を示す態度・言動がある場合は，何らかの不安や自己効力感に問題がある可能性が考えられる．患者の不安を理解し，実現可能な計画に修正する．

◆文献
1) 日本循環器学会・他：急性・慢性心不全診療ガイドライン（2017年改訂版），日本循環器学会，2018．
2) 松岡志帆・他：心不全患者の患者教育におけるヘルスリテラシーの役割．循環器ナーシング 5：6-12，2015．
3) 三浦稚郁子・他：健康行動理論を活用した心不全患者のセルフケア支援（角口亜希子編），p.19-21，中山書店，2014．
4) 厚生労働省 e health care net ホームページ．生活指導追記 20190915．
https://www.e-healthnet.mhlw.go.jp/information/exercise/s-07-001.html より 2019年10月2日検索
5) 日本循環器学会：禁煙ガイドライン（2010年改訂版）．日本循環器学会，2011．
http://www.j-circ.or.jp/guideline/pdf/JCS2010murohara.h.pdf より 2019年7月31日検索
6) 小田原幸・他：社会の健康増進に行動医学はどう活かせるか？　心身医学 58：245，2019．

家族への対応（CPRと指導を含む）

目的

* 家族もチーム医療の一員であることを踏まえ，家族と信頼関係を築き，良好なコミュニケーションをとる．
* 入院時（予定入院・緊急入院），緊急時，術後面会，終末期など，場面ごとの特徴を踏まえ，家族ケアおよび家族への適切な対応を行う．

循環器疾患をもつ患者家族の特徴

- 家族，または患者にとっての重要他者（以下，家族）は，患者の抱えている健康に関する問題に対して，前向きに取り組むチーム医療の一員である．
- 患者だけではなく，家族も心理的・精神的，社会的に何らかの心配や悩み，問題を抱えている．

> 例：急激な発症，突然死に対する不安・心配，食事や運動など生活習慣の修正に伴う課題，心不全のように患者が入退院を繰り返すことによる療養会議に伴う身体的，心理的・社会的負担，経済的な負担など．

- 心不全症状の増悪を予防するために，家族の協力は重要である．

ケアの実際

入院当日（予定入院）・入院中
＜家族の存在を確認する＞
- 入院当日，同行する家族の有無などから，患者と家族の関係，家族の生活，社会的役割（仕事など）を把握する．
- 家族背景，同居の家族などについて得られた情報は，生活習慣改善に向けたケア，指導に活用する．

- 緊急連絡先,経済的サポート,面会の頻度などを確認しておく.
- 意思決定をする際に相談する相手,その人が生活をともにする人か否かを確認する.
- 家族が高齢であるか,認知機能が低下していないかを確認する.

＜患者と家族の場を確保する＞
- 家族が面会に来た際は自己紹介し,患者と家族がくつろげる場をつくる.

> 例：面会用の椅子を準備する,必要時,ケアの時間を調整する.

＜患者の様子を伝える＞
- 家族が不在時の患者の様子を説明する.

> 例：痛みの有無,実施したケアや対処,夜間の様子（睡眠など）,リハビリテーションの進み具合など.

- 説明に対して,家族がどう感じているのか,在宅での生活について心配や気になる点など,家族の悩みを明らかにし対応する.

＜生活指導やケアに参加してもらう＞
- 家族の負担も考慮しつつ,**退院に向け,生活習慣の修正,改善に向けた服薬指導,栄養指導,生活指導の場に同席**してもらう.
- 規則正しい生活,食事,睡眠がとれるよう,特に同居している家族の協力を得る.
- 栄養指導の場合は,実際に調理を担当する家族に同席してもらい,無理のない塩分制限の食事内容になるような工夫を指導する.
- 家族全体で薄味に慣れてもらうよう,同居している家族の協力を得る.

- 服薬は自己管理できるのか．また，飲み忘れ防止など，家族にも患者の内服（内服方法，回数，薬が余っていないかなど）について気にかけてもらう．
- 清潔などのケアに一緒に参加してもらう．

入院時（緊急入院）
＜面会の準備＞
- 医療者は，患者の生命の危機的状況への対応に追われがちだが，家族は患者の状態を心配しながら，面会を待っていることを意識する．
- 治療，処置，ケアが一段落ついたら，速やかに家族が面会できるよう，患者の寝衣やライン類を整え，汚れたシーツを交換するなど環境整備を行う．

＜患者の様子を伝える＞
- 医師が患者の状態，行った治療・処置，今後について説明する時は，看護師も同席し，医師の説明後，家族がどのように感じたか，気になることや質問はないかなどを確認する．
- 次回の医師からの説明の場の調整を行う．
- 術後など ICU での面会時では，モニタ類，点滴ライン，ドレーン，挿管チューブ，人工呼吸器など，さまざまな医療器具が患者についているため，それらの必要性について，モニタ画面の数値もみながら，分かりやすく説明する．

＜所持品返却・入院生活の準備＞
- 入院時の所持品，着用していたものを，患者，家族と確認しながら，家族に返却する．
- 入院生活に必要なメガネ，義歯，補聴器なども持参してもらえるよう依頼する．また，紛失や破損に注意する．

＜入院前の生活の確認＞
- 患者が話ができない状況の際は，家族から入院前の患者の生活について確認する．

<せん妄についての説明>
- せん妄時，もしくは術後せん妄が起こることが予測される際は，患者，家族に「せん妄」についてパンフレットなどを使いながら説明する．

インフォームド・コンセント(IC)時
<準備>
- 患者・家族が落ち着いて，かつ圧迫感を感じないよう，プライバシーが保護できる静かな場所を確保する．
- 机，椅子の位置・高さ，説明に使用する電子カルテ画面の位置など調整する．

<病状説明(IC)>
- **病状説明，治療方針を医師が説明する際は，看護師も同席**する．
- 医師からの説明内容について，その時の家族の様子を観察し，家族が内容を理解していないようであれば，医師に補足説明を依頼する．
- 病状説明の際は，医療者に家族が圧迫感や緊張感をもたないよう，静かでプライバシーが確保できる場所で行う．また，患者・家族・医療者の座る位置などを工夫する．
- 患者だけではなく，家族へも医師からの説明に対して感じたこと，気になること，質問の有無などを確認し，適宜補足する．必要時，再度医師からの説明の場を設ける．
- 看護師は普段から，治療，処置，手術などについて，医師が説明する内容，使用するパンフレット，同意書の内容などを把握しておく．

Memo

家族への対応

急変時
<電話連絡>
- 患者の急変時,家族に連絡する(多くの場合,リーダーナースが行う).
- 患者の急変を伝え,来院可能か否かを聞く.
- 患者の状態など,家族へ伝える内容は医師と相談しておく.
- 声のトーンや口調に注意し,早口や命令口調にならないよう配慮する.
- 家族が動揺していることを想定し,注意して来院してもらうよう伝え,次の点を確認する.
  - 来院する人(患者との関係性).
  - 移動手段,到着する予定時刻.

<面会の準備>
- 夜間の場合,病院の夜間受付事務担当者にも,緊急で家族が来院することを伝えておくと,面会手続きなどがスムーズになる.

終末期(臨終時)
<患者への接し方を伝える>
- 家族は死期が迫っている患者に対して,どのように行動してよいか迷う.患者のそばに寄り添うだけでも良いこと,一緒にケアを行うことを勧めるなど,家族の心身の負担も考慮しつつ対応する.
- 患者が最期に会いたい人に会えるように,家族に調整を依頼する.

<死亡判定からお見送り>
- 医師が死亡判定を行う際は,家族とともに,また家族を見守るように,患者の足元に位置する.
- 死亡判定後,家族が患者とお別れができるように,場と時間を調整する.椅子などは家族の人数分用意しておく.

- しばらくしてから，患者のエンゼルケア（死後処置）を行う．家族も一緒に行ってよいこと，無理に行わなくてもよいことを説明し，家族が希望すれば一緒にケアを行う．

ケアのポイント

- 患者が，家族の中でどのような役割を担っているかなど，家族からみた患者について確認する．
- 看護師は，患者と同様，家族が不安や疑問を表出しやすい関係をつくり，次のことを意識して，上手にコミュニケーションをとることが大切である．
- 患者・家族の言動を真摯に受け止め，理解する．
- 患者・家族の大切にしていることや，価値を大切にする．
- 患者・家族を信頼する，共感的に接する．
- 患者と家族の希望や思いを認識する．
- 多くの患者は，家族が精神的・社会的サポートになっている．
- 家族は，痛みがあるか，苦しくないかなど患者を心配している．
- 疑問点があれば，医療者にいつでも質問したいと思っている．
- 患者と家族が落ち着くことができる時間，空間（場）を確保する．
- 説明時には分かりやすい言葉を使用し，熟語や専門用語はできる限り避ける．使用する際は，メモなどに記しながら説明する．
- 看護師は，時としてプライバシーに踏み込んだ内容を聞くことがあることを自覚し，状況によっては，医師，看護師に家族自身が答えにくいことがあることを理解しておく．
- 原則，緊急時以外で，家族への病状説明を行うにあたり，まず患者本人の意思を確認する．

家族への対応

家族への心肺蘇生法（CPR）講習

- 家族に対して，退院時などを利用して心肺蘇生法講習，急変時の対応を指導する（表1）．
- 個別に指導する場合，定期的に集団講義・研修など，施設の状況に応じてプログラムを計画する．
- 緊急受診のタイミングと注意について，家族に説明を行う（表2）．

表1 ◆ 指導内容の例

- 心肺蘇生法
- 自動体外除細動器（AED）の使用方法
- 胸痛発作時の対応：ニトログリセリンの保管場所などの確認
- 病院への連絡先：病院名，電話番号，診療科，担当医師，診察券番号を記したものを，電話のそばや冷蔵庫など，家族の目にとまるところに置く

（文献1を参考に作成）

表2 ◆ 緊急受診のタイミングと注意

- 医師から処方されている硝酸薬を2回使用しても，胸痛発作が治まらない
- 胸痛発作のパターンが変わる，胸痛発作の回数が増える
- 夜中に苦しくなって目が覚める（安静にしていても発作，呼吸困難感が起こる）
- 急に体重が増える

※上記症状があるときは，救急車を呼ぶ，もしくはかかりつけ医に連絡する
※夜中でも「朝まで」と我慢しない
※「外来受診の日」が近くても，かかりつけ医（医師）に連絡する
（文献2を参考に作成）

◆ 文献

1) 榊原記念病院マニュアル．
2) 運動処方研究会（編）：心臓リハビリテーション連絡ノート―自己管理能力の充実をめざして―．p.44-45, 2015．
3) 道又元裕：そもそも「家族ケア」「家族対応」って何？ ナーシング 39：86-90, 2019．
4) 瀧口千枝：患者，家族への対応．できるナースと言われるために 3年目までに知っておきたい100のこと（藤野智子・他監）．学研メディカル秀潤社，2018．

服薬指導

目的

* 患者または家族が薬を正しく理解し，医師の指示に基づく服薬管理を行う（服薬アドヒアランスの向上）．
* 服薬管理を正しく行い，循環器疾患の重症化を防ぐ．

実際

- 循環器疾患の治療では，心血管作動薬，高血圧・糖尿病・脂質異常症など危険因子に対する薬剤，抗血栓薬など**多種類の薬剤を服用することが多く，不適切な服用で心筋梗塞や脳梗塞，出血などの重大な問題を引き起こしうる**ことを認識する[1][2]．

自宅での服薬状況・服薬アドヒアランスの評価

＜服薬の自己管理状況をアセスメント＞

- 内服薬の管理者は誰か：本人または家族．
- 内服薬の管理方法：一包化またはPTPシートでの服用．お薬カレンダーなど補助ツール使用の有無．

＜服薬の作業能力をアセスメント＞

- ADLやIADL（手段的日常動作．買い物，掃除等の家事，交通機関の利用，スケジュール調整，服薬管理，金銭管理等の高度で複雑な動作）を確認する．「入退院支援」参照（p.135）．
- 薬袋の文字が読めるか．
- 内服薬の開封作業が1人で行えるか．

＜服薬アドヒアランス（遵守度）をアセスメント＞

- 服薬中の薬剤の名前が言えるか，作用・副作用に関する知識はあるか．
- 服薬の必要性について理解しているか．
- 服薬アドヒアランス（薬剤の飲み忘れの有無）を確認する．入院時に持参した薬剤の残数が合わない場合には，飲み忘れていることがある．

薬剤の副作用に関する指導

- 抗血栓薬・降圧薬（利尿薬を含む）・β遮断薬を内服している場合は，以下の点について注意するように説明する．

<抗血栓薬>

- **服用中は出血しやすくなる**ため，歯ブラシは柔らかい素材のもの，ひげ剃りはカミソリではなく電気シェーバーを使用し，皮膚を傷つけないように注意する．
- **鼻出血，充血，内出血斑，血尿の有無**をチェックする．
- 出血リスクを回避するあまり，過度に行動を制限してしまう場合がある．そのため，出血時の正しい止血方法を説明し，出血が止まらない場合には主治医または薬剤師に相談する．
- **歯科治療を行う場合は，抗血栓薬を服用中であることを歯科医師へ必ず伝える**ようにし，自己判断で服用を中断しない．他科診療科受診時も必ず医師に伝える．

<降圧薬（利尿薬を含む）>

- 血圧が下がり過ぎることによるめまいやふらつきが現れる場合には，自己判断で中止せず，主治医または薬剤師に相談する．
- 利尿薬では利尿作用により尿回数が増えるため，外出時または夜間の頻尿を嫌がり，自己判断で中止してしまうケースがある．排尿について困ったら，主治医または薬剤師に相談する．

<β遮断薬>

- 脈拍や血圧が下がり，倦怠感やふらつき，食欲不振が現れる場合には自己判断で中止せず，主治医または薬剤師に相談する．
- 気管支収縮作用があるため，**喘鳴や呼吸困難感が出現した場合は，主治医または薬剤師に相談**する．

食事との相互作用

- **ワルファリン服用中は，ビタミンKを多く含む食品（納豆，青汁，クロレラなど）の摂取は原則禁止**．緑黄色野菜や海藻類についてもビタミンKを含むため，一度に大量の摂取は控える（1日に小鉢1杯程度まで）．
- **カルシウム拮抗薬を服用する場合は，グレープフルーツジュースの摂取により薬剤の血中濃度が上昇するため**，摂取を控える．

ケアのポイント

- 循環器疾患では様々な薬剤による治療が主軸となるため，経年的に服用薬剤は増加する．**多剤服用は薬物有害事象のリスクが上昇し，服薬の過誤やアドヒアランス低下**を招く[3]．
- 特に，**認知症の高齢患者では服薬管理が行えない**場合があるため，家族の支援も含めた介入を念頭に置き，適正な薬剤を適切に服用できるよう多職種でプランニングすることが重要である．

観察のポイント

- 過剰な服薬指示（ポリファーマシー），服薬による有害事象（薬剤の副作用）の有無を確認する．
- 患者の服薬管理能力（特に認知機能やADL）の維持，退院後の食事管理，服薬指導内容が理解できているかを確認する．

◆文献
1) 上月正博：心臓リハビリテーション．p.326，医歯薬出版，2013．
2) 日本高血圧学会・他（監）：よくわかる高血圧と循環器病の予防と管理．p.109，社会保険研究所，2016．
3) 厚生労働省：高齢者の医薬品適正使用の指針［各論編（療養環境別）］について，2019．
https://www.mhlw.go.jp/content/11120000/000517943.pdf より 2019年7月31日検索

食事への支援（栄養指導）

目的

* 塩分・水分管理の徹底，減量を指導し，再発心不全の増悪を防ぐ．
* 個々の患者の病態を把握した上で，食支援をする．

実際

- 再発心不全予防の従来からの原則は，**塩分制限，水分制限，減量を中心とした栄養療法**である．
- しかし，心不全増悪の誘因の背景には，単に摂り過ぎの問題だけではなく，**低栄養の問題**が関与している可能性もある．

塩分管理

＜塩分の過剰摂取による影響＞

- 塩分の過剰摂取により血中のナトリウム濃度が高くなると，細胞内から細胞外へ水分の移動が起こり，循環血漿量は増加する．
- 循環血漿量の増加により血圧が上昇することで心負荷が増大し，心不全が増悪するため，重症度にかかわらず適度な塩分制限が必要となる．

＜塩分摂取量＞

- 一般的には，1gの塩分摂取は約200mLの体液増加につながる．
- 日本人の平均食塩摂取量は9.9gである．
- 「急性・慢性心不全診療ガイドライン」では，明確な塩分制限の指標を示していないものの，体液管理や高血圧予防の点から**1日6～7gが目安**になると考えられる．
- 一方で過度の塩分制限は，かえって食欲を低下させ，低栄養を招く可能性がある．また**高齢者では，味覚の閾値が高まる**ため注意する．

- **過度の塩分制限は患者のアドヒアランスを低下**させ,さまざまな生活習慣の改善が長続きしない可能性がある.

<指導のポイント>
- 塩分は食べ物にさまざまな形で含まれているため,**塩分を控えた食事の工夫や,塩分を多く含む調味料や加工品とその使い方を具体的に指導**する(**表1**).
- 指導では,食欲低下の有無や食事摂取量の変化,患者の好みや食環境(自炊か,外食が多いかなど)により,塩分制限の目標値を個々に調整する.

表1 ◆ 調味料・加工品の塩分量

		目安量(g)	塩分量(g)
調味料	しょうゆ	小さじ1杯:6	1
	ポン酢	小さじ1杯:6	0.5
	ウスターソース	小さじ1杯:6	0.5
	みそ	小さじ1杯:6	0.7
	トマトケチャップ	大さじ1杯:18	0.6
	マヨネーズ	大さじ1杯:12	0.3
加工品	食パン	6枚切り1枚:60	0.8
	アジの干物	中1枚:60	1
	ちくわ	1本:80	1.6
	ウインナー	1本:20	0.4
	スライスチーズ	1枚:18	0.5
	梅干し(塩漬)	中1個:12	2.7
	キムチ	20	0.4
	たくあん	20	0.9

(文献1より改変引用)

- 調味料や加工品の塩分量を記載

体重管理

- 肥満は心不全の発症に関連するため，**生活習慣の改善による減量が推奨**されている．
- 一般的には，**BMI (kg/m^2) が 25 以上が肥満**と判定されるため，この数値が減量目標となる．
- 減量する場合は，食事からの摂取エネルギーを減らすとともに，運動による消費エネルギー量を増やす必要がある．

<指導のポイント>

- **減量目標は 1 〜 2kg/ 月程度**とし，時間をかけて根気よく健康的な減量を進める．
- 患者に食べたものを記録するように指導する（セルフモニタリング）．
- 記録により食事内容や回数，間食の有無や食習慣の特徴を確認することで，患者自身に問題点に気付いてもらい，改善策を実践できるように支援する．

低栄養予防

- 食欲不振時には，**まず食べることを優先**する．
- 医師と相談し，**エネルギー制限や塩分制限などを緩和，または中止して食事内容を見直す**．
- 栄養アセスメント（p.80 参照）により摂取エネルギー量や栄養素を把握し，不足分を補う．
- **高エネルギーの濃厚流動食**は，エネルギーやタンパク質だけではなく，食品により微量栄養素も補給できる．
- 食欲不振は，心不全による腸管浮腫や減塩によるものとは限らず，処方されている薬剤の中には，**アンジオテンシン変換酵素 (ACE) 阻害薬のように副作用で味覚に影響**するものがある．
- 高齢者では，食事の 1 回量が多いと食欲が低下することがある．食事による満足感を高めるために，最初から半量にする**ハーフ食を活用**する．

- プロテインパウダーなどを活用して,少量で高エネルギーになるように工夫をする.

<指導のポイント>

- 家族に,患者の嗜好に合わせた食事を持ち込んでもらうことも検討するが,摂取内容について必ず把握する.
- 濃厚流動食は,できる限り患者の嗜好に合わせたものを提供するが,飲み慣れない流動食に難色を示す場合は,薬剤と同じように必要性を指導する.
- 呼吸困難感や倦怠感などの症状が強い場合には,1日3食から5食にするなど1回量を減らすことで,食事による心負荷を減らすことができる.
- タンパク質を多く含む**栄養補助食品**は満腹感があるため,食事と一緒に提供せず,10時と15時に**間食として,または運動療法直後に提供**するとよい.

◆文献

1) 文部科学省科学技術・学術審議会資源調査分科会報告:日本食品標準成分表2015年版(七訂).p.120-205,全国官報販売協同組合,2015.
2) 日本循環器学会・日本心不全学会合同研究班:急性・慢性心不全診療ガイドライン(2017年改訂版).日本循環器学会,2018.
http://www.j-circ.or.jp/guideline/pdf/JCS2017_tsutsui_h.pdf より2019年10月1日検索
3) 日本心不全学会ガイドライン委員会:心不全患者における栄養評価・管理に関するステートメント.日本心不全学会,2018.
http://www.asas.or.jp/jhfs/pdf/statement20181012.pdf より2019年10月1日検索
4) 佐々木雅也(編):メディカルスタッフのための栄養療法ハンドブック,改訂第2版.p.208,南江堂,2019.

精神的支援

目的

* 精神的支援のポイントが分かり,実践のヒントを得られる.
* どの病期の患者へも,ニーズを充足しその人らしく生きることを支援する示唆を得る.

精神的支援の概要

- 循環器科・心臓血管外科疾患患者の精神的支援では,**疾患による身体感覚・暮らし・役割・セルフケア能力の変化を中心に,患者の自己決定を支え,現実に適応できるよう支援する**ことが中心となる.
- 抑うつ,不安,不眠などのさまざまな精神状態の悪化を呈する場合は,症状をモニタリングしながらも,**患者の体験に焦点を当てて介入することが重要**である.
- この介入によって,薬物療法では改善できない精神症状にアプローチすることが可能となる(**図1**).

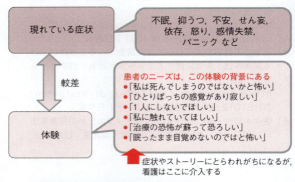

図1 ◆ 精神的支援の焦点:症状と体験の関係
(文献1,2を参考に作成)

- 精神的支援の目標は，その人が**自分の力でニーズ（図2）に基づき自己決定し，セルフケアをしながら暮らせる**ようになること．また，揺らぎながらも**自分の人生の最期を認識し，最期まで自分らしさのありようを支え，共にいること**である．

<循環器疾患患者特有の精神的支援>

- 最も重要なことは，患者が「心臓を病む」ことの意味について，どう捉えるかということ．「生きている」という営みが脅かされることで，患者は直接的に生理的・安全の欲求不満に至る．
- 看護師がその危機を理解し，患者が体や暮らしの変化を能動的に受け入れ，"自分の能力を使って自分らしい暮らし"を営み続けるための適応的なセルフケアを支援する．

ケアの実際

- 精神的支援とは，患者が自他の力を使い，自らのニーズを充足できるよう働きかけることである．

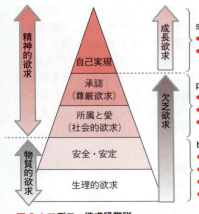

図2 ◆ マズロー欲求段階説
(文献1，3を参考に作成)

聴きつつ介入する
(15分でできる対象理解とケア)

- 不平，不満，困っていること．
- 感情ばかりが強く表現されやすいため注意する．患者のセルフケアを促進するため，必ず「何があったのか（体験・出来事）」を明確に聴く．
- 自分自身の状況，状態で改善したいこと．
- 患者が自律的に困難な状況を打開するために，患者自身が困っていることを中心にセルフケアを促進する．ニーズや生活に沿った具体的な内容まで丁寧に聴く．
- 看護師，医師に対する期待と自分自身への期待．
- 患者−看護師関係の構築を助け，さらに私たち看護職に対して求めていることを明確にする．関係性を作ることは，ケアの前提である．
- 患者が心から頼れる，家族，社会関係におけるキーパーソンを確認する．

傾聴・共感

- 患者の「体験−感情」の軸は患者にあり，その患者とは違う存在である自分だからこそ，傾聴や共感することができる．そのため，決して情を重ねず，独立した看護師として患者の話を聴く．
- 傾聴・共感とは，患者の話に注意深く耳を傾け，患者のニーズに沿って患者を理解し，「あなたのことをこんな風に理解した」，「話してくれたことがこんな風に伝わった」とフィードバックする一連のプロセスである．

◆文献
1) 小谷英文・他：PASセルフケアセラピィ．PAS心理教育研究所出版部，2018．
2) 小谷英文：精神分析的システムズ心理療法—人は変われる—．PAS心理教育研究所出版部，2018．
3) Potter P. A, et al：Basic Nursing，p.25，1991．

入退院支援

目的

* 急性期治療を終えた患者が,希望する生活環境で安全に安心した生活が送れるよう,入院中から患者の退院後の療養環境を整える.
* 再発予防のため,患者が生活習慣を改善できるように,患者のセルフマネジメントを支援する.

入退院支援の概要

- 循環器疾患の多くは,生涯にわたり付き合っていかなくてはならない慢性疾患であり,再発予防のため生活習慣の改善が必須である.そのため,**入院中から患者・家族が自身の病気を理解**し,日常生活の中で**自己管理できる能力(セルフマネジメント力)を身につける**必要がある.
- 看護師は,患者の自己管理を支援するため,患者自身の病気の理解と認識を確認し,**個々に合った生活習慣の改善を提案,修正**していく役割を担う.

実際

入退院支援の流れ(当院の例)

- 患者入院,退院支援スクリーニングシート実施.
- スクリーニング項目該当者の退院支援計画書の立案.
- 心不全チームと病棟スタッフ,医師など多職種によるカンファランス(毎週).
- 長期入院患者に対する多職種の介入.
- 退院決定:関係機関への依頼.
- 受持ち医・病棟看護師への報告と必要書類作成.
- 患者・家族との最終面接(必要時在宅療養者の参加).
- 退院または転院.
- フォローアップ(在宅介護支援者との情報共有・来院時面接,電話フォロー).

退院支援

- 患者基本情報用紙を使用し,患者・家族から情報収集を行う.
- 退院支援スクリーニングの実施(**表1**).
- 退院支援計画書の立案.
  - スクリーニングの該当項目を中心に再度情報収集を行い,退院支援計画書を立案,看護計画を立案する.
- 介護者に関するアセスメント.
  - 患者基本情報用紙からだけでなく,日頃の面会の様子から情報を得て,在宅での介護が可能かアセスメントを行い,チームで情報共有する.
- ADL・IADLのアセスメント.
  - ADL:人が生活を送るために行う活動の能力(移動,階段昇降,入浴,排泄等)[1].
  - IADL:高次のADLで,より複雑で多くの労作が求められる活動(買い物,食事の準備,服薬管理,金銭管理,交通機関を使っての外出等)[1].
  - ADL・IADLスコアが低下している場合,認知機能低下,フレイルの可能性も考慮した上で,アセスメントを行い,問題に対する介入を行う.
- 認知機能評価のアセスメント.
  - ツールを使用し,認知機能を評価する(当院では,改訂 長谷川式簡易知能評価スケール[HDS-R]を使用).

表1 ◆ 退院前の確認事項

- 退院後の生活の希望:本人(　　　　) 家族(　　　　)
- 社会資源:介護認定の有無,サービスの利用 (　　　　)
- 入院形態
- ADL・IADL
- 認知機能
- 栄養状態(MNA-SF)
- 介護力(独居,高齢者夫婦)

- 認知機能の低下を疑う患者に対して,入院に伴う環境の変化からせん妄のリスクが高まることも考慮し,適切な療養環境の提供に努める.
- 認知機能の低下が在宅療養に及ぼす影響をアセスメントし,治療介入の必要性,社会資源の導入について多職種で検討する.
- 栄養評価.
- 栄養状態のアセスメントを行う(当院では簡易栄養状態評価表:MNA-SFを使用).
- 栄養障害は生存率の低下につながり,高齢心不全患者で問題となるフレイルの要因の一つでもある[2].
- 低栄養状態と判断された患者では,食事摂取のアセスメント,定期的な血液検査CONUTスコアでの栄養状態評価を行う.
- 疾患管理.
- 薬物治療・非薬物治療,運動療法,アドヒアランスとセルフケアを重視した患者教育,患者・家族・介護者あるいは医療従事者による症状モニタリング,社会資源の活用,患者・家族および介護者に対する心理的サポートの提供等が挙げられる[3].

<生活指導>

- 発病および残存心機能や他の合併症の状態と生活の変化を受容,日常生活の自立,再発予防を目的に生活指導を実施する.
- 実施の際には,表2の項目を確認する.

表2 ◆ 生活指導における確認事項

- 食事療法
- 生活指導を受けられる状態にあるか(身体・心理社会的な面)
- インフォームド・コンセント内容の確認,病気の理解
- 内服の必要性の理解,飲み忘れ・服薬アドヒアランスのための工夫
- 禁煙
- 活動と運動,休息(運動療法,外出時について)
- トレッドミルや自転車エルコメーターによる運動負荷の結果

(文献 3, 4 を参考に作成)

＜症状のモニタリングと管理（表 3）＞

- 自身の病気を理解し、日々のセルフモニタリングを行うことで患者が体調の変化に気付き、病気の増悪の早期発見、早期の受診行動につながる。

表 3 ◆ 症状のモニタリングと管理

緊急時の対応の理解（胸痛発作や心不全症状増悪時の対応）

- 虚血の場合：胸痛、背部痛、肩の痛み
- 慢性心不全の場合：労作時息切れ、夜間発作性呼吸困難、起坐呼吸、下腿浮腫、体重増加等、患者の病態（残存心機能）に応じて説明する

セルフモニタリング

- 症状モニタリング（胸痛・心不全増悪時の症状について）
- 体重測定（目標体重、体重増加時の連絡）
- 血圧測定（生活日誌に記録する）

退院後のフォロー（外来時面談、電話確認）

（文献 3, 4 を参考に作成）

ケア・観察のポイント

- 心疾患は生涯にわたり付き合う慢性疾患である。そのため、入院中から患者の生活環境の情報を収集し、最も適した自己管理方法について入院中に提案し、外来通院時に適宜修正を行うことで、長期にわたる自己管理能力を定着させる。

◆文献

1) 一般社団法人日本老年医学会.
   https://www.jpn-geriat-soc.or.jp
2) 日本心不全学会ガイドライン委員会：心不全患者における栄養評価・管理に関するステートメント．日本心不全学会，2018.
   http://www.asas.or.jp/jhfs/pdf/statement20181012.pdf より 2019 年 10 月 1 日検索
3) 日本循環器学会・日本心不全学会：急性・慢性心不全診療ガイドライン（2017 年改訂版）．日本心不全学会，2018.
4) 伊東春樹（監）：心臓リハビリテーションポケットマニュアル．医歯薬出版，2016.

アドバンス・ケア・プランニング

目的

* 患者が意思表明できる間に，自分の終末期医療について考え決定したものに基づき，前もって医療ケアの計画を立てる．
* 患者が意思表明できない場合は，患者の意向や意思を適切に推定したものに基づき，前もって医療の計画を立てる．

アドバンス・ケア・プランニング（ACP）の概要

- ACPとは，「将来の意思決定能力の低下に備えて，**今後の治療・ケアに関する意向，代理意思決定者などについて，患者・家族・医療従事者があらかじめ話し合うプロセス**」[1]であり，「身体的，精神的，社会的およびスピリチュアルなど複数の領域にわたる個人の問題に向き合う」ことである．

ACP 発展の背景

- 人生の最終段階（終末期）において生じる，様々な困難な倫理的問題やジレンマ（表1）を最小限にする重要なアプローチとして ACP が着目され，発展してきた．

表1 ◆ 人生の最終段階（終末期）において，生じやすい倫理的問題・ジレンマ（一部）

- 本当に終末期なのだろうか？
- どこまでが延命治療というのか？　延命治療をするのか？しないのか？
- 患者は，本当は延命治療を望んでいなかったのではないか？
- 代理判断者は誰か？　その家族の代理判断者は適切か？
- 法的に問題ないのか？
- 医師による正式な書類は必要ないのか？

ACP の特徴

- 患者を取り巻く関係者による話し合い．
- 話し合いを行うのは，患者や家族，そして医療従事者である．
- 治療の選択に限定されない多様な内容の話し合い．
- 話し合う内容は，現在直面している病状や今後生じる可能性がある病状，今後の見通しを踏まえた治療やケア，医療に限らない．
- 患者が懸念していることや価値観，希望，最期を迎えるまでにどうしたいか，という人生や生活に対する意向，患者の死後の家族に対する要望なども含まれている．
- 継続した話し合い．
- 患者の意思決定能力が低下する前に話し合う．
- 健康時や，病気になったとしても病状が安定して落ち着いて話ができる時期に，話し合いを開始するのが望ましい．
- 医療に対する選択や考えは，身体的な状況次第で変わりうることを前提として，話し合いは患者が直面するあらゆる局面の中で適当な時期に，繰り返し行われることが望ましい．
- 患者の意思決定能力が低下し，話し合いが十分できなくなった後も，引き続き関係者は，患者の意思をくみ取る努力を重ねる．患者の推定意思を尊重する考え方や姿勢が重要である．
- 話し合うプロセスが重要．
- 人は，最初は直面する状況に戸惑い，言葉にして誰かに表出することによって，自らの価値観を再確認したり，発見したりして自分はどのようにしたいか（生きたいか）について考えらえるようになり，それに基づいて医療やケアを選択できるようになる．

- このようなプロセスは、患者だけでできるものではなく、家族も含めて医療者と話し合いを繰り返してまとまってくるものであり、互いの考えも共有する.

ACP と事前指示（AD）

- ACP は、人生の様々な局面で繰り返して行われる「話し合いのプロセス」であり、その結果として AD が作成される（図1）[2].

<事前指示（AD）>

- 近い将来の死が避けられないと判断される状況で、患者の意思確認ができなくなった場合を想定して、起こりうる諸状況に対して、あらかじめ治療に関する事柄をまとめておくことである.
- 以下の両者があることが望ましい.
- 代理人指名型（surrogate decision/proxy consent）：患者自身の代わりに意思決定してもらう人を、あらかじめ指名しておく方法である.
- 内容指示型（instructional directives）：具体的な治療内容に関して、個別に明示しておく方法. 書類になったものを「事前指示書」、いわゆる**リビング・ウィル**などが代表的であり、患者の人生観・価値観などを知る上での重要な「手がかり」である. その書面が「一人歩き」しないようにしなければならない.

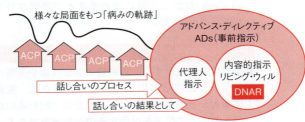

図1 ◆ ACP とその関連用語とその関係図
（文献2より引用）

<蘇生不要指示（DNAR 指示）>
- 蘇生の可能性が低い患者に対し，患者または家族の要望で CPR を試みないことを示し，これに基づき医師が指示する場合を DNAR 指示という[3]．
- 以前は DNR という言葉が使われていたが，「蘇生できる可能性があるのに，治療するな」というニュアンスが含まれてしまうため，2000 年から DNAR が正式に用いられている．

ACP の実際
<代理決定者を選ぶ，価値を話し合う>
- 患者が健康な時，もしくは病気療養中でも状態が安定している時は，話し合いの結果が変化しにくく，患者への侵襲も低いと考えられる「代理決定者の選定」や「自分の命が短いことを知った時，どのようなことが一番大切か，またはして欲しくないことは何か」などについて，理由も含め話し合っておくとよい[2]．

<適切な時期を選ぶ（サプライズ・クエスチョン）>
- 「この患者が 1 年以内になくなったら驚くか」と医師自身が自問自答し，「驚かない」と思うのであれば，緩和ケアの提供を始めた方がよい．

<医療・ケアの目標や具体的な内容を話し合う>
- 患者の ACP に携わる時，倫理的ジレンマを最小限にするためにも，ACP の各プロセスについて順を追いながら丁寧に進めることが推奨される（図 2）[4]．

ACP を行う対象
- 全世代を対象とする．対象者の健康状態や病気のステージに応じて以下の 3 つに分類され，医療従事者がそのタイミングでどの立場で関わるのか，何を意図してケアを提供するのかを意識できる．

```
1：話し合いを始める
  ・目的を伝える    ・将来の意思決定のための準備    ・許可を求める
  「あなたが今後希望される医療やケアを提供することができるように、あなたの病気が今後どうなっていくか
  をお伝えし、あなたにとってどんなことが重要かを前もってお聞きしておきたいと思うのですが、よろしいで
  しょうか？」

2：患者の理解と意向を確認する
  「ご自身の病気についてどのように理解されていますか？」「今後、病気がどうなっていくかについて、どの
  程度お知りになりたいですか？」

3：今後の見通しを提供する
  ・間をおきながら話し、感情を探る
  「あなたの病気について私が理解している範囲でお伝えしたいと思います。」
  ① 不確実性「あなたの病気が今後どのように進行するか予測することは難しいと思います。できるだけ長
    く、病気が進行せずに元気で過ごしていただければ**良いなと思っていますが**、病気が急速に悪くなる可能
    性もあり、そのことを**心配しています**。そのもしもの時に備えておくことが大事だと思います」
  ② 時間「とても残念なのですが、残された時間が、○○くらいになってきている可能性があることを心配し
    ています」
  ③ 機能「申し上げにくいのですが、あなたが感じている身体は切迫しているのではないかと思います。
    そして、今後、もう少し難しい状況になる可能性があることを心配しています」

4：大切なことについて聴く
  ・目標    ・恐れと不安    ・強さの源    ・欠かせない能力    ・延命治療の範囲    ・家族
  「もし、病状が悪くなった場合、どんなことが一番大切ですか？」
  「今後の病気に関して、一番怖いなと思っていることはなんですか？どんなことが心配ですか？」
  「今後の病気について考える時、あなたを最も力づけてくれるものはなんですか？」
  「病状がさらに進んだ場合、余命を伸ばすためならどの程度（の治療）であれば、たとえ辛くてもやって生き
  ていたいですか？」
  「ご家族は、あなたのご希望や大切にしたいことについてどのくらいご存知ですか？」

5：話し合いを締めくくる
  ・要約する    ・推奨事項を説明する    ・患者に確認する    ・患者に協力することを伝える
  「あなたにとって○○がとても大切だとおっしゃいましたね。それを考慮に入れると、現在の病状では○○を
  お勧めします」
  「この方針をどう思われますか？」
  「あなたの力になれるように、私も全力でお手伝いいたします」

6：話し合いの内容を記録する
7：主治医や他の専門職に伝える
```

図2 ◆ 重篤な疾患を抱える患者との話し合いの手引き
（文献4を参考に作成）

＜健康な人への ACP ＞

- 死生観教育・自己（主体性・自律性・アイデンティティを育てる教育：自分の生き方を意識化すること）に重点が置かれる．
- アドバイス・ライフ・プランニング（ALP）という，自分の人生について考える機会を持ち，将来に向けた計画を立てることや，人生の出来事に直面し，どう乗り越えるかが中心となる．

<慢性疾患や高齢者を対象とした地域医療でのACP>

- いつかは来る人生の最終段階を見据えた医療・ケアや，最期の場所の選択等だけではなく，健康が保てている状況でもある．自分の生き方や，病気と生活の折り合いを再考するALPも含まれる．
- 対象は幅広く，**生活機能の維持・向上を目指す生活支援や家庭支援など，予防的な健康支援が重要**．
- 支援者は，退院調整部門，病院外来，診療所，訪問看護ステーションなど，日常生活圏内における相談支援機関が想定される．

<急性期病院・終末期医療におけるACP>

- 疾患の重症化，あるいは急性期など病状が深刻な患者における治療の選択，開始や変更，中止，差し控えなど決断が必要な場合である．

ACP実践に必要なスキル

<意思決定支援スキル>

- 意思形成支援スキル：患者が自分の意思を明確にしていく作業を支援するスキル．
- 意思表明支援スキル：患者の意思表明を促すことを支援するスキル．
- 意思実現支援スキル：表明された意思を計画に落とし込み，実現できるように支援するスキル．

<コミュニケーションスキル>

- 意思決定支援スキルの基盤でもあり，最も必要とされるスキル．

コミュニケーションスキルのポイント

- 最善を期待し，最悪に備えるコミュニケーション．
- 患者の心理的負担を減らすコミュニケーション．
- 患者を支援したいという気持ちの表明．

＜シームレスな連携を図るスキル＞
- 他職種の役割を踏まえつつ,「患者―家族」,「患者・家族―医療者・ケア提供者」,「医療者・ケア提供者同士」をつないでいくスキル.

＜倫理的問題に対応するスキル＞
- 意思決定には様々な倫理的問題が生じやすい. そのため, 倫理的問題を分析・特定できるスキル, 法的懸念を払拭するスキル, 合意形成を支援するスキルなどが必要.

心不全患者のACPのタイミング

- 心不全の場合, 急激な悪化と改善を繰り返しながら, 緩やかに状態が悪化するため, 心不全患者の多くが一般的な経過について理解できておらず, 家族と話し合えていない. しかし, 心不全患者は早期の段階から全人的苦痛を抱えている.
- ステージCの心不全と診断された**心身の状態がまだ安定している時点から, 支持的なコミュニケーションによる継続的な意思決定支援**を行い, 患者本人がどのような人生を生きたいか, 医療者と考える機会を持てるようにすることが重要.
- 心不全患者にACPを実施すべき時期は**表2**の通りである[5)6)].

表2 ◆ 心不全患者にACPの実施を考慮すべき臨床経過

- 症状増悪やQOLの低下
- 運動耐用能の低下
- 心不全入院（特に再発）
- 利尿薬の漸増が続く
- 症候性低血圧, 高窒素血症, ACE阻害薬やβ遮断薬の減量・中止を必要とする不応性の体液貯留
- 初回, もしくは繰り返すICDショック作動
- 静注強心薬の開始
- 腎代替療法の考慮
- 他の合併疾患, 新規発症の悪性腫瘍など
- 配偶者の死亡など, 主なライフイベント

（文献5より抜粋して引用）

◆**文献**
1) 阿部康之, 木澤義之：アドバンス・ケア・プランニングと臨床倫理. 看護実践にいかすエンド・オブ・ライフケア（長江弘子編）, p.38-44, 日本看護協会出版会, 2014.
2) 片山陽子：本人の意思を尊重する意思決定支援―事例で学ぶアドバンス・ケア・プランニング（西川満則・他編）, p.7, 南山堂, 2016.
3) 足立智孝, 鶴若麻里：アドバンス・ケア・プランニングに関する一考察―米国のアドバンス・ディレクティブに関する取り組みを通して. 生命倫理 25：69-77, 2015.
4) 木澤義之：ACPの基本的な考え方とガイドライン解説. 看護 71：13, 2019.
5) Allen LA, et al：Decision making in advanced heart failure：a scientific statement from the American Heart Association. Circulation 2012；125：1928-1952.
6) 日本循環器学会・日本心不全学会：急性・慢性心不全診療ガイドライン（2017年改訂版）. 日本循環器学会, 2018. http://www.j-circ.or.jp/guideline/pdf/JCS2017_tsutsui_h.pdf より 2019年8月26日検索

Memo

心不全の緩和ケア

目的

* 患者,家族のあらゆる苦痛の緩和を図る.
* その人らしい時間が営めるよう,多職種で支援する.

緩和ケアの概要

- 緩和ケアとは,世界保健機関(WHO)で「生命を脅かす病に関連する問題に直面している患者とその家族のQOLを,痛みやその他の身体的・心理社会的・スピリチュアルな問題を早期に見出し,的確に評価を行い対応することで,苦痛を予防し和らげることを通して向上させるアプローチである」[1]と定義されている.

心不全の緩和ケアの特徴

- 心不全末期の患者には,**全人的苦痛**(身体的・心理的・社会的苦痛,スピリチュアルペイン)が存在する.また,多疾患有病者である高齢者が多いことから,**多職種によるアプローチ**が必要である[2].
- 緩和ケアは心不全が症候性となったステージCから実践し,早期の段階からアドバンス・ケア・プランニング(ACP)を実施し,多職種チームによる患者の身体的,心理的,精神的,スピリチュアルなニーズを評価することが重要である.

<慢性心不全の病みの軌跡>

- 慢性心不全の患者は,経過中に急性増悪や軽快を繰り返しながら,徐々に症状出現の頻度が増し,間隔が短縮していく(**図1**)[3][4].そして,呼吸困難やADLの低下が緩徐に進行していることを自覚する.

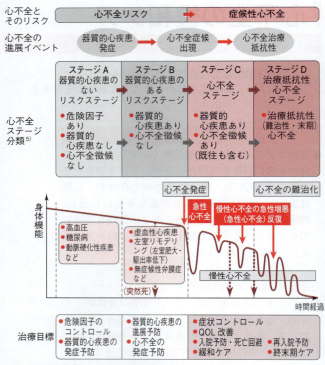

図1 ◆ 心不全とそのリスクの進展ステージ
(文献3より改変引用)

- 急性増悪時は、原疾患の侵襲的な治療も含めた継続的な治療が症状緩和につながるため、医療者や患者ともに「最期」に対する意識が曖昧である。そのため、延命治療中止の判断や予後予測が困難である。
- 軽快時は、安定期を長く過ごすために感染予防や栄養管理などに取り組み、ライフスタイルや社会的役割の変更など、慢性心不全の病みに伴う様々な状況と折り合いをつけながら療養生活を送る。

看護師の役割

- チーム内の調整役:看護師の専門的スキルの発揮.
- 症状アセスメント,症状コントロール.
- 重症化予防:セルフモニタリング,セルフマネジメント.
- 日常生活支援:心負荷の軽減と運動,清潔の保持と感染予防,褥瘡予防,食事と栄養改善.
- 早期からの意思決定支援.
- 精神的,スピリチュアルペインの緩和.
- 退院支援,在宅療養支援:地域医療連携,退院前,退院後訪問,急変時対応.
- 家族ケア.
- 家族は,患者と同様に不安や戸惑いを抱え,また代理意思決定者としての葛藤がある.
- 対話を通して,患者の疾病やそのなりゆきに関連した家族の思いについて理解し,家族の心身の負荷や経済的負担,悲嘆といった感情等に対処する.

ケアの実際

意思決定支援

- 蘇生処置を行わないこと(DNAR),治療の希望・中止・差し控え,予後告知,植込み型除細動器(ICD)の停止,退院希望,看取り,代理意思決定者など,**早期からの意思決定支援が重要**である.
- 「アドバンス・ケア・プランニング(ACP)」を参照(p.139).
- ask-tell-ask アプローチを**表1**[6]に示す.具体的に予後や治療目標について話し合う際に有用なコミュニケーション方法であり,患者と医療者が重要な問題について共通理解しているかを確認する.

表1 ◆ ask-tell-ask アプローチ

流れ	ポイント	具体的な言葉の例
ask	・患者（家族）が心不全の病状などについて、どのように理解しているか ・病状や予後などについて、どの程度知りたいと思っているか	・今の病状について、これまでどのような説明を受けてこられましたか？ ・ご自身の病状について、どのように感じていらっしゃいますか？ ・これからの治療の流れについて、ご自分でしっかり聞いておきたいと思われる方ですか？ ・心不全という病気がたどる経過について、詳しく話をお聞きになりたいですか？ それとも、まずは今回考えている治療について話をお聞きになりたいですか？
tell	・患者（家族）が聞きたいと思っている範囲で情報を伝える ・患者（家族）が必要とする新しい情報を提供し、誤解を正す	・（悪いニュースを伝える場合、最初に警告する）これからお話しする内容は、良いニュースばかりではありません ・〇〇さんがお話しされたように、心臓がポンプとして働く機能が少しずつ落ちてきています。ですので、現在は〇〇という治療を検討しています。お聞きになったことがありますか？ ・どのような治療を受けるかよく理解していらっしゃいますね。ただ、今回の入院は、そんなにすぐに退院できるわけではありません（誤解を正す）
ask	・患者（家族）からの質問を受ける ・今回の話を患者（家族）と医療者で共有できているか確かめる	・〇〇さんが心配しているのはどのようなことですか？ ・今日いろいろなお話をしてきましたが、〇〇さんが今疑問に思われているのは、どのような内容ですか？ ・今日の話をご自身の言葉で振り返ってみていただけますか？

（文献6を参考に作成）

● 自施設でのask-tell-askアプローチのポイントを記載

心不全末期における特徴的症状とケア

- 心不全末期では，症状に応じてキュア（Cure）とケア（Care）が必要になる（**表2**）[7]．

表2 ◆ 症状に応じた Cure と Care

症状	Cure	Care
呼吸困難	**呼吸困難の原因となっている病態の治療** ● 利尿薬，血管拡張薬：肺うっ血による要因を解除する ● 少量のモルヒネなどのオピオイド：治療抵抗性の呼吸困難に対して使用	**自覚症状の軽減の有無を観察，アセスメント** ● バイタルサイン（特に心拍数，血圧の推移） ● 呼吸回数，呼吸パターン ● 反応尿 ● 嘔気・嘔吐，便秘などの副作用の有無 ● 患者の気持ちや訴えの傾聴 ● 安楽な体位の調整 ● タッチング
疼痛	● 狭心痛：亜硝酸薬，β遮断薬などの使用 ● 心不全以外の原因による疼痛：WHOの疼痛治療ラダーに沿った治療	**自覚症状の軽減の有無を観察，アセスメント** ● 疼痛スケールの利用：数字評価スケール（NRS），視覚的アナログ評価（VAS），フェイスペインスケール（FPS）
倦怠感	**必要な治療介入の検索** ● 低心拍出，抑うつ，甲状腺機能低下症，貧血，利尿薬過量投与，電解質異常，睡眠時無呼吸，潜在性感染症などの有無と治療の実施 **エネルギー温存療法** ● 薬物療法が奏効しないことが多い ● 生活の中でエネルギー消費を分配する	**エネルギー消費を分配させた看護ケアの提供** ● セルフケアへの介助 ● フットケア ● リラクゼーション ● 気分転換（散歩，家族との会話）
不安・抑うつ	**不安** ● ベンゾジアゼピン系抗不安薬の使用を考慮 **抑うつ** ● SSRI，SNRIなどの抗うつ薬使用を考慮 **包括的アプローチ** ● 運動療法，多職種チームによる包括プログラムとしての心臓リハビリテーション	**患者の死への恐怖や疾患に関係した数々の喪失などに起因していないかを共有** ● 気持ちや訴えを傾聴し，カウンセリングのような関わりを持つ ● 睡眠時間，質の評価 ● 精神科・心療内科へのコンサルト ● QT延長や抗コリン作用など心血管系に対する副作用の有無

（次頁につづく）

(表2つづき)

症状	Cure	Care
スピリチュアルペイン	**人生の意味や罪悪感,死への恐れ,孤独,生きる目的の喪失など** ● 慢性疾患で長期的経過を経て死を迎えようとすることや,身体機能の低下,自律性が損なわれていくことが関連 ● 関連する情報を早期にキャッチし,他職種で共有,協議する	患者,家族のカタルシス
せん妄	**認知症,抑うつとの鑑別** ● 循環不全の影響 ● 早期介入により,せん妄の重症化を回避 **環境や薬剤(降圧薬,β遮断薬,抗不整脈薬,ドパミン作動薬,交感神経刺激薬,抗コリン薬,睡眠薬,抗不安薬など)を見直す** ● 精神科にコンサルト	せん妄に準じたケアの提供(「せん妄のケア」p.99参照)
終末期の苦痛	**最終手段としての鎮静** ● 薬を用いて意識レベルを低下させることが選択される場合がある ● 第一選択:ベンゾジアゼピン系薬	多職種での協議と患者,家族との意思決定プロセスを共有する

(文献7を参考に作成)

● 自施設での心不全末期患者に対するCureとCareのポイントを記載

救命時の緩和ケア
- 心原性の突然死や，慢性心不全の急性増悪後の最期は，集中治療室で迎えることが少なくなく，救命とともに緩和ケアが必要となる．
- 短い時間の中でチーム医療の合意形成をすることや，患者背景を知り，最大限患者の尊厳を守ること，苦痛の緩和を最大限行うことが重要である．

家族ケアとグリーフケア
- 以下のようなサポートにより，家族が自ら進むべき道を確認するきっかけにつながる．
- 死別を経験しグリーフに陥った家族に対し，じっくりと繰り返し傾聴する．また，喪失した体験，感情を吐露する場にさりげなく寄り添う．

死後のカンファレンス
- 患者の退院後，医療者の記憶が新しい1週間以内に実施することが望ましい．

<カンファレンスの目的>
- 入院から終末までの医療，看護のプロセスを多職種で再確認する．
- 介入方法の適切さ，家族とのかかわりなどを振り返る．グリーフケアや看護を振り返り，感情の吐露の場，スタッフの心のケアの場とする．

◆文献
1) WHOによる緩和ケアの定義（2002）．
2) 循環器病の診断と治療に関するガイドライン 循環器疾患における末期医療に関する提言（2008-2009年度合同研究班報告）．
   http://www.j-circ.or.jp/guideline/pdf/JCS2010_nonogi_h.pdf より2019年10月1日検索
3) 厚生労働省：脳卒中，心臓病その他の循環器病に係る診療提供体制の在り方に関する検討会．脳卒中，心臓病その他の循環器病に係る診療提供体制の在り方について（平成29年7月）．

http://www.mhlw.go.jp/file/05-Shingikai-10901000-Kenkoukyoku-Soumuka/0000173149.pdf（2019年8月31日検索）
4）日本循環器学会・日本心不全学会：急性・慢性心不全診療ガイドライン（2017年改訂版）．日本心不全学会，2018．
5）Yancy CW, et al：2013 ACCF/AHA guideline for the management of heart failure：a report of the American College of Cardiology Foundation/American Heart Association Task Force on practice guidelines. Circulation 128：e240-e327, 2013.
6）Goodlin SJ, et al：Communication and decision-making about prognosis in heart failure care. J Card Fail 14(2)：106-113, 2008.
7）宮下光令・他：末期心不全の緩和ケアを考える．循環器ナーシング 2：501-511, 2012．

Memo

社会資源の活用

目的

* 長期の療養が必要な患者が，地域での療養生活を支える適切な社会資源を利用できるようにする．
* 患者が利用する介護保険，身体障害者申請について理解する．

主な社会資源の概要

● 主な福祉制度の支援内容を表1に示す．

表1 ◆ 福祉制度の支援内容

制度の種類	支援内容
地域福祉	それぞれの地域において人々が安心して暮らせるよう，地域住民や講師の社会福祉関係者が協力して支援 ● 見守り，声かけなどの助け合い ● ホームヘルプサービス ● 配食，移送等の在宅福祉サービス ● ボランティア
高齢者福祉	高齢者が敬愛され，生き甲斐をもって生活していくために受けられる支援 ● ホームヘルプサービス ● 福祉施設の利用 ● 介護保険制度に基づくサービス
障害児・者福祉	● 障害のある人の自立支援，社会参加に向けての総合的な施策
生活福祉資金	低所得者，高齢者，障害者の生活を経済的に支えるとともに，在宅福祉および社会参加への促進を図ることを目的とした貸付制度 ● 貸付の対象は，低所得世帯，障害者世帯，高齢者世帯

(文献1を参考に作成)

Memo

介護保険

- 循環器疾患をもち介護が必要になる患者に対し，入院早期に介護認定の必要性を判断し，必要時は介護保険の申請または再認定の手続きを行う．
- 看護師は，患者の状況をアセスメントし，**必要とされるサービスの提案をソーシャルワーカーに行い，介護認定の申請を依頼**する．

＜申請＞

- 家族に，市区町村の窓口（地域包括支援センター）で「要介護（要支援）認定」の申請をするように依頼する．

＜要介護認定の審査・判定＞

- 認定調査：認定調査員が来院し，心身の状況について本人や家族から聞き取りなどの調査を行う．
- 主治医意見書：市区町村から直接，主治医（かかりつけ医）に医学的見地から，心身の状況について意見書の作成を依頼．
- 審査・判定：認定調査の結果と主治医の意見書を元に，「介護認定審査会」で審査し，どのくらいの介護が必要か判定する（要介護1〜5または要支援1，2）．

＜認定結果の通知＞

- 原則，申請から30日以内に，市区町村から認定結果が通知される．

＜ケアプランの作成＞

- 要介護1〜5：居宅介護支援事業者と契約し，その事業者のケアマネジャーに依頼し，利用するサービスを決め，ケアプランを作成してもらう．施設入所希望の場合は，希望の施設に直接申し込む．
- 要支援1，2：地域包括支援センターで担当職員が介護予防ケアプランを作成する．

＜サービスの利用を開始する＞

- 患者の退院後早期にサービス利用が開始できるよう，関連機関との調整を行う．訪問看護の利用に関しては，入院中の情報共有を行い，患者が安心して生活できる環境を整える．

身体障害者手帳(心臓機能障害)

- 身体障害者手帳とは,国で定められた障害基準に該当する人に交付されるもので,さまざまなサービスを受けるための証明となるもの.
- 利用できるサービスとしては,医療費の助成(自治体によって異なるが,例えば東京都は所得制限,年齢制限[65歳以上は対象外]),所得税や住民税,自動車税の優遇措置,交通機関の割引等.

<心臓機能障害の等級>

- 心臓機能障害の等級表を**表2**に示す.
- 1級,3級,4級のそれぞれで定められた障害基準(所見や状態)がある.また,18歳以上と18歳未満の場合とで,障害の基準が異なる.
- ペースメーカ等の植込み後は,状態により1級,3級,4級のいずれかに該当し,3年以内に再認定が必要となる.
- 弁置換の手術を受けた人は1級に該当する.
- 在宅酸素療法の患者は,呼吸機能障害により身体障害者手帳を交付される.

表2 ◆ 心臓機能障害等級表

等級	心臓機能障害
1級	心臓の機能の障害により,自己の身辺の日常生活活動が極度に制限されるもの
2級	(該当なし)
3級	心臓の機能の障害により,家庭内での日常生活活動が著しく制限されるもの
4級	心臓の機能の障害により,社会での日常生活活動が著しく制限されるもの

(文献2より改変引用)

Memo

申請までの手続き
＜入院中の場合＞
- ソーシャルワーカーへ手続きの連絡をする．
- 患者または家族が，身体障害者手帳の申請窓口で，「身体障害者手帳診断書・意見書（心臓用）」用紙をもらい，申請方法や申請に必要なものの説明を受ける．
- 申請窓口：市区町村役場の障害福祉課，保健福祉センター，福祉事務所等（住まいの市区町村役場に問い合わせる）．
- 「身体障害者手帳診断書・意見書」用紙を病院の担当窓口に提出する（病院によって文書作成料が必要）．
- 作成した「身体障害者手帳診断書・意見書」と，その他の申請に必要なものをそろえて身体障害者手帳の申請窓口に提出する．

＜退院後に申請する場合＞
- 個人情報保護のため，退院後であっても原則的に病院の窓口での対応を行う．

＜本人以外が書類の依頼をする場合＞
- 本人が来院できない場合は，必ず委任状が必要となることを患者・家族へ伝える．

◆文献
1) 伊東春樹（監）：心臓リハビリテーションポケットマニュアル．医歯薬出版，2016．
2) 甲田英一・菊地京子（監）：Super Select Nursing 循環器疾患―疾患の理解と看護計画―．p.11，学研メディカル秀潤社，2011．
3) 厚生労働省：介護保険制度について．
 https://www.mhlw.go.jp/file/06-Seisakujouhou-12300000-Roukenkyoku/2gou_leaflet.pdf より2019年10月1日検索
4) 榊原記念病院：ペースメーカー等（ICD，CRT-D等）の植え込み，弁置換いずれかの手術をなさった方へ．

医療安全

心電図モニタ装着中の看護

目的

* 患者の観察とモニタ画面や機器などの確認を行い，適切なモニタ情報を得る．
* アラーム関連の事故を予防する．

必要物品（例）

- 心電図モニタ．
- プローブ．
- モニタパッチ．
- モニタ送信機．
- セントラルモニタ．

ケアの実際

- モニタが必要かどうか，毎日，医師と検討する．
- ナースステーションで，セントラルモニタの観察ができる体制をつくる．
- **アラームが鳴ったときは原因をアセスメント**する．
- 電波切れの表示があったときは，患者の所在を確認し，必要であれば電池交換を行う．
- モニタの送信機を準備する際は，必ず患者の氏名とチャンネル番号を確認し装着する．また，同時に複数の患者に装着することは避ける．
- モニタの電極を取り外した際，装着していた部位に粘着剤が残っている場合はリムーバーで除去．
- 自立歩行の患者には，モニタの電極がはがれやすくなっていないか，また病棟以外などへ移動する場合は，看護師に声をかけてもらうように伝える．
- インシデントレベルが高い事案の場合，現場保全としてモニタを保全しておく．

- モニタの取り扱い説明書を事前に確認し、トラブルがあった際の連絡先を確認しておく.

ケアのポイント

- モニタ装着中に患者の異変に気付くためには、モニタの正しい使用や管理方法の周知と教育・指導、機器・備品等の管理体制に関する課題が示唆されている. 医療チームで、モニタ装着・モニタ中止の基準を検討し、整備する.
- テクニカルアラーム(電極確認、電波・電池切れ、プリンタの用紙切れ等)を低減する取り組みをすることで、アラームの信頼性を上げ、「無駄鳴り」を減らす. また、院内において電波が届かない、届きにくいエリアを事前に把握する.
- アラーム対応の担当者が明確になる体制をつくり、患者の安全を担保するために、モニタに関する教育を定期的に実施する.

観察のポイント

- **アラーム音が鳴った時は患者の安否を確認**する.
- モニタの波形を定期的に観察し、変化を比較する.
- 電極による皮膚障害の有無を観察する.
- プローブの断線の有無を観察する.
- 送信機は使用可能な電池の状態であることを確認し、電波切れがないか観察する(図1).
- リコールを定期的に確認する.

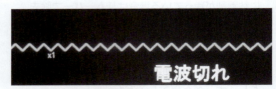

図1 ◆モニタ送信機の電波切れ
電池切れの可能性が考えられる.

- モニタ心電図を装着した場合，波形が正しく表示されているか確認する（図2）．
- アラーム設定が患者に応じた条件で設定しているか確認する．
- 波形が普段と異なっている場合，電極の位置が適切であるか確認する．
- 電波の届かないエリアを事前に確認する．

多形性持続性心室頻拍の疑い

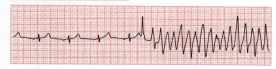

- 歯磨き，児をあやすなど体動による揺れ

心静止の疑い

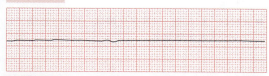

- 電極のはずれ，リードの断線
- 振幅が低い心室細動が潜んでいる可能性（感度を上げる）

交流障害

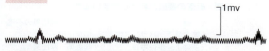

- 心電図のアース不良，電気機器からの交流電流の漏れ

図2 ◆ 異常波形の例
（文献1，2より引用）

◆文献
1) 落合慈之（監）：循環器疾患ビジュアルブック，第2版，p.231，学研メディカル秀潤社，2017．
2) 百村伸一（監）：循環器ビジュアルナーシング．p.156，学研メディカル秀潤社，2014．
3) 日本看護協会事業開発部：一般病棟における心電図モニターの安全使用確認ガイド．日本看護協会，2012．

医療安全

転倒・転落事故の防止

目的

* 転倒・転落の主な原因を知り,転倒・転落を未然に防ぐ.
* 転倒・転落発生時に,適切な対応を行う.

転倒・転落事故によるリスク

- **転倒・転落事故により大腿部をはじめとする骨折を起こしやすい**ため,ADLの低下や退院後の生活に大きな影響を及ぼす可能性が考えられる.
- 循環器疾患の患者の多くは抗凝固薬を服用しているため,**転倒・転落事故により出血を来し生命の危機に直結するような重大事故につながる可能性**がある.
- 入院時,転入時,状態変化時は,転倒・転落アセスメントを実施する.

転倒・転落の要因と転倒しやすい場所

- 転倒・転落の要因と転倒しやすい場所を表1に示す.

表1 ◆ 転倒・転落の要因と転倒しやすい場所

要因	・年齢 ・筋力低下,バランス機能低下,歩行障害 ・視力障害 ・認知力の低下 ・転倒の既往 ・部屋の照明が暗い ・床が濡れている ・履物	・杖や歩行補助具の不適切な使用 ・睡眠薬,降圧薬 ・不整脈 ・意識消失発作 ・てんかん発作 ・脳血管障害 ・失神発作
転倒しやすい場所	・トイレ ・浴室	・ベッドサイド

※病室の深夜の照度は5ルクスで推奨されている.(JIS 照明基準総則 JIS Z9110-2010,屋内作業場の照明基準 JIS Z9125-2007)
(文献1を参考に作成)

観察のポイント

- 患者の視力.
- 普段の運動機能：運動機能障害，補助器具使用・移動介助の有無，転倒の既往.
- コミュニケーション障害の有無.
- 認知症，せん妄の有無.
- 廊下に不要な物品が置かれていないか.
- 履き物は，つま先とかかとが覆われている，サイズが合ったものを着用する.
- 寝衣の丈が長すぎないか.
- 排尿・排便の回数.
- 長期的なステロイド使用中の有無.
- ベンゾジアゼピン系薬剤使用の有無.
- ナースコールの位置が適切か.
- 車椅子の点検が定期的にされているか.
- 患者が座る椅子は背もたれが付いているか.
- ベッドのストッパーが定期的に点検されているか.

ケアの実際

- 環境整備を行い，ベッド周囲を整理整頓する.
- ナースコールが安全に押せる位置にあるか患者と確認する.
- 点滴ラインを整理する.
- ベッドの高さを低床にする.
- 就寝前に排尿誘導を行う.
- 睡眠薬の影響を患者に説明し，ベッドを離れる際に必ずナースコールを手が届く範囲に設置する.
- 照明の電気が切れないように配慮する.
- 転倒・転落した場合の影響を具体的に説明し，ナースコールの必要性について理解を得る.
- 止むを得ず患者のそばを離れる場合は，患者の状況に合わせナースコールを押した後に，どのように待機するのか具体的に説明をする.
- 床が濡れていたら，すぐに拭き取る.

- 休憩交替時に他の看護師に申し送る際は,患者がどこまで自立して動けるのかを具体的に申し送る.
- 患者の身体状況(発熱,下痢,出血傾向,下肢の浮腫など)を評価し,状況にあった介助を行う.
- センサーマット使用時にナースコールが鳴ったら,速やかに駆けつける.
- 患者の意思を尊重し,患者の状態に応じた対応・対策を確認する.また,患者の理解度や協力性を見極め,患者によっては転倒・転落のリスクがなくなるまで見守りを行い,その場から離れない.
- 転倒したときは,転倒前のアセスメント評価が適切であったかの確認と見直しを行う.

転倒・転落の予防

- 転倒・転落は,医師・看護師・薬剤師・理学療法士など多職種で連携し,ラウンドやカンファレンスを行って予防に取り組む.

転倒・転落発生時の対応

- 患者状況(表2)を確認し,発生後速やかに報告対応に努め,記録を行う.
- 高齢者や抗凝固薬,抗血小板薬の内服患者は,発生後に出血部位の有無を注意して観察する.
- 転倒・転落による頭部打撲が疑われる場合は,頭部CT撮影の必要性を検討する.

••• Column •••

夜間の排泄には要注意

排泄は羞恥心を伴う行為であり,できるだけ自分で行いたいものである.高齢者は夜間頻尿のケースも多く,特に循環器疾患では利尿薬の内服等により,夜間トイレに行くことも多い.しかし,夜間は医療スタッフも少なく,患者は看護師に迷惑をかけたくないという思いが働き,1人で行動しようとすることから転倒につながることも考えられる.

表2 ◆転倒・転落発生時の確認項目

記載項目		
発見前の状況記録		●観察および訪室時などの最終時間と患者状態(言動など)
発見時の状況		●発見時間・場所 ●発見時の患者の状況と言動(発見時の体位など) ●バイタルサイン ●意識レベル(麻痺,瞳孔異常) ●傷害部位と程度(出血,腫脹,変形,嘔気,嘔吐など) ●患者の言動の記載(疼痛の有無) ●患者周囲状況(モニタ異常の有無,転倒リスク要因)
報告	医師	●医師への連絡時間の記載(上記内容の報告)
	上司	●管理当直医師・夜勤看護管理者など責任者への報告
	家族	●電話報告時間 ●誰が家族の誰に報告したか ●説明した内容 ●家族の反応・言動 ●家族への報告を遅らせた場合,いつ,どのように報告するかを判断したか
指示		●医師からの指示内容(検査,処置,バイタルサイン観察の具体的指示)
転倒後の対応		●転倒転落発生前のアセスメントプランの状況 ●転倒転落発生後のアセスメントプラン再考

(文献2を参考に作成)

転倒・転落事例

- トイレの際にナースコールを押してもらう約束をしていたが,ベッドの下に落とした物を拾おうとしてバランスを崩したり,押さずに1人で動いて転落した.
- 患者は,自宅では畳に布団を敷いて生活していた.夜間起きた際に照明も暗く,ベッドで寝ていることを忘れ,ベッド上に立位となり転落した.
- トイレで看護師にズボンを上げてもらうのが恥ずかしかったため,自分で上げようとして転倒した.

◆文献
1) 鈴木みずえ(編):ベッドサイドですぐにできる!転倒・転落予防のベストプラクティス.南江堂,2013.
2) 榊原記念病院:医療安全マニュアル.

第1章

循環器内科・心臓血管外科領域の看護ケア

2. 検査におけるケア
- 血液ガス分析
- 心肺運動負荷試験
- 心電図検査
  - 12誘導心電図
  - ホルター心電図
- 胸部X線検査
- 心臓CT検査
- 心臓MRI検査
- ドプラー検査
- 心臓超音波検査
  (経胸壁，経食道)
- 心臓カテーテル検査
- 観血的動脈圧測定
- 心臓核医学検査

血液ガス分析

目的

* 動脈血を測定し，呼吸（ガス交換）の状態や体内の酸塩基平衡を評価する．

酸塩基平衡・血液ガス分析の概要

- 酸とは，水素イオン（H^+）を与えるものと定義され，塩基とはそれを受け取るものであり，これらは生体の各種反応に必要不可欠なものである．
- 血液の環境が中性から弱アルカリ性に保たれていないと細胞は機能できない．生体は生命維持のため常にエネルギーを産生し，同時に酸も産生する．
- 酸は生体にとって有害なので，増え続ける酸を制御しないとpHは酸性に傾き，細胞が機能不全の状態に陥る．生体は生命活動を維持するために，有害な酸を中和し，pHを一定の7.35～7.45に保つように調整している．
- **pHが7.35以下ならアシデミア，7.45以上ならアルカレミア**という．
- ガス交換の評価では，動脈血酸素分圧（PaO_2）や二酸化炭素分圧（$PaCO_2$），動脈血酸素飽和度（SaO_2）が指標となり，酸塩基平衡の評価ではpH，重炭酸イオン（HCO_3^-），塩基過剰（BE）などが指標となる．

···Column···

塩基過剰（BE）

血液温を37℃，PCO_2を40mmHg（呼吸性因子を除外した状態）のときに，pHを7.4に戻すために必要な塩基量を表す．代謝性因子を表す指標として用いられ，プラスに傾けば代謝性アルカローシス，マイナスに傾けば代謝性アシドーシスと判断できる．

< pHの規定因子 >

- pHの調整には、PCO_2とHCO_3^-が関与している（図1）.
- 生体は酸を中和するために腎臓でHCO_3^-をつくり、H^+を尿と一緒に排泄し、H^+を$PaCO_2$に変えて肺で呼気として体外へ排出している. このように、$PaCO_2$は肺で調節（呼吸性）され、HCO_3^-は腎臓で調節（代謝性）される.

<酸塩基障害>

- pHの変化は2通り、また呼吸性と代謝性があるため、全部で4つの酸塩基障害がある（表1）.
- **アシドーシス**：血液をアシデミアにする病態.
- **アルカローシス**：血液をアルカレミアにする病態.

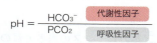

- PCO_2が上昇すると、pHは低下 → アシデミア
- PCO_2が低下すると、pHは上昇 → アルカレミア

- PCO_2 = **肺が原因**でpHが変化する → 呼吸性

- HCO_3^- = **腎臓が原因**でpHが変化する → 代謝性

図1 ◆ pHの規定因子
（文献1を参考に作成）

表1 ◆ 酸塩基平衡異常

	pH	$PaCO_2$	HCO_3^-
呼吸性アシドーシス	↓	↑	正常〜↑
呼吸性アルカローシス	↑	↓	正常〜↓
代謝性アシドーシス	↓	正常〜↓	↓
代謝性アルカローシス	↑	正常〜↑	↑

（文献2より引用）

Memo

<代償反応>

- 生体には，pHを7.4前後に戻すために調節する**代償反応**という機能がある（**図2**）．肺と腎臓のどちらかが，$PaCO_2$とHCO_3^-を正常値に維持できないとき，お互いが補い合って働き，生体のpHを一定に保とうとする．
- **肺は$PaCO_2$を増減する**．この反応は比較的早く，**変化の直後から現れて12～24時間で最大**となる．
- **腎臓はHCO_3^-を増減する**．再吸収量が変化するが，この反応は比較的遅く，**6～18時間で反応を開始し5～7日で最大**となる．
- この反応の違いから，酸塩基平衡障害が急性に生じたものか，慢性に生じたのかを判断することができる．

> 例：呼吸性アルカローシスの患者で腎の代償反応を認めない場合は，急激に呼吸性のアルカローシスになっていると推測できる．

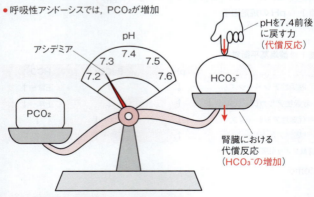

図2 ◆ 代償反応（呼吸性アシドーシスの例）
（文献3を参考に作成）

ケアのポイント

- 血液ガス分析で得られる情報は，重症患者のアセスメントに重要な情報である．
- 検査結果からガス交換と酸塩基平衡を評価し，代償の有無や病態の変化をタイムリーにアセスメントすることで，患者に必要なケア内容を判断する．

観察のポイント

- 酸素化を確認する．
  - PO_2 は 100Torr 前後あるか．
  - SaO_2 は 96〜100％あるか．
  - P/F 比（酸素化係数）が 300 以上あるか．

P/F 比の求め方：$PaO_2 \div FiO_2$

数字が大きいほど酸素化が良いと判断する．酸素濃度に影響されずに酸素化を判断できるだけではなく，酸素濃度を変更した際の PaO_2 を予測することができる．

- 換気を確認する．
  - PCO_2 は 35〜45mmHg であるか．
  - 酸塩基平衡を確認する（基準値は理解しやすいように，pH 7.4，PCO_2 40mmHg，HCO_3^- 24mEq/L とする）．

< pH，PCO_2，HCO_3^-の確認の流れ >

- pH は，アシデミアかアルカレミアかを判断する．
- もう一度，PCO_2 を確認する．基準値よりも上昇しているか，低下しているかを確認する．上昇なら呼吸性アシドーシスの可能性があり，低下なら呼吸性アルカローシスの可能性があると考えられる．
- HCO_3^- を確認する．基準値よりも上昇しているか，低下しているかを確認する．低下なら代謝性アシドーシスの可能性があり，上昇なら代謝性アルカローシスの可能性があると考えられる．

- もう一度 pH を確認し，pH の変化と一致しているが PCO_2 なのか HCO_3^- なのかを判断し，酸塩基平衡障害を確認する．アシドーシスの原因となる病態を図3に，アルカレミアの原因となる病態を図4に示す．
- pH の変化と反対の動き（**代償反応**）を確認する．

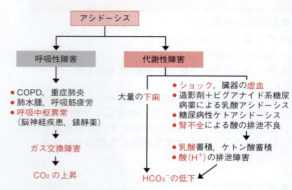

図3 ◆ アシドーシスの原因となる病態
(文献1を参考に作成)

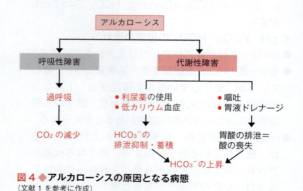

図4 ◆ アルカローシスの原因となる病態
(文献1を参考に作成)

例：pHがアシデミア，HCO_3^-が低下している，PCO_2が低下している場合，pHはアシデミアなのにPCO_2がアルカレミアに変化させようとしている．したがって，代謝性のアシドーシスで呼吸による代償が生じている状態と判断する．

◆ **文献**
1) 卯野木 健：クリティカルケア看護入門．p.96-110，ライフサポート社，2008．
2) 道又元裕（監）：人工呼吸器デビュー．p.187，学研メディカル秀潤社，2014．
3) 大塚将秀：Dr.大塚の血液ガスのなぜ？がわかる．p.136，学研メディカル秀潤社，2012．
4) 藤田芳郎・他（編）：研修医のための輸液・水電解質・酸塩基平衡．p.96-165，中外医学社，2015．

Memo

心肺運動負荷試験

目的

* 運動耐容能を評価し，心不全の重症度判定と運動療法に伴うリスクを層別化する．
* 嫌気性代謝閾値の測定により，客観的指標を用いた運動処方を作成する．

心肺運動負荷試験（CPX）の概要

- CPXとは，**自転車エルゴメータやトレッドミルなどの負荷装置に呼気ガス分析装置を併用して実施**する，運動負荷試験である（図1）．
- CPXの適応を表1に示す．
- CPXの運動負荷プロトコルは，運動強度が直線的に増加するランプ負荷法を用いて，症候限界性にて行う．ランプ負荷法で得られるパラメータを図2に示す．

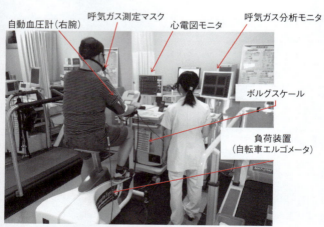

図1 ◆ CPX実施風景

表1 ◆ 心肺運動負荷試験の適応

運動耐容能の評価
- 機能障害の判定（酸素摂取量）
- 運動制限因子と病態生理学的メカニズム

運動制限のある患者の鑑別診断
- 心疾患と肺疾患の共存する例での主たる制限因子の決定
- 安静時の検査所見と運動時の症状が一致しない場合
- 初回の肺運動負荷試験で確定診断できなかった例が呼吸困難を訴えた場合

心血管疾患の評価
- 心機能分野と予後
- 心臓移植適応決定
- 運動処方と心臓リハビリテーションのために評価
- ペースメーカの評価

呼吸器疾患患者の評価
- 機能的障害の評価
- 慢性閉塞性肺疾患

他の運動制限決定因子の評価（潜在性心臓病など）
- 低酸素血症の評価と酸素処方

標準的な肺機能検査で十分な治療効果が判定できない時の客観的評価
- 間質性肺疾患：初期のガス交換異常の所見，低酸素血症の評価と酸素処方，主たる運動制限因子の決定，薬物治療による副作用
- 肺血管疾患
- 囊胞性線維症
- 運動誘発性気管支攣縮

特定の臨床応用
- 手術前の評価：肺切除手術，高齢者での開腹手術，肺気腫，肺切除術
- 呼吸器リハビリのための運動の評価と処方
- 障害・損傷の評価
- 肺，心臓移植のための心肺移植のための評価

（文献1より改変引用）

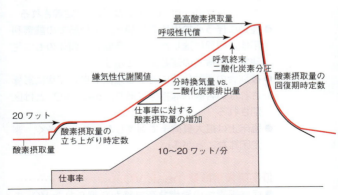

図2 ◆ ランプ負荷試験から得られるパラメータ（指標）
（文献2より改変引用）

- ブレスバイブレス法による連続呼気ガス分析により，安静時から運動中および運動後の呼気酸素濃度，二酸化炭素濃度および換気量を計測し，最大（最高）酸素摂取量（$\dot{V}O_2max$ [peak $\dot{V}O_2$]）や嫌気性代謝閾値（AT）などの呼吸代謝指標を測定することが可能である．
- **peak $\dot{V}O_2$ や AT を測定することで，心疾患の重症度評価や生命予後の推定ならびに客観的な指標を用いた適切な運動処方の作成**が可能となる．

観察のポイント

酸素摂取量（$\dot{V}O_2$）
- 心拍出量と動静脈酸素含有量較差の積（Fick の式）で表される．
- 動静脈酸素含有量較差が一定であれば，運動に伴う $\dot{V}O_2$ の増加は心拍出量の増加を反映する．
- $\dot{V}O_2$ は，身体活動レベルの指標であるメッツ（METs）に換算される（1MET：3.5mL/分/kg）．

最大酸素摂取量（$\dot{V}O_2max$）
- **負荷量の増加にもかかわらず，$\dot{V}O_2$ が増加しなくなった時点（leveling off）の $\dot{V}O_2$ と定義される．**
- 運動に伴う心拍出量の増加と，末梢筋での酸素利用能が限界に達したことを意味し，個体のもつ生理学上の最大の運動能力を示す．
- 被験者の運動負荷に対する意欲や自覚症状に影響されない客観的な指標であり，peak $\dot{V}O_2$ とは区別される．
- 臨床上は最大負荷まで到達しないことが多く，測定困難なことが多い．

最高酸素摂取量（peak $\dot{V}O_2$）
- 症候限界性の漸増負荷試験から得られた $\dot{V}O_2$ の最高値であり，$\dot{V}O_2max$ の代わりに用いられる．

- 被験者の運動に対する意欲や自覚症状に左右され,しばしば客観性に欠ける場合がある.
- 心不全の重症度分類,生命予後指標および治療効果判定などに汎用されており,米国では心臓移植基準の1つとしても採用されている.
- 日本人における年齢,性別ごとの peak $\dot{V}O_2$ の基準値を**表2**[3)4)]に示す.

嫌気性代謝閾値(AT)

- 有気的代謝に無気的代謝が加わり,それに関係したガス交換の変化が生じる直前の運動強度,または酸素摂取量と定義される[5)].
- ATレベルの運動では,運動に必要なエネルギー供給が有気的代謝で行われる.
- ATレベルの運動は,血液中の乳酸濃度が増加せず,アシドーシスを招かないことから,長時間の運動が可能となる.
- トレッドミルを用いた運動負荷で算出したATは,自転車エルゴメータを用いた運動負荷で算出したATと比較し,10〜20%程度高くなる傾向.

表2 ◆ 年齢・性別の日本人の運動耐容能

			20歳	30歳	40歳	50歳	60歳	70歳	標準偏差	n
自転車エルゴメータ	男	AT	19.5	18.4	17.4	16.4	15.4	14.4	3.41	285
		peak $\dot{V}O_2$	36.8	34.1	31.4	28.7	25.9	23.2	6.35	272
	女	AT	18.0	17.3	16.6	15.9	15.2	14.5	3.09	260
		peak $\dot{V}O_2$	31.5	29.5	27.5	25.6	23.6	21.7	5.42	251
トレッドミル	男	AT	26.4	24.7	22.9	21.2	19.5	17.8	4.49	102
		peak $\dot{V}O_2$	50.9	45.8	40.7	35.6	30.5	25.4	9.78	97
	女	AT	20.8	20.1	19.4	18.7	18.0	17.3	3.11	102
		peak $\dot{V}O_2$	36.5	34.4	32.3	30.2	28.2	26.1	5.20	93

表:負荷装置と年齢別の日本人の運動耐容能.文献4に示された年齢に対する回帰直線から計算した各年齢における推定値を体重あたりの酸素摂取量(mL/min/kg)で示す.
(文献4より引用)

- 年齢や性別で補正した予測のピーク$\dot{V}O_2$ や AT に対する実測値の割合は，**NYHA心機能分類**と相関し，心不全が重症なほど低値となる（**図3**）[6]．
- 日本人における年齢，性別ごとの AT の基準値を**表2**[3)4)]に示す．

呼吸性代償点（RCP）

- RCP 以降は動脈血中の pH が急速に低下し，アシドーシスが進行するため，生理学的な最大負荷に近いことを意味する．
- アシドーシスに対して代償性過換気が生じるため，二酸化炭素排出量（$\dot{V}CO_2$）に対して分時換気量（$\dot{V}E$）の上昇が上回る．

$\dot{V}E$ vs. $\dot{V}CO_2$ slope

- ランプ負荷中の $\dot{V}O_2$ 増加に対する $\dot{V}E$ 増加の比（換気効率）を表す．
- 心不全患者では浅く速い呼吸様式に加えて，肺の換気血流不均衡増大により死腔換気量が増加するため，換気が亢進し $\dot{V}E$ vs. $\dot{V}CO_2$ slope が急峻となる．

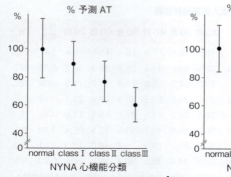
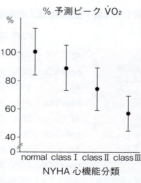

図3 ◆ % 予測 AT と % 予測ピーク $\dot{V}O_2$
（文献6より引用）

- 心不全が重症になるほど $\dot{V}E$ vs. $\dot{V}CO_2$ slope は急峻となる.
- $\dot{V}E$ vs. $\dot{V}CO_2$ slope が高値を示す心不全患者は予後不良である.

◆文献

1) American Thoracic Society ; American College of Chest Physicians : ATS/ACCP Statement on cardiopulmonary exercise testing. Am J Respir Crit Care Med 167：211-277, 2003.
2) 伊東春樹：心肺運動負荷試験から何がわかるか 運動生理学的背景と臨床応用. Therapeutic Research 20 (6)：1739-1751, 1999.
3) 日本循環器学会：心血管疾患におけるリハビリテーションに関するガイドライン (2012年改訂版). http://www.j-circ.or.jp/guideline/pdf/JCS2012_nohara_h.pdf より2019年9月検索
4) Itoh H, et al：Heart rate and blood pressure response to ramp exercise and exercise capacity in relation to age, gender, and mode of exercise in a healthy population. J Cardiol 61：71-78, 2013.
5) Wasserman K, et al: Anaerobic threshold and respiratory gas exchange during exercise. J Appl Physiol 35：236-243, 1973.
6) Itoh H, et al：Evaluation of severity of heart failure using ventilatory gas analysis. Circulation 81 (1 Suppl)：Ⅱ31-37, 1990.

Memo

心電図検査

12誘導心電図

目的

* 診断の補助や心疾患のスクリーニング,病態の正確な把握などに役立てる.
* 不整脈や心筋障害,心房・心室への負荷などの情報を得て,診断に役立てる.

適応

- 心疾患のスクリーニング.
- 不整脈の診断.
- 心筋の異常(心筋梗塞,狭心症,心筋症,心膜炎,心筋炎,心室肥大,心房負荷など)の判定と診断の補助.
- 疾患の予後の評価.
- 電解質異常の診断.
- 薬物の作用・副作用の判定と評価.
- 自律神経系における緊張異常の判定.
- 心臓の位置,電気軸の判定と補助.

必要物品(例)

- 標準12誘導心電計.
- ディスポーザブル電極シール.
- 記録用紙.
- 電極装着用ペースト.
- ディスポーザブル手袋.
- 清拭タオル,または消毒用アルコール綿.

Memo

実際

- 心電計の電源を入れ,患者のID,フルネームなどの必要な情報を心電計に入力する.
- 患者を仰臥位にし,前胸部と手首,足首を露出させる.
- 交流障害を予防するため,電気毛布など電気製品の電源を切る.
- ディスポーザブル電極シールを貼付する部位の発汗がある場合や,軟膏が塗布されている場合,タオルまたは消毒用アルコール綿で拭き乾燥させる.
- 室温が低いと体の震えにより筋電図が入り,室温が高いと発汗し正しく記録されないため,部屋の温度を適温に設定する.
- 電極を正しい位置に装着し,心電計のリード線を電極に接続する(図1).
- クリップ型の電極や吸盤型の電極の場合:電極を皮膚と密着させるために,電極装着用ペーストを少量塗布してから装着する.

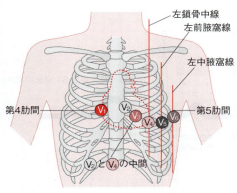

V_1:胸骨右縁第4肋間　　V_2:胸骨左縁第4肋間
V_3:V_2とV_4の中間　　V_4:鎖骨中線第5肋間
V_5:前腋窩線V_4の高さ　　V_6:中腋窩線V_4の高さ

図1 ◆ 電極の装着部位
(文献1より引用)

- 較正曲線（感度），10mm（= 1mV）の標準感度になっているかを確認する（図2）．
- 患者に，胸部の動きで波形が乱れることがあるため，**測定中はできるだけ動いたり話したりせず，力を抜いてリラックスする**ように伝える．
- 心電計のスタートボタンを押し，記録する．
- 記録終了後，心電図の波形を確認し（図3），必要があれば速やかに医師に報告する．

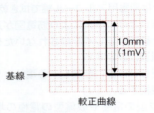

図2 ◆ 標準感度
（文献2より引用）

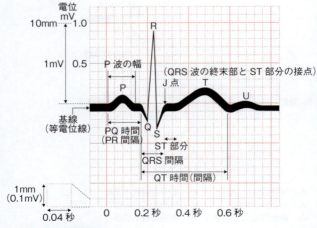

図3 ◆ 正常心電図波形
（文献2より引用）

- 電極を外し，粘着剤が皮膚に残っている場合は清拭タオルを用いて清拭し，患者の寝衣や掛け物を整え，検査の終了を伝える．
- 継続して測定する場合には，電極装着部位にマーキングを行い，次回も同じ位置に電極が装着できるように準備する．
- 検査内容と結果を診療録に記録する．

心電図の記録のポイント

- 測定時間．
- 測定中の患者の様子・心拍数．
- 測定は仰臥位で行うが，呼吸困難感などで仰臥位が困難のためセミファーラー位等で測定した場合は，その旨を記録する．
- 心電図波形の異常の有無．

観察のポイント

- 測定中の患者の様子（バイタルサイン含む）．
- 胸部症状（自覚症状）の程度．
- 心電図波形（前回の波形と比較する），ノイズや交流障害の有無．
- 電極貼付部の皮膚状態．
- 血液生化学・血算データ．
- 測定していれば，前回の心電図波形との比較．

◆ 文献
1) 甲田英一・菊地京子（監）: Super Select Nursing 循環器疾患—疾患の理解と看護計画—．p.63, 学研メディカル秀潤社, 2011.
2) 落合慈之（監）: 循環器疾患ビジュアルブック，第2版. p.37, 学研メディカル秀潤社, 2017.

心電図検査

ホルター心電図

目的

* 日常生活下で24時間連続して心電図を記録することで，患者の日常生活と心電図波形の変化を対比させる．
* 標準12誘導心電図のように，短時間の測定では把握できない心電図の異常を検出し，診断や治療に役立てる．

適応

- 動悸がある場合：頻脈性不整脈や徐脈性不整脈など．
- 失神・めまいがある場合：一時的心停止や徐脈性不整脈による一過性脳虚血発作など．
- 胸痛がある場合：異型狭心症，運動負荷ができない患者などで胸痛を訴える場合など．
- 訴えがなくても不整脈や心筋虚血を検出する場合：心筋症，弁膜症，ウォルフ・パーキンソン・ホワイト（WPW）症候群，無症候性心筋虚血など．
- 病態やその他の心疾患の経過観察，薬効判定：抗不整脈薬，狭心症治療薬の治療効果やペースメーカ機能評価など．

実際

- アルコールや粘着テープによるアレルギーの有無を，患者本人もしくはカルテから確認する．
- 患者の認知能力（患者記録カードの記載項目，記載方法について理解できるか）を確認する．
- 電極を装着する（図1）．
- 電極および電極についているコード線を粘着テープでしっかりと固定する．必要時に除毛する．
- 粘着テープによる接触性皮膚炎などを起こしやすい患者は，貼付にあたり本人の同意を得る．
- 患者記録カードを渡し，検査中の注意事項を説明．

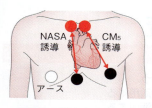

図1 ◆ホルター心電図の主な誘導
(文献1より引用)

- 心電計を落としたり、ぶつけないよう注意する．
- 入浴・シャワー浴は指示に従う．
- 就寝時，電気毛布や電気あんかなどの家電製品の使用を避ける．また，フリース素材など静電気が発生しやすい衣服の着用を避ける．
- 検査中，電極部を強くこすったり，コード線を引っ張ったりしない．
- 患者記録カードは，心電図解析の際に重要な資料となるため，必要項目を正確に記入する．
- 同時に，24時間ホルター血圧計の検査を行うこともある．

観察のポイント

- 意識レベル．
- 胸部症状の有無や頻度．
- 電極やコード線の固定状況．
- 患者記録カードの記録状況．カードに正確な記載ができない場合，誤診断の原因となる恐れがある．
- 検査中・検査後の皮膚トラブルの有無．消毒用アルコール綿や皮膚前処理剤により，発赤や炎症を生じる可能性がある．また，電極やコード線の固定に用いる粘着テープにより，水疱形成や発赤，炎症を生じる可能性がある．

◆文献
1) 落合慈之（監）：循環器疾患ビジュアルブック，第2版．p.41，学研メディカル秀潤社，2017．
2) 渡辺重行・山口 巖（編）：心電図の読み方パーフェクトマニュアル．p.24，羊土社，2006．

胸部X線検査

目的

* 胸部疾患の評価と診断を行う.
* 肺野の異常像の早期発見に活用する.
* 留置物の位置確認と管理に活用する.

胸部X線検査の概要

<胸部X線写真正面像での構造物の位置(図1)>

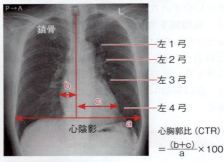

心胸郭比(CTR)
$= \frac{(b+c)}{a} \times 100$

図1 ◆ 胸部X線写真正面像

<X線の原理>

- 空気など**透過性の良い部分は黒く**, 水分や骨など**透過性の悪い部分は白く**映る.

<胸部X線検査の評価方法>

- 前回の結果と比較し, **経時的な変化を評価**する.
- 第一印象:外観, 肺の大きさ, 左右のバランス.
- 骨・軟部陰影:骨折, 溶骨や皮下気腫, 浮腫の有無.
- 縦隔:気管, 気管分岐部, 左右主気管支, 左右肺動脈, 大動脈弓〜下行動脈, A-P window(大動脈—肺動脈窓).
- 心陰影:心胸郭比(CTR), 心臓の位置.
- 横隔膜:肋骨横隔膜角(CP angle), 横隔膜の裏.
- 肺野:左右を比較しながらみていく.

<撮影条件>

- フィルムが前面にあり,放射線を背面(posterior)から前面(anterior)に照射し撮影したものがPA像
- ポータブル写真では,背面にフィルムを置き照射するためAP像と呼ぶ.
- PA像とAP像では,心臓や縦隔の大きさが異なり,**AP像の方が心臓が拡大されて映る**(表1).

表1 ◆ PA像とAP像

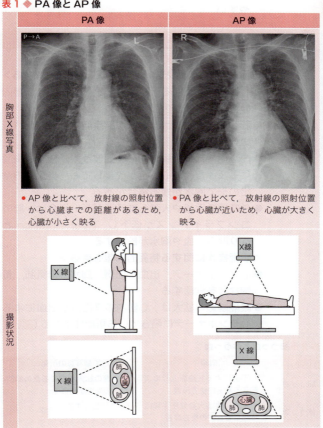

PA像	AP像
● AP像と比べて,放射線の照射位置から心臓までの距離があるため,心臓が小さく映る	● PA像と比べて,放射線の照射位置から心臓が近いため,心臓が大きく映る

- 坐位での撮影か，臥位での撮影かを確認する．
- 臥位では，肺血流量は立位と比べて約30％増加するため肺血管影が目立ち，心陰影や縦隔陰影は拡大されて映る．
- 横隔膜の高さが異なる．
- 坐位では，胸水は最も低い位置となり，肋骨横隔膜角に貯留するため鈍化する．臥位では，胸水は背面に一層となって存在するため見逃されやすい．

ケアの実際

開心術後の胸部X線検査

<心陰影や肺血管など全体像を把握し，病態を理解する>

- 心機能が低下すると，全身静脈系および肺血管内の血流うっ滞が生じる（**表2，図2**）．
- 肺表面からのリンパ管系の胸膜腔内へのリンパ液の析出によって，胸水が生じる．
- 開心術では，心膜切開の炎症波及が隣接する胸膜にも及ぶため，心不全が改善しても，炎症性の滲出の形で胸水が残る場合がある．
- 長時間の手術や人工心肺時間が長い場合は，肺のコンプライアンスが低下し，**over balance**となり肺うっ血や胸水が貯留する．

<手術操作に関する特異的情報を得る>

- 心タンポナーデ，出血，血胸，胸水，無気肺，気胸などを確認する．
- 縦隔陰影の拡大は，心嚢内の滲出液や出血による心タンポナーデに陥っている可能性がある（**図3**）．

表2 ◆ 肺うっ血と体うっ血

	病態	X線写真の所見
肺うっ血	・左心不全による肺静脈圧上昇により起こる左室の後方障害	・肺血管の拡大が起こるため肺門陰影の拡大が起こる
体うっ血	・右心不全による大静脈圧上昇により起こる右室の後方障害	・CTRは拡大する

（文献1を参考に作成）

- 心拡大による気管支圧排や痰詰まりで、肺の一部の含気が低下すれば、無気肺を生じる.
- 手術中の操作による気胸や異物残存がないか確認する.

両心不全

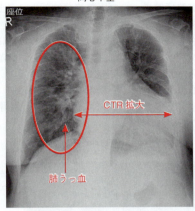

図2 ◆ 肺うっ血の例

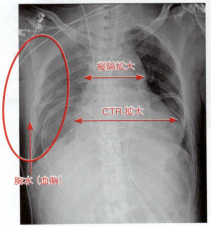

図3 ◆ 縦隔陰影の拡大例

＜挿入されている留置物の確認＞

- チューブ類の位置異常は，それらの機能低下だけでなく，医原性の合併症を引き起こす原因となるため，以下を確認する（図4）．
- 中心静脈カテーテル：先端が上大静脈内．
- 気管挿管チューブ：気管分岐部より7±2cm．
- スワン・ガンツカテーテル：大静脈，右心房，右心室を介して肺動脈肺葉枝より手前に留置．
- 胸腔ドレーン：血胸・胸水に対して背側部へ挿入，気胸に対して前方腹側部へ挿入．
- 心嚢ドレーン：心嚢内に留置．
- 縦隔ドレーン：左右の肺と胸椎，胸骨に囲まれた部分に留置．

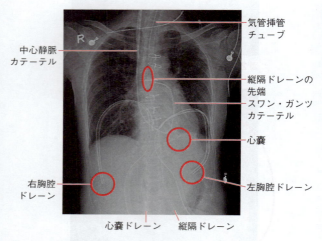

図4 ◆ チューブ類の位置

◆ 文献
1) 廣谷信一：肺うっ血と体うっ血の違い―病態から治療まで．Fluid Management Renaissance 6(1)：17, 2016.

心臓CT検査

目的

* 冠動脈やバイパス血管などの評価，患者の予後推定などに必要な情報を得る．

実際

- CT検査は，MDCTの登場で，1回のスキャンで複数枚の画像を得られるようになり，循環器疾患の日常診療で不可欠な検査法となりつつある．
- 循環器領域においては，以下の評価・観察のために実施される．
- 冠動脈の評価（狭窄，石灰化，プラーク性状）．
- バイパス血管の評価．
- 動脈疾患の評価（大動脈瘤，大動脈解離）：手術の適応評価，術式決定に有用．
- 大動脈弁の評価（弁口面積，弁周囲の形態や石灰化の状態）：経カテーテル的大動脈弁置換術（TAVI）の術前精査に有用．
- 肺静脈の解剖学的特徴，左房容積，左房内血栓の有無の評価：心房細動治療における肺静脈のカテーテルアブレーション前の評価．
- 心内血栓，心臓腫瘍の観察．
- 肺塞栓の有無や位置の確認，肺血流分布の評価．
- 閉塞性動脈硬化症の評価．
- 非造影心臓CT検査，造影心臓CT検査があるが（表1），**多くの場合はヨード造影剤を必要とする造影心臓CT検査**である．

Memo

表1 ◆ 主な心臓CT検査法（カラー口絵：p.v）

検査方法			特徴	画像例
非造影心臓CT検査			・低被ばくで検査可能 ・主に冠動脈石灰化スコアの評価を目的に撮影する	
造影心臓CT検査	水平断像		・基本のCT画像	
	多断面変換表示法（MPR）		・3次元的に収集された情報を，任意の断面で2次元に変換した画像	
	冠動脈CT検査	ボリュームレンダリング法（VR）	・横断面を再構成して3次元表示した画像 ・冠動脈を含めた心臓全体を任意の方向から観察することができる	
		最大値投影法（MIP）	・冠動脈造影に類似した画像	
		曲面変換表示法（CPR）*	・蛇行する冠動脈について，一つの平面上に直線的に展開した画像	

＊多断面変換表示法（MPR）の一つ．
（文献1，2を参考に作成）

禁忌(造影CT検査)

<造影剤アレルギーがある場合>
- **検査前には必ず，造影剤の使用歴やアレルギーの有無を確認し，疑わしい場合は原則禁忌．**
- 別の造影剤を使用することでアレルギーを避けられる可能性がある場合は，実施する場合もある．

<重篤な甲状腺疾患がある場合>
- ヨード造影剤投与によるヨード過剰状態に対して自己調整メカニズムがうまく機能できず，甲状腺中毒症などの重篤な代謝障害を来す恐れがある．

<気管支喘息の既往がある場合>
- **原則禁忌**だが，主治医が喘息のリスクが低いと判断した場合は，実施することがある．

ケアのポイント(造影CT検査)

検査前
- 検査説明と同意書の確認．
- **造影CT検査の禁忌の有無を確認**する．
- **糖尿病患者の場合，内服薬を確認**する．当院では，ビグアナイド系内服薬は，ヨード造影剤投与前は投薬を中止し(緊急検査時を除く)，検査後48時間まで休薬する(重篤な副障害である乳酸アシドーシスを回避するため)．
- 食事制限指示の有無を確認：通常，**検査前3時間から禁食**にする(飲水は可能)．
- 前投薬の有無の確認と実施．
- 冠動脈CT検査で，収縮期血圧が100mmHg以上もしくは心拍数が60回/分以上の場合，心拍数を抑え，評価に適した画像を撮影するため，メトプロロール酒石酸塩の内服が必要となる．
- 冠攣縮性狭心症の場合，カルシウム拮抗薬(ベラパミル，ジルチアゼムなど)で代用することもある．

心臓CT検査

準備

- 造影剤投与用の静脈ラインを確保する．心臓CT検査では造影剤の高速注入が必要な場合が多く，当院では下記の通り留置針のゲージ数を決めている．
  - 体重55kg未満の場合：右前腕に20G留置針．
  - 体重55kg以上の場合：右前腕に18G留置針．

右上肢の血管確保が必要な理由

- 心臓に至るまでの静脈経路狭窄に伴う造影剤のうっ滞や，側副血行路に伴う造影剤の拡散を最小限にするため．
- 胸部大動脈瘤患者やデバイス植込み患者は，静脈圧排や静脈内留置リードにより静脈循環が阻害され，側副血行路が発達していることがある．

- アーチファクトの原因となる金属製品が取り外されているかどうかを確認する．

検査時

- 造影剤注入時は体が熱くなることを伝え，過敏反応（咳嗽，血管痛，じんま疹，瘙痒感，悪心，動悸など）を自覚したら，すぐに伝えるよう説明．
- 検査には息止めが必要であること，検査中は指示の声に従って呼吸を合わせることを説明する．

息止めが必要なケースと理由

- 冠動脈CT検査，大動脈基部評価，術前（肺静脈アブレーション／経皮的中隔心筋焼灼術／経カテーテル的大動脈弁植込み術）評価，循環器ドック（造影ありの場合）：呼吸による動きの影響がない画像を取得するため．

- バイタルサインを測定し，心電図モニタを装着する．
- メトプロロール酒石酸塩でレートコントロールが不良の場合はコアベータ（短時間作用型β_1選択的遮断薬）を使用するため，その必要性を評価する．

コアベータの必要性の評価

- 心拍数 70 回 / 分以上，収縮期血圧 100mmHg 以上で左室駆出率が保たれている場合，コアベータの投与が必要になる．半減期は 3.5 〜 3.7 分．

- **禁忌**：気管支喘息，慢性閉塞性肺疾患，コントロール不十分な糖尿病（HbA1c 10%以上），重篤な肝腎機能障害，末梢循環不全，未治療の褐色細胞腫，冠攣縮性狭心症，原因不明の失神，重症大動脈弁狭窄症，2 度以上の房室ブロック，洞不全症候群のペースメーカ植込み前．

- 心電図同期が必要な冠動脈 CT 検査時に使用する．

観察のポイント

- 撮影時間は約 20 分であり，その間，安静が保持できるかを事前に確認する．
- 検査後は，**遅発性副作用**（造影剤使用後 1 時間〜 1 週間経過後に現れる副作用．皮疹，悪心，頭痛，筋骨格系疼痛などが報告されている）**に注意**する．

◆ 文献
1) 日本医学放射線学会（編）：画像診断ガイドライン 2016 年版．金原出版，2016．
2) 伊藤 浩（編）：循環器内科グリーンノート．中外医学社，2016．
3) 日本循環器学会：慢性冠動脈疾患診断ガイドライン（2018 年改訂版）．日本循環器学会，2019．
4) 中原健裕・他：非侵襲的画像診断の近年の進歩と位置づけ．循環器ジャーナル 67：322-330，2019．
5) European Society of Urogenital Radiology：ESUR Guideline on contrast agents ver.10.0.

Memo

心臓 MRI 検査

目的

* 虚血性心疾患や心筋疾患の心形態・心機能評価，心筋バイアビリティの評価を行う．

実際

- 心臓 MRI 検査は，放射線被ばくの心配がないため，スクリーニングや経過観察に適している．
- 冠動脈の形態評価としては，冠動脈 MRA 検査が用いられている．
- 造影 MRI 検査では，ガドリニウム（Gd）を含んだ造影剤を使用するが，**遅発性副作用として腎性全身性線維症**（NSF）が確認されている．
- 強力な磁力を用いて生体情報を得る検査であり，検査時間は 1 時間近くを要する．
- 検査方法を**表1**に示す．
- 近年は，4D フロー（血流を可視化する）やマッピング（非造影でファブリー病やアミロイドーシスが分かる）などの技術があり，循環器診療に活用されている．

···Column···

心筋バイアビリティ（生存能）

血行再建術によって，左室壁運動が改善することである．心臓超音波検査で無収縮と判定されても，全てが不可逆的な心筋壊死とは限らない．冬眠心筋や気絶心筋であれば，血行再建により心機能が改善する可能性があるため，心筋バイアビリティ評価は，冠動脈疾患の治療戦略決定における重要な情報となる[1]．

表1 ◆ 心臓MRI検査方法（カラー口絵：p.v）

検査方法	特徴	目的	画像例
シネMRI	・心臓の動きを1拍16〜40コマの動画として撮影する． ・心臓超音波検査では観察しづらい右心系の評価や，周辺臓器との関連性もみることができる ・造影剤：不要	・左室機能の診断 ・心臓の形態 ・心室容積 ・収縮能，拡張能の評価 ・先天性疾患や腫瘍性疾患の評価	
心筋パーフュージョンMRI	・冠血管拡張薬による薬剤負荷を用い，心筋虚血の検出ができる ・造影剤：要	・心筋虚血の診断	
遅延造影MRI	・心筋細胞膜の破綻や浮腫，線維化で細胞外スペースが多くなった場合，造影剤の排出が遅れて遅延像で観察される ・心筋梗塞や心筋症を検出でき，また心筋バイアビリティ評価にも有用 ・造影剤：要	・梗塞と線維化の診断 ・心筋バイアビリティの評価	
T2強調画像	・血流信号を抑制（血液を黒く）することで，心筋や内膜の状態を観察しやすくした像 ・心筋内の浮腫や炎症が高信号域として描出される ・造影剤：不要	・急性心筋梗塞や急性心膜炎，心サルコイドーシス等による心筋の浮腫 ・心臓腫瘍 ・血栓	
冠動脈MRA	・冠動脈の石灰化の影響を受けず，非造影で冠動脈の評価ができる ・心臓CT検査と比較して空間分解能は劣るが，被ばくがなく造影剤も使用しないため，被ばくを避けたい小児患者のスクリーニングや腎機能低下症例には有用 ・造影剤：不要	・冠動脈の評価	

（文献2〜4を参考に作成）

注意点

- 冠動脈ステント留置患者の場合,現在使用されているほとんどのステントは,条件付きで MRI 検査の施行が可能である.
- **ペースメーカや ICD 植込み患者の場合,現在は条件付き MRI 対応機器と従来の MRI 禁忌の機器が混在しているため,注意**する.
- 人工弁植込み患者の場合,近年の製品に関しては問題ない.
- 経皮的僧帽弁接合不全修復システム「MitraClip」では,非臨床試験において 2 個までのクリップ留置について,次の条件下で MRI 検査を安全に施行できることが確認されている.
- 静磁場強度が 3 テスラ以下.
- 空間勾配が 2,500 ガウス /cm 以下.
- 最大全身平均比吸収率(SAR) 3.0W/kg 下で 15 分間以下のスキャン.

ケア・観察のポイント

検査前

- MRI 検査室内は非常に高い磁力が発生していることや,検査に 1 時間近い時間を要するため,検査前に**表 2** に示した項目を確認する.
- 介助のため看護師自身が検査室内に入る必要がある場合は,身に付けている物やポケットを十分に確認する(ヘアピン,ボールペン,針類など).
- 検査台移動後は,緊張や検査台の圧迫感に配慮し,患者の不安や緊張を和らげる工夫をする.

検査中

- 操作室から,患者の体動や異変を観察する.
- 急変時は,検査室外に患者を搬出してから処置を行う.**絶対に検査室内に救急カートや除細動器,針類を持ち込まない**.

表2 ◆ 心臓 MRI 検査前の確認事項

確認事項	根拠・備考
閉所恐怖症はないか 長時間の安静に耐えられるか 息止めができるか	● 狭い空間での長時間の検査となるため、閉所恐怖症や長時間の安静保持ができない患者は難しい ● 良好な画像を得るために、患者の息止めの協力が必要となる
体内留置金属はないか ● ペースメーカ/植込み型除細動器（ICD） ● 脳動脈瘤クリップ ● 人工関節 ● 人工内耳植込み　など	● 着脱不可能な体内留置金属が入っている場合は、必ず医師に報告する ● 人工内耳は、電磁誘導により発生する誘導電流によって故障するため、撮影は禁忌である
装着物	● ヘアピン、イヤリング、指輪、義歯、眼鏡、磁気治療器具などの装身具・金属製品は取り外す必要がある ● これら金属は画像を乱し撮影に障害を来す他、電子機器は故障する危険がある
造影剤を使用する場合 ● 造影剤アレルギーの有無 ● 腎機能 ● 気管支喘息の既往歴	● アレルギー反応や嘔気の副作用がある。気管支喘息の既往歴を有している場合は、原則として造影剤を使用できない ● 腎機能の低下した（eGFR < 30mL/分/1.73m^2）患者、透析患者は腎性全身性線維症（NSF）のリスクが高いため、造影 MRI 検査は禁忌である
不整脈の有無	● 心臓の動きと同期させて撮影を行うため、心房細動や期外収縮頻発症例では、モーションアーチファクトの影響を受け、心機能の解析が困難な場合がある
その他 ● 磁気記録メディア（磁気式キャッシュカードやプリペイドカード、磁気認識方式のカードキーなど）	● MRI 検査室に持ち込むと使用不可能となる場合がある
● 化粧品（マスカラ、アイライン、アイブロウ、アイシャドーなど） ● カラーコンタクトレンズや入れ墨	● 磁性体を含む成分を含有しているものがあり、検査によって熱傷を起こすことがあるので、検査前に落とす（各施設基準に準じる）

（文献5を参考に作成）

Memo

検査後

- 長時間の同一体位による，患者の心身の苦痛に配慮する．
- **火傷**の有無を観察する（発汗による水分が導電体となり，皮膚と皮膚の接触部位における火傷事故が報告されている）．
- **造影剤を使用した場合は遅発性副作用に注意**する．

◆文献
1) 岩永善高：心筋 viability の評価と治療．日本冠疾患学会誌 18：233-238，2012．
2) 日本医学放射線学会（編）：画像診断ガイドライン 2016 年版．金原出版，2016．
3) 伊藤　浩（編）：循環器内科グリーンノート．中外医学社，2016．
4) 百村伸一（監）：循環器ビジュアルナーシング．学研メディカル秀潤社，2014．
5) 榊原記念病院：MRI 検査前チェックシート．
6) 日本循環器学会：心筋症診療ガイドライン（2018 年改訂版）．日本循環器学会，2019．
7) 日本循環器学会：急性および慢性心筋炎の診断・治療に関するガイドライン（2009 年改訂版）．日本循環器学会，2009．
8) European Society of Urogenital Radiology：ESUR Guideline on contrast agents ver.10.0．

Memo

ドプラー検査

目的

* 超音波ドプラー聴診器を用いて，血流の状態を聴く．
* 四肢の血行に関する疾患の診断で，有用な情報を得る．

ドプラー検査の概要

- **末梢動脈閉塞性疾患や下肢静脈疾患の診断には不可欠な検査**である．
- 動脈に病変があり脈が触知できない場合，ドプラー検査で血流の有無を確認することができる．また，腓骨動脈など指で触れることができない血管に対しても，血流を確認することができる．

必要物品（例）

- ドプラー血流計（図1）．
- 超音波ゼリー．
- ティッシュもしくはタオル．

実際

- ドプラー聴診器の電源を入れ，測定部位に超音波ゼリーを塗布する．

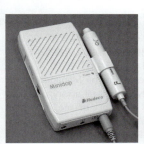 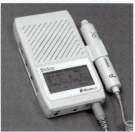

図1 ◆ ドプラー血流計
[ミニドップ ES-100VX（左），超音波双方向血流計 ES-100V3（右）]
（写真提供：Hadeco）

- 測定部位にプローブを軽く当て，測定音が最も大きくなる位置を探す（**表1**）．動脈血流は拍動音が，静脈血流はザーという非拍動音が聴取できる．
- 検査終了後は測定部位とプローブのゼリーを拭き取り，電源を切る．

観察・ケアのポイント

- 末梢動脈閉塞性疾患の場合，疼痛や知覚異常を伴っていることがあるため，十分に配慮する．
- **下肢静脈疾患の検査は必ず立位で行い**，プローブにゼリーを十分に付けて，皮膚の圧迫を避ける．

＜急性下肢虚血（急性下肢動脈閉塞）への適応＞

- 下肢動脈閉塞では，急性か慢性かで治療方針が異なる（p.488参照）．急性では，迅速な診断と適切な治療を行わなければ，肢も生命予後も不良となる．
- **重症度クラスⅡbでは早急な血行再建が必要**なため，下肢動脈閉塞が疑われたら速やかにドプラー検査を行い，救肢の可能性と危機の判別を行う．

表1 ◆ 脈拍を触れる代表的動脈

上肢	腋窩動脈，上腕動脈，橈骨動脈，尺骨動脈
下肢	大腿動脈，膝窩動脈，足背動脈，後脛骨動脈

（文献1を参考に作成）

◆文献
1）福井次矢・他（監）：ベイツ診察法，第2版．p.494-495，メディカル・サイエンス・インターナショナル，2015．
2）日本循環器学会：末梢閉塞性動脈疾患の治療ガイドライン（2015年改訂版）．日本循環器学会，2015．
3）2016 AHA/ACC Guideline on the Management of Patients with extremity peripheral artery disease：Executive Summary：A report of the American Collage of Cardiology/American Heart Association Task Force on Clinical Practice Guidelines．
4）伊藤孝明・他：創傷・熱傷ガイドライン委員会報告—5：下腿潰瘍・下肢静脈瘤診療ガイドライン．日本皮膚科学会雑誌 121：2431-2448，2011．

心臓超音波検査(経胸壁, 経食道)

目的

* 解剖学的な評価(心腔・心筋・弁・血管・心膜の形態や大きさ, 先天的な構造異常や異常構造物の有無)を行う.
* 機能的な評価(心腔内の血流などの計測や, 圧の推測による血行動態の評価)を行う.
* これらの評価により, 心疾患の原因検索や治療方法の決定, 治療効果の判定に用いる.

ケアの実際

- 日常生活におけるリスクを予測し安全な援助を提供するために, **心臓超音波検査所見から患者の病状や, 治療効果を把握することは重要**である.
- 安全に検査を行うために, **検査方法や禁忌を確認**.
- 代表的な検査の種類には, **経胸壁心臓超音波検査**(TTE), **経食道心臓超音波検査**(TEE), **負荷心臓超音波検査**(運動負荷, 薬物負荷)がある.

経胸壁心臓超音波検査

- 前胸部にプローブを当てて撮影する検査で, 一般的な心臓超音波検査のことである(**図1, 図2**).
- 所要時間は約20〜30分である.

<禁忌・注意事項>
- 前胸部に開放創がある場合や, ホルター心電図装着中は施行が困難である.

<検査の手順>
- 体位を調整し, 前胸部の寝衣を開く.
- 肺の干渉を少なくするため, 主に左側臥位にする.
- 左上肢は挙上し, 右上肢は体側に沿わせる. 検査前にこの体位で苦痛がないことを確認する.
- 緊急時や左側臥位の保持が困難な場合は, 仰臥位で実施する.

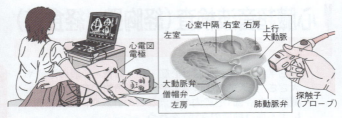

図1 ◆経胸壁心臓超音波検査の基本体位
(文献1より引用)

断層法

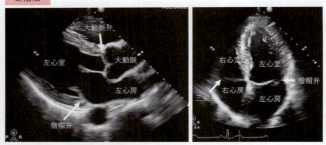

心臓内の構造物の形態や大きさ，構造異常が観察できる．

ドプラ法

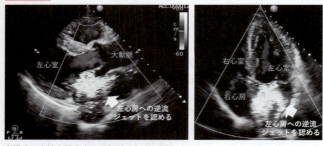

心臓内の血流を観察することができる．

図2 ◆経胸壁心臓超音波画像（僧帽弁閉鎖不全症）（カラー口絵：p.v）

- 心電図電極を付ける.
- 先端にゼリーを付けたプローブで,検査を行う.
- 検査中は,カーテンやタオルケットで羞恥心に配慮し,保温にも留意する.
- よい画像を得るために息止めや体位変換の指示があるため,必要に応じて介助する.
- 終了後は胸部に残ったゼリーを拭き取り,寝衣を整える.

経食道心臓超音波検査
- 上部消化管内視鏡検査のように,プローブを食道または胃内へ挿入し,心臓を観察する(図3).
- 肺の影響を受けないため,より鮮明な画像が得られる.
- 所要時間は20〜30分.

＜経食道心臓超音波検査の適応＞
- 心内血栓.
- 腫瘍,上行大動脈プラーク.
- 心内シャントなどの脳梗塞の原因診断.
- 感染性心内膜炎の診断と手術適応の判断(特に人工弁).
- 弁膜症や先天心疾患に対する手術前の評価.
- 心血管手術やカテーテル治療の術中評価.

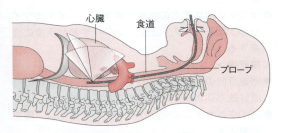

図3 ◆経食道心臓超音波検査のイメージ図
(文献1より引用)

<禁忌・注意事項>
- **食道疾患は絶対禁忌**である．

  > 例：食道静脈瘤，食道潰瘍，食道憩室，食道狭窄，食道腫瘍，傍食道型の食道裂孔ヘルニア，活動性上部消化管出血．

- 肝硬変患者も食道静脈瘤がある可能性があり，事前に上部消化管内視鏡検査で食道静脈瘤が否定される必要がある．
- **頸部・胸部への放射線治療歴，消化管手術の既往，胃潰瘍，嚥下障害，頸部可動制限（頸部関節疾患），凝固異常，血小板減少症は相対的禁忌**である．
- 重度の呼吸器疾患，認知症，局所麻酔薬や鎮静薬のアレルギーがないかを確認する．

<検査前>
- 前処置として検査4時間前から絶飲食とする．
- 検査説明と同意書の有無を確認する．
- 義歯の有無の確認：検査前に除去する．

<検査の手順>
- 局所麻酔薬のゼリーやスプレーで咽頭麻酔をする．
- 必要に応じて鎮静薬を静脈内投与する（各施設基準に則る）．
- 鎮静深度を確認し，口からゆっくりとプローブを挿入する．
- 検査中は常に患者の状態を観察し，バイタルサイン（心電図モニタ，血圧，SpO_2）や鎮静深度に注意する．

<検査後>
- 咽頭麻酔の効果が残存しているため，口腔内の唾液は飲み込まず，吐き出すことを指導する．
- バイタルサインに変化がないことを確認し，寝衣を整える．

- 誤嚥を防ぐため,鎮静薬の作用が消失する間(約1〜2時間)は飲食を避ける.
- 苦痛を伴う検査のため,患者の苦痛に配慮する.

心臓超音波検査レポートの解釈

- 代表的な循環器疾患(心不全,急性心筋梗塞,弁膜症)の心臓超音波検査所見のポイントを示す.

心不全

- 病態の主体はうっ血,左房圧・右房圧の上昇であり,心臓超音波検査で推測することができる.

<左室駆出率(LVEF)>

- 一般的に左室収縮能の指標として用いられている.

LVEF =(左室拡張末期容積−左室収縮末期容積)/左室拡張末期容積×100(%)

- **55%以下は左室収縮能低下を意味する**.
- 30%以下の高度低下症例の場合,次の点に注意する.
- 労作により容易に心負荷がかかることがあり,特に心不全症状のある場合は,酸素消費量を最小限に抑えるケアの工夫が必要である.
- 様々な機序で不整脈や血行動態の破綻も起こりやすいため,心不全の急性増悪に注意する.

<僧帽弁流入血流波形,E/A>

- 僧帽弁流入血流波形であるE波とA波の比E/Aは左房圧上昇と関連があり,**2以上は左房圧の上昇を示す**.
- 左房圧の上昇で左心系に進めない血液が肺でうっ滞し,労作時の息切れや起坐呼吸が出現する.これが左心不全である.
- 退院前の心臓超音波検査でE/Aが2以上であれば,治療の追加を検討すべきである.

<三尖弁圧較差(TRPG)>
- TRPGは，左房圧と相関関係がある．
- 継時的な **TRPGの上昇は心不全悪化を示唆する** ため，症状の確認や心不全悪化の原因がないか再評価が必要である．
- 心房細動患者はE波のみとなり，E/Aが使えないため，TRPGが有用である．

<下大静脈(IVC)>
- IVCの状態(最大径と呼吸性変動の程度)は，右房圧と相関関係がある．
- **最大径21mm以上で呼吸性変動50%未満は，右房圧上昇を示し**，右心不全である．
- 中心静脈圧上昇による腎うっ血，肝うっ血，胸水，腹水や腸管浮腫による腹部膨満，下腿浮腫の評価が必要であり，利尿薬の投与または増量が予想される．
- 最大径21mm未満で呼吸性変動50%以上は，右房圧低下であり，脱水や出血などを考える．
- 右房圧の上昇・低下ともに，食事量や間食などの評価が必要である．

急性心筋梗塞
- 心筋梗塞後では，**左室駆出率と以下に示す心筋梗塞合併症の所見を確認する**．

<乳頭筋断裂・虚血性僧帽弁逆流>
- 乳頭筋には僧帽弁を支える腱索が付着している．梗塞により乳頭筋が断裂すると，急性で重症の僧帽弁逆流を生じることがあり，緊急手術が必要である．
- 心筋梗塞で左室壁運動が低下し，腱索に僧帽弁が牽引される(テザリング)ことでも逆流が生じる．
- 逆流が重症の場合は，容易に心不全増悪に陥りやすい状態であることを認識する．

＜心室中隔穿孔・左室自由壁破裂＞
- 心室中隔の梗塞により心室中隔穿孔を起こした場合，突然の心雑音が出現し，重症心不全となる．
- 自由壁が破けると左室自由壁破裂となり，心嚢液が貯留しショックとなる．
- いずれの場合も緊急手術が必要であり，これらの合併症を起こさないように，急性期の過度な負荷と高血圧を来さないケアが重要である．

＜左室心尖部血栓＞
- 前壁中隔梗塞で左室心尖部が瘤化すると血液が滞り，血栓ができやすくなる．
- 心筋梗塞発症の1週前後に多く認められる．
- 可動性がある血栓は，脳梗塞や塞栓症を併発しやすいため，脳梗塞所見や各臓器の塞栓症状を観察する．

大動脈弁狭窄症
- **大動脈弁最高血流速度（Vmax）4m/秒，平均圧較差（mean PG）40mmHg以上は，重症大動脈弁狭窄**であり，症状があれば手術適応となる．
- 大動脈弁狭窄症はうっ血を来す一方で，循環血漿量減少により低血圧，狭心症，失神を起こし，体液量の増減で症状が出やすい．
- 尿量と水分摂取量のバランス，食事摂取量，脱水徴候の有無を把握し，体液量が保持できるように工夫する．
- 日々のケアでは酸素消費量を低減させるよう，心負荷がかからないケアを行う．

僧帽弁逆流症
- 重症僧帽弁逆流症であっても左室駆出率は保たれ，無症状のことがある．
- 心筋障害が進行すると，左室は拡大し左室駆出率が低下し，左房圧が上昇して心不全症状を呈する．

心臓超音波検査

- 無症候性で左室拡大を認めない場合は，通常運動制限は行わないが，左室拡大や心房細動を伴う場合は，過度な心負荷は避けるよう指導する．

◆**文献**
1) 落合慈之（監）：循環器疾患ビジュアルブック，第2版．p.50-54，学研メディカル秀潤社，2017．
2) 2014 AHA/ACC Guideline for the Management of Patients With Valvular Heart Disease. ACC/AHA, 2014.

Memo

心臓カテーテル検査

目的

* 心臓の内圧測定を行う.
* 冠動脈の性状, 狭窄の重症度を評価する.
* 弁の逆流の程度, 弁口面積を計算する.
* 各心室内の酸素飽和度, シャント率を算出する.
* 心筋生検を行い, 心筋組織を採取する.
* 電気生理学的検査(各種不整脈の診断や重症度の評価, 発生機序, 治療方針の決定, 適応の判断)を行う.

検査前の準備・ケアのポイント

病棟看護師

<確認事項>

- 各病態の諸症状.
- 同意書の有無.
- インフォームド・コンセントの内容, 患者・家族の受け入れ状況.
- ネームバンドの装着.
- 事前に中止する薬剤(ビグアナイド系糖尿病薬, 冠攣縮性狭心症の誘発試験の場合はカルシウム拮抗薬)の有無.
- 腎機能(クレアチニン, eGFR値).
- 造影剤アレルギー, 喘息の既往, **ステロイドカバー(ステロイドホルモンの補充療法)** の有無.
- 穿刺部位と拍動の左右差の有無.
- 橈骨動脈の場合:橈骨動脈の拍動の左右差の有無を確認し, 穿刺側のアレンテストを行う.
- 鼠径動脈の場合:両足背動脈の拍動の左右差の有無を確認する.

<穿刺部位の清拭・除毛>

- 体毛が濃い, 胸毛がある患者には, 説明・同意の上, 心電図モニタパッチが貼付できるように除毛.

＜輸液ライン確保，ハイドレーション開始＞
- 穿刺部位が橈骨動脈の場合は，穿刺の対側にライン確保する．
- 食止め，飲水止めの時間を確認し，患者に伝える．

＜患者のADL，病態に見合った移動方法を選択＞
- 鼠径動脈穿刺の場合，床上排泄が可能かを確認する．難しい場合は，シース型収尿器（ウロシースなど）の装着，膀胱留置カテーテルの挿入を検討する．

カテーテル室看護師

＜確認事項＞
- 検査目的の理解と確認事項．
  - 感染症の有無．
  - 既往歴．
  - 採血データ．
  - 過去に実施されている場合，カテーテル検査・治療の結果．
  - アレルギー（造影剤，ラテックス，消毒薬・薬剤，喘息，ヘパリン起因性血小板減少症など）の有無．
- **インフォームド・コンセントの内容，患者の受け入れ状況．**
- コミュニケーション能力（難聴，認知機能）．
- 検査前の中止薬が投与されていないか．
- シャント，乳がん，脳梗塞後の麻痺などによる**血圧測定禁忌側の有無**．

＜検査室の準備＞
- 患者の身体的特徴（るいそう，骨突出，関節可動域制限，円背など）に合わせて，クッションやドレッシング材を準備する．
- 室温調整を行う．
- 緊急時に備え，救急カートを用意する（**表1**）．

表1 ◆ 準備物品

薬剤	その他
・ヘパリン加生理食塩水 ・ヘパリン加5%糖液 ・ヘパリンナトリウム注射液（ヘパリンナトリウム注） ・リドカイン注射液（キシロカイン注射液） ・硝酸イソソルビド注射剤（ニトロール注 5mg） ・緊急時薬剤	・穿刺部位に適切な止血デバイス（止血用押圧器具 [TRバンド]，止血圧迫綿 [アンギオ止血綿]，止血システム [とめ太くん] など） ・前貼り ・止血用固定テープ ・挿管セット

検査中のケアのポイント（カテーテル室看護師）

- カテーテル室入室時には，患者にフルネームと生年月日を名乗ってもらい，ネームバンドと照合し，患者確認を行う．
- 患者を検査台に誘導時，転倒・転落に注意する．
- 輸液が確実に投与できているか，点滴針挿入部の確認を行う．
- 患者の身体的特徴に合わせて，患者が辛くならないように体位を整える．
- 必要時，褥瘡予防のためのクッション，摩擦予防用のドレッシング材を使用する．
- 不必要な肌の露出を避ける．
- 患者に検査が始まると，不用意に身体を動かせなくなることを説明する．また，困った時は可能な限り対応できることをあらかじめ伝える．
- 穿刺部位に合わせ，両側の動脈拍動に左右差がないか確認する．
- 入室時のバイタルサインが普段と変化ないか確認．
- タイムアウトを行い，スタッフ全員で患者情報を共有する．
- 穿刺時や止血時，検査終了時は過緊張や痛み刺激，安堵から迷走神経反射が出現しやすいため，モニタ，血圧，患者の顔色，不安言動の有無を注視し，適宜声かけをする．
- 造影剤使用後はアレルギー症状出現の有無を確認．

心臓カテーテル検査

検査後のケアのポイント

病棟看護師
- 患者に労いの言葉をかける．
- モニタ観察，バイタルサイン測定を行う．
- 穿刺部位からの出血，血腫，腫脹の有無を確認．
- 穿刺部位の痛み，穿刺部位より末梢側の動脈の触知，色調不良，冷感，感覚鈍麻，しびれの有無を確認する．
- 穿刺部位の安静について説明する．
- 異常の徴候について説明し，異常出現時にはすぐに知らせるように伝える．
- ナースコールを患者の近くに設置する．
- 患者の安静度に合わせた食事形態に変更する．
- 検査結果による安静度変更の有無を確認する．
- 尿量の減少がないか確認する．
- 水分摂取を促す．必要時，医師の指示のもと，補液を追加する．
- 鼠径動脈穿刺の場合，初回トイレ歩行時は付き添いを行う．

カテーテル室看護師
- 患者に労いの言葉をかける．
- 穿刺部位の安静について説明をする．
- 検査終了後，穿刺部位を適切な止血デバイスで固定する．固定後，穿刺部位からの出血がないかを確認する．
- 病棟看護師が迎えに来るまでに，**迷走神経反射**が出現する可能性があるため，患者から目を離さないようにする．
- 検査中の経過を病棟看護師に申し送る（循環動態の変動，患者の精神的状況，使用薬剤など）．

合併症

- 病棟看護師，カテーテル室看護師ともに以下の合併症に注意する．
  - 造影剤アレルギー．
  - 迷走神経反射．
  - 血栓・塞栓症．
  - 冠動脈穿孔・解離．
  - 心タンポナーデ．
  - 血管損傷．
  - 不整脈．
  - 穿刺部出血・血腫・動静脈瘻．
  - 腎機能障害（造影剤腎症）．

観察のポイント

- カテーテル検査・治療は覚醒下で行われることが多く，精神的侵襲は大きい．
- 安全・安楽に検査・治療を進めるためには患者の協力も必要であり，患者の不安や苦痛をできる限り取り除くことが大切である．
- 検査後には，合併症の観察とともに，必要に応じて12誘導心電図や採血データのフォローを行う．

◆ 文献
1) 道又元裕（監）：ナース3年目からのスキルアップ！早引き循環器看護ケア辞典．p.149-158，ナツメ社，2017．
2) 井口信雄・他（編）：循環器看護ポケットナビ．p.55-61，66-70，88-90，中山書店，2007．
3) 三角和雄（監）：日ごろの？をまとめて解決 循環器ナースのギモン．照林社，2017．

Memo

観血的動脈圧測定

目的

* 動脈を穿刺してカテーテルを留置し，圧トランスデューサーを用いてモニタに圧波形を表示することで，連続的に血圧を測定する．
* 循環動態が不安定な患者の血圧を常時モニタリングする．
* 頻繁な採血による患者の苦痛を軽減する．

実際

- 観血的動脈圧の測定を図1に示す．
- 高い動脈圧により血液がルート内を逆流するのを防ぐため，**抗凝固薬として2〜10単位/mL程度のヘパリンを添加した生食を，トランスデューサーを介して加圧**する．
- 加圧中のヘパリン加生食の流量は，300mmHgの加圧により3±1mL/時となり，血液の逆流や血栓を予防することができる．

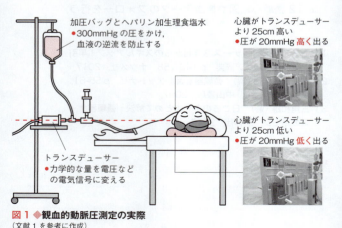

図1 ◆観血的動脈圧測定の実際
(文献1を参考に作成)

- 加圧バッグの圧が下がっている時やヘパリン加生食の量が減っている時は，圧波形が緩やかな浅い波となるので注意する．
- ライン内に気泡や血液凝固がみられた場合は，血液吸引用シリンジで取り除き，その後は十分にヘパリン加生食をフラッシュする．
- ヘパリン加生食のフラッシュが困難なときは，血塊形成の可能性があり，無理に血塊を押し込むと血栓症を起こす．そのため，まずは血液の逆流を確認し，逆流が確認できなければすぐに医師へ報告し，動脈圧ラインの入れ替えを検討する．
- 動脈ライン採血時は，強い圧で引くと溶血して正しい血液データが得られないので，自然の逆流を保つようにする．
- 動脈圧は大気圧との相対差であり，正確に血圧をモニタリングするため**大気圧＝ 0mmHg に設定**する（**ゼロ点校正**）．**中腋窩線と第 4 肋間の交点が右心房の位置で基準**となる．

観察のポイント

- 正常な動脈圧波形（図2）を把握し，観察を行う．
- 大動脈弁が開放されたときから，ピークになるまでの角度を**立ち上がり角度（dp/dt）**という．

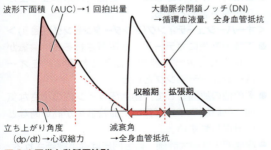

図2 ◆ 正常な動脈圧波形
（文献2より引用）

- 立ち上がり角度は心収縮力と動脈の硬さを表す．
  - 動脈が硬い場合：立ち上がりは垂直に近くなる．
  - 心収縮力が低下している場合：立ち上がりの傾斜が緩やかになる．
- 立ち上がりから dicrotic notch (DN；大動脈弁が閉鎖した部分の波形) までは収縮期の面積であり，1回拍出量を表す．
  - 循環血液量が減少している場合：1回拍出量の面積が狭くなって，圧波形が尖った形になる．
- dicrotic notch から拡張期圧になり，動脈血管が弾性によって元の形に戻る際の血管抵抗を反映．
  - dicrotic notch の消失：循環血液量の減少，血管抵抗の低下が考えられる．
- 拡張期の終わりの角度は**減衰角**という．
  - 血管抵抗が高い場合：角度は大きくなる．
  - 血管抵抗が低い場合：角度はなだらかになる．

＜大動脈弁閉鎖不全症（図3）＞
- 大動脈弁が閉鎖しないと拡張期に血液が逆流する．
- 1回拍出量の増加：戻ってきた血液と，左房から流入してきた血液で容量が増えるため．
- 駆出時間の延長．
- 脈圧の拡大．

＜大動脈弁狭窄症（図3）＞
- 駆出時間が長くなるため，動脈圧波形は立ち上がりが遅い波形となる．

＜オーバーシューティング（アンダーダンピング）（図3）＞
- 下肢の動脈にカテーテルが留置されると，**共振が増幅されて尖った波形が描写されること**をオーバーシューティングという．
- その他の原因として，動脈圧ライン内の小さな気泡，動脈圧ラインが長い，血管抵抗が高い時などに出現しやすい．
- 収縮期圧は過大評価，拡張期圧は過小評価される．

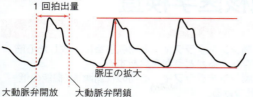

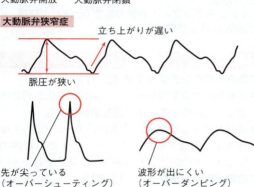

先が尖っている　　　　　　波形が出にくい
（オーバーシューティング）　（オーバーダンピング）
図3 ◆ 異常な動脈圧波形
(文献2より引用)

＜なまり（オーバーダンピング）（図3）＞

- オーバーダンピングは，いわゆる「なまっている」と呼ばれ，**波形が出にくい状態**である．
- 動脈圧ライン内の大きな気泡や血栓，血管壁にあたっている，加圧バッグの圧が少ない，血管抵抗が低い場合などに出現しやすい．
- 収縮期圧は過小評価，拡張期圧は影響しない場合もある．

◆文献
1）Edwards Critical Care Education：Quick Guide to Cardiopulmonary Care．p.26-39，エドワーズライフサイエンス，2015．
2）神谷健司：モニタリング編5 動脈圧・中心静脈圧モニタ．重症集中ケア 15：34-39，2016．

心臓核医学検査

目的

* 負荷心筋シンチグラフィ：冠動脈狭窄に一致した心筋虚血が存在するかどうかを診断する．
* 血流代謝シンチグラフィ：心筋の代謝障害（機能の低下）を見つける．
* 心プールシンチグラフィ：心臓の動き（全体および局所，位相の違い）を評価する．

実際

＜負荷心筋シンチグラフィ（図1）＞

- 運動負荷や薬剤負荷を行い，実際に虚血を起こさせて，心筋の血流低下状況を画像化する．
- 運動ができない場合は薬剤負荷（アデノシン）を行うが，**気管支喘息のある場合や1か月以内の脳梗塞などの既往がある場合には禁忌**である．

＜血流代謝シンチグラフィ（図2）＞

- 心筋症や重症の虚血性心疾患の場合，ダメージを受けた心筋を描出する．
- 重症度や治療効果判定に用いることもできる．

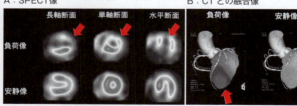

図1 ◆ **負荷心筋シンチグラフィで得られる画像**（カラー口絵：p.v）
負荷像で，集積がみられない部位が血流低下している（虚血が起こっている）領域（A；➡）であり，狭心症と診断される．さらに，冠動脈CT画像と合わせて立体的に表示（融合）させると，よりわかりやすく，負荷像で冠動脈狭窄に一致した血流低下（B；➡）がみられる．

A：SPECT像　　　　　　　　　　　　　B：CTとの融合像

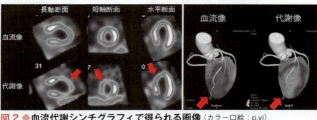

図2 ◆ 血流代謝シンチグラフィで得られる画像（カラー口絵：p.vi）
冠動脈（左前下行枝）の流れに一致して血流低下と，さらに強い代謝異常（A；➡）が認められ，CTとの融合画像は，より立体的にわかりやすく見ることができる（B；➡）．

心プールシンチグラフィ

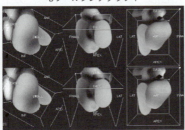

位相解析（治療前）　　　　　　　位相解析（治療後）

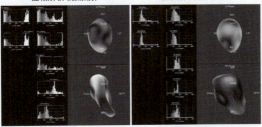

図3 ◆ 心プールシンチグラフィで得られる画像（カラー口絵：p.vi）
左室，右室の動きを動画にして評価できる．また前壁，下壁，中隔，側壁など局所の動きをそれぞれ評価でき，**収縮するタイミングのずれも評価**できる．位相解析は，低心機能症例の心臓再同期療法の適応決定や治療後評価にも用いられる．

＜心プールシンチグラフィ（図3）＞

● 心臓の容積や壁運動の評価を非侵襲的に行うことができる．

- 局所の壁運動や、最も動く位相の違い（局所位相解析）も評価できる．

観察のポイント

- 虚血や心筋障害の程度を"イメージ"として理解し、また治療による改善（効果）も確認する．
- 検査前の食事制限：検査により絶食やカフェイン禁止などの注意があり、検査前に確認が必要である．
- 検査後の排泄物の取り扱い：投与された放射性医薬品による被ばくはわずかであり、排泄物からの被ばくはほとんど心配ない（治療の場合は、ガイドライン参照のこと）．

····Column····
単一光子放射コンピュータ断層撮影検査（SPECT）

SPECTの撮影方向と検査画像を図4に示す．

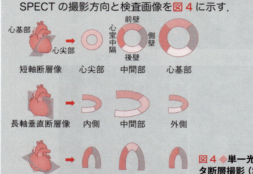

図4 ◆ 単一光子コンピュータ断層撮影（SPECT）
(文献1より引用)

核医学検査レポートの何を見ればよいのか？

検査報告書は、各種計測値や画像そのものから得られる所見欄と、それを実際にどう考えるかの印象（診断）欄に分けて書かれている．このため、印象（診断）欄は主観的であるが重要である．

◆文献
1) 百村伸一（監）：循環器ビジュアルナーシング．p.92、学研メディカル秀潤社、2014．

第1章

循環器内科・心臓血管外科領域の看護ケア

3. 循環器疾患の治療とケア

- 薬物療法
  - 循環器疾患別の治療薬
- 不整脈治療
  - 経カテーテル大動脈弁留置術（TAVI）
- デバイス治療
  - ペースメーカ治療
  - 植込み型除細動器・心臓再同期療法
  - 除細動器
  - 遠隔モニタリングシステム
- 補助循環
  - 大動脈バルーンパンピング（IABP）
  - 経皮的心肺補助装置（PCPS）
  - 補助循環用ポンプカテーテル：インペラ（IMPELLA）
- 体外式ペースメーカの管理
- 周術期管理
  - 創部管理
  - ドレーン管理
  - 創痛管理
  - 術後感染管理
  - 弁膜症術後のケア
  - 冠動脈疾患術後のケア
  - 大血管術後のケア
  - 心タンポナーデ
- 心肺蘇生法（CPR）
- 胸腔穿刺
- 心嚢穿刺
- 急変対応
- 心臓リハビリテーション

薬物療法
循環器疾患別の治療薬

心不全治療薬

● 心不全治療薬の一覧を**表1**に示す.

表1 ◆ 心不全治療薬

薬効		主な薬剤(一般名)	主な観察項目(副作用)
利尿薬	ループ利尿薬	● フロセミド ● アゾセミド	低カリウム血症,脱水
	サイアザイド利尿薬	● トリクロルメチアジド	低カリウム血症,高尿酸血症
	カリウム保持性利尿薬	● スピロノラクトン ● エプレレノン ● カンレノ酸カリウム	高カリウム血症
	V_2受容体拮抗利尿薬	● トルバプタン	口渇,脱水,高ナトリウム血症
ACE阻害薬・ARB		● エナラプリル	咳嗽,高カリウム血症
		● カンデサルタン	高カリウム血症
β遮断薬		● カルベジロール ● ビソプロロール	徐脈,低血圧,ブロック,喘息様症状,めまい
硝酸薬		● ニトログリセリン ● 硝酸イソソルビド	血圧低下,頭痛
ナトリウム利尿ポリペプチド		● カルペリチド	血圧低下,過剰利尿(脱水)
カテコラミン		● ドパミン	動悸,不整脈
		● ドブタミン	血圧上昇,動悸,不整脈
		● ノルアドレナリン	動悸,血圧上昇
PD5阻害薬		● ミルリノン	血圧低下,不整脈

(各医薬品の添付文書を参考に作成)

利尿薬

<目的>
● 肺うっ血による呼吸困難や浮腫症状の改善と予防.
● 心不全の予後の改善(死亡率の低下)(スピロノラクトン,エプレレノン).

ケアのポイント
- **血圧低下**や脱水による**めまい，たちくらみ**に注意．

ナトリウム利尿ポリペプチド
<目的>
- 血管拡張と利尿の2つの効果があるため，急性心不全の肺うっ血症状の軽減と，心機能（心拍出量の増加）の改善に使用する．

ケアのポイント
- **過度の血圧低下，徐脈**が起こるため血圧・心拍数をモニタリング．
- 配合禁忌薬に注意．

硝酸薬
<目的>
- 太い静脈系の血管を拡張するため，肺うっ血症状の軽減に使用（急性心不全では静脈投与が有効）．

ケアのポイント
- **血圧低下**に注意．

カテコラミン（静注点滴用）[1]
<目的>
- 心収縮力増強（β_1作用），血管収縮（α_1作用），腎血流増加（D_1作用）の効果により，血圧低下や末梢循環不全を伴う急性心不全の血行動態改善．
- 開心術における人工心肺離脱時，および心臓手術周術期の循環補助に使用する（ドパミン）．
- 血圧低下では，末梢血管収縮作用の強いノルアドレナリンが有用である．

> **ケアのポイント**
> - 投与中は**頻脈性不整脈や血圧の上昇**に注意（過剰投与の可能性）．
> - **静脈炎を防ぐ**ため，血管外への漏れがないかを定期的に観察．

ホスホジエステラーゼ3阻害薬

＜目的＞
- 心筋のエネルギーをつくるcAMPを分解する酵素（ホスホジエステラーゼ3；PD3）を阻害することで，心収縮力増強・血管拡張作用を示す．
- 作用機序が異なるので，β遮断薬が投与されている，またはカテコラミンの効果が少ない急性心不全の心機能改善に使用する．

> **ケアのポイント**
> - **血圧低下，不整脈（心室頻拍）**の発生に注意．

ACE阻害薬・ARB

＜目的＞
- 心室のリモデリング（左室拡大，収縮性低下）の原因であるアンジオテンシン系を抑制して，心不全の進行を抑制する．
- 左心機能の低下した心不全患者の入院の抑制や，生命予後（死亡率）の改善．
- アンジオテンシンⅡ受容体拮抗薬（ARB）は，アンジオテンシン変換酵素（ACE）阻害薬が副作用（主に咳嗽）により投与できない場合に使用する．

> **ケアのポイント**
> - 投与初期に**血圧低下**が起こりやすいので，注意して血圧を観察．

β遮断薬

<目的>

- 交感神経の活性の抑制による，心不全患者の入院抑制や生命予後の改善．

> **ケアのポイント**
> - 喘息症状の誘発・悪化，徐脈に注意．

不整脈治療薬

- 不整脈治療薬の一覧を**表2**に示す．

表2 ◆ 不整脈治療薬

薬効	主な薬剤（一般名）	主な観察項目（副作用）
ナトリウムチャネル遮断薬	・リドカイン	QRS幅増大，アナフィラキシー，嘔吐，せん妄，けいれん
	・メキシレチン	QRS幅増大，悪心・嘔吐，振戦，幻覚
	・シベンゾリン	QRS幅増大，口渇，尿閉，低血糖
	・フレカイニド ・ピルシカイニド	QRS幅増大
カリウムチャネル遮断薬	・ソタロール	QT延長，徐脈，心不全，心室性頻拍
	・アミオダロン	QT延長，徐脈，房室ブロック，甲状腺機能異常，肝障害，肺機能障害，角膜色素沈着
	・ニフェカラント	QT延長，心室性頻拍，トルサーデ・ポワン
β遮断薬	・ランジオロール	徐脈，低血圧
	・カルベジロール ・ビソプロロール	徐脈，低血圧，ブロック，喘息様症状，めまい
カルシウムチャネル遮断薬	・ベプリジル	QT延長，徐脈，動悸，頭痛
	・ベラパミル	房室ブロック，頭痛，便秘
	・ジルチアゼム	徐脈，房室ブロック，血圧低下
ジギタリス製剤	・ジゴキシン	徐脈，房室ブロック，食欲不振，悪心・嘔吐

（文献2を参考に作成）

> ● 自施設で使用する薬剤名を記載
>
> ....
> ....
> ....

ナトリウムチャネル遮断薬
<目的>
- 頻脈性不整脈（主に心房細動）の停止，洞調律の維持，再発の予防．

> **ケアのポイント**
> - 危険な催不整脈回避のために，**心電図(PQ間隔，QRS幅，QT時間)，脈拍，血圧を定期的にチェック**．

カリウムチャネル遮断薬
<目的>
- 持続性心室頻拍や心室細動の停止に，カウンターショック（DCショック）と組み合わせて静注薬を使用する．再発予防には，アミオダロンやソタロールを経口で使用する．
- 心房細動の再発に使用する（心不全患者では，心機能抑制作用の少ないアミオダロンを使用）．

> **ケアのポイント**
> - 危険な催不整脈回避のために，**心電図(PQ間隔，QRS幅，QT時間)，脈拍，血圧を定期的にチェック**．

β遮断薬
<目的>
- 交感神経のβ受容体刺激をブロックして，頻脈性不整脈の心拍数を調節する．

> **ケアのポイント**
> - **喘息症状の誘発・悪化，徐脈**（特に高齢者）に注意．

カルシウムチャネル遮断薬
＜目的＞
- 心臓の刺激伝導系を抑制することから，心房細動（粗動）の心拍数調節，発作性頻拍の停止や予防に使用する（ベラパミル，ジルチアゼム）．
- ベプリジルはKチャネル遮断作用もあり，心房細動の停止・再発の予防にも使用される．

> **ケアのポイント**
> - 刺激伝導系を抑制するため，**心電図（PQ間隔，ベプリジルはQRS幅，QT時間も），脈拍，血圧を定期的にチェック**．

ジギタリス製剤
＜目的＞
- 迷走神経刺激作用により，洞房結節の伝導を抑制する．
- 強心作用もあるため，心房細動を合併した心不全の心拍数調節による心不全の改善に使用する．

> **ケアのポイント**
> - **消化器症状**（食欲不振，悪心・嘔吐）や**不整脈**（徐脈，房室ブロック，頻脈性不整脈）に注意．

- 自施設で使用する薬剤名を記載

虚血性心疾患治療薬

● 虚血性心疾患治療薬の一覧を**表3**に示す．

表3 ◆ 虚血性心疾患治療薬

薬効	主な薬剤（一般名）	主な観察項目（副作用）
硝酸薬	● ニトログリセリン ● 硝酸イソソルビド	血圧低下，頭痛
カリウムチャネル開口薬	● ニコランジル	血圧低下，頭痛，口内炎（内服の場合）
カルシウム拮抗薬	● ニフェジピン ● アムロジピン	血圧低下，頭痛，歯肉肥厚
β遮断薬	● カルベジロール ● ビソプロロール	徐脈，低血圧，ブロック，喘息様症状，めまい
抗血小板薬	● アスピリン	じんま疹，出血（皮下出血，鼻出血，脳出血，消化管出血），喘息発作，肝機能障害，消化性潰瘍
	● クロピドグレル ● プラスグレル	出血（皮下出血，鼻出血，脳出血，消化管出血）
ACE阻害薬・ARB	● エナラプリル	咳嗽，高カリウム血症
	● カンデサルタン	高カリウム血症
スタチン	● アトルバスタチン ● ロスバスタチン	筋肉痛，CKの上昇，横紋筋融解症，肝機能障害

（各医薬品の添付文書を参考に作成）

硝酸薬

＜目的＞

● 狭心症発作の寛解（舌下スプレー/口腔内スプレー/舌下錠，注射剤）に使用する．
● 狭心症発作の予防（経口剤，貼付剤）．

> **ケアのポイント**
> ● 舌下投与は起立性低血圧を起こすことがあるので，**座って投与**．
> ● 口腔内が乾燥していないこと．

カリウムチャネル開口薬
<目的>
- 狭心症発作の予防（経口薬）．

> **ケアのポイント**
> - **頭痛**がひどい場合には，減量または中止．

カルシウム拮抗薬
<目的>
- 狭心症発作の予防（経口薬）．血管平滑筋を弛緩するため，特に冠攣縮性狭心症の予防に有効．

> **ケアのポイント**
> - 過度の**血圧低下**に注意．

β遮断薬
<目的>
- 狭心症発作の予防．交感神経の活性を抑制して心筋の酸素消費を減らし，労作時の発作予防に有効．
- 心筋梗塞後の予後（不整脈，再発，心不全）の改善目的で長期に使用する．

> **ケアのポイント**
> - **喘息症状の誘発・悪化，徐脈**に注意．

アスピリン
<目的>
- 血小板の凝集による血栓（動脈血栓）予防のため，経皮的冠動脈形成術（PCI）後の心筋梗塞の二次予防，冠動脈バイパス手術後に永続的に投与．

> **ケアのポイント**
> - 気管支喘息では，発作誘発に注意（**アスピリン喘息は禁忌**）．

チエノピリジン系抗血小板薬
＜目的＞
- 経皮的冠動脈形成術（PCI）におけるステント血栓症予防として，アスピリンと一緒に使用される．

ケアのポイント
- **出血**に注意．

ACE阻害薬，ARB
＜目的＞
- 心筋梗塞後の予後（再発，心不全，死亡）の改善目的で長期に使用する．

ケアのポイント
- **血圧低下，咳**に注意．

スタチン
＜目的＞
- LDLコレステロールを低下させ，心筋梗塞後の予後（再発，死亡）の改善目的で長期に使用する．

ケアのポイント
- 広範な**筋肉痛**が現れたら服用は中止．
- **横紋筋融解症**．

- 自施設で使用する薬剤名を記載

血栓塞栓症治療薬

- 血栓塞栓症治療薬の一覧を**表4**に示す．

表4 ◆ 血栓塞栓症治療薬

薬効	主な薬剤（一般名）	主な観察項目（副作用）
経口抗凝固薬	・ワルファリン ・ダビガトラン ・リバーロキサバン ・アピキサバン ・エドキサバン	出血（皮下出血，鼻出血，脳出血，消化管出血）
	・ヘパリン	出血（鼻出血，脳出血，消化管出血），血小板減少

（各医薬品の添付文書を参考に作成）

経口抗凝固薬

<目的>

- 心房細動における血栓塞栓症（主に脳梗塞）の予防に使用する．
- 人工弁置換後の血栓塞栓症の予防に使用する（ワルファリン）．
- 深部静脈血栓症や肺血栓塞栓症の再発予防に使用．

> **ケアのポイント**
> - ワルファリンを投与する場合，**ビタミンKを多く含む食品（納豆，クロレラ，青汁など）の摂取は避ける**よう指導．
> - PT-INR（INR），もしくはプロトロンビン時間（PT）を確認する．

ヘパリン

<目的>

- 抗凝固作用が速やかで注射薬であるため，循環器疾患の急性期の血栓塞栓予防に使用する．
- 心臓血管外科手術中，カテーテル治療中の血栓の予防．
- 血液透析などの体外循環装置使用時における血液凝固の防止．
- 播種性血管内凝固症候群（DIC）の治療．

肺動脈性肺高血圧症治療薬

● 肺動脈性肺高血圧症治療薬の一覧を表5に示す.

表5 ◆ 肺動脈性高血圧症治療薬

薬効	主な薬剤（一般名）	主な観察項目（副作用）
エンドセリン受容体拮抗薬	● アンブリセンタン	過敏症状（血管浮腫），頭痛
	● マシテンタン	頭痛
ホスホジエステラーゼ5阻害薬	● シルデナフィル ● タダラフィル	頭痛，悪心，下痢
プロスタサイクリン誘導体	● ベラプロスト	頭痛，悪心，下痢
プロスタサイクリン受容体作動薬	● セレキシパグ	頭痛，めまい，腹痛，下痢

（各医薬品の添付文書を参考に作成）

エンドセリン受容体拮抗薬，ホスホジエステラーゼ5阻害薬，プロスタサイクリン誘導体／受容体作動薬

＜目的＞

● 労作時の息切れや運動耐容能の改善（肺血管の拡張作用による肺動脈圧の低下効果）．

ケアのポイント
● **頭痛，悪心・下痢**の副作用が多いため，自己中断しないように指導．

● 自施設で使用する薬剤名を記載

閉塞性動脈疾患治療薬

抗血小板薬

＜目的＞
- 動脈硬化が基礎にあるため,脳心血管イベント予防を目的に使用(アスピリン,クロピドグレル).
- 下肢閉塞性動脈疾患の間欠性跛行症状(下肢のだるさ,痛み)や歩行距離の改善(シロスタゾール).

> **ケアのポイント**
> - <u>出血</u>に注意.

感染性心内膜炎治療薬

- 感染性心内膜炎治療薬の一覧を**表6**に示す.

表6 ◆ 感染性心内膜炎治療薬

薬効		主な薬剤(一般名)	主な観察項目(副作用)
βラクタム抗菌薬	ペニシリン系抗菌薬	・ベンジルペニシリンカリウム	アナフィラキシー,過敏症状(発疹,じんま疹),高カリウム血症,偽膜性大腸炎(頻回の下痢),血管痛・静脈炎
		・アンピシリン ・アンピシリン・スルバクタム	アナフィラキシー,過敏症状(発疹,じんま疹),偽膜性大腸炎(頻回の下痢),血管痛・静脈炎
	セフェム系抗菌薬	・セファゾリン ・セフトリアキソン	過敏症状(発疹,じんま疹),偽膜性大腸炎(頻回の下痢)
グリコペプチド系抗菌薬		・バンコマイシン	過敏症状(発疹,じんま疹),偽膜性大腸炎(頻回の下痢),血小板減少,腎障害
環状リポペプチド系抗菌薬		・ダプトマイシン	過敏症状(発疹,じんま疹),偽膜性大腸炎(頻回の下痢)
アミノグリコシド系抗菌薬		・ゲンタマイシン	腎障害,第8脳神経障害(難聴)
その他		・リファンピシン	悪心,肝障害

(各医薬品の添付文書を参考に作成)

> ● 自施設で使用する薬剤名を記載

抗菌薬

＜目的＞
- 原因菌を死滅させ，再発や悪化を防ぐ．
- 心膜の感染巣（疣腫，膿瘍など）や人工弁感染は，菌の量が多く抗菌薬が移行しにくいため，抗菌薬治療は4〜6週の長期間を必要とする．

ケアのポイント

- 投与前に**抗菌薬のアレルギー歴を必ず確認**．
- アナフィラキシーの初期症状（**呼吸困難，全身発疹・紅潮・浮腫，血圧低下**）は，注射では数分内で発症するので，**投与直後は注意深く観察する**．
- **バンコマイシンの点滴静注は，必ず60分以上かけて実施**．短時間で投与した場合，red neck症候群（顔，頸部，体幹の紅斑性充血），血圧低下の副作用が発現．
- 長期間の投与のため，静脈炎に注意する．また，PICC（末梢挿入中心静脈カテーテル）の挿入を検討する．

- **自施設で使用する薬剤名を記載**

◆文献
1) 日本麻酔科学会（編）：Ⅷ．循環作動薬，麻酔薬および麻酔関連薬使用ガイドライン，第3版．日本麻酔科学会，2018．
   https://anesth.or.jp/files/pdf/circulating_agonist_20190418.pdf より2019年8月6日検索
2) 日本循環器学会：不整脈薬物治療に関するガイドライン（2009年改訂版）．日本循環器学会，2009．
   http://www.j-circ.or.jp/guideline/pdf/JCS2009_kodama_h.pdf より2019年8月6日検索

不整脈治療

経カテーテル大動脈弁留置術（TAVI）

目的

* カテーテルを用いて大動脈弁を人工弁と置き換えることにより，弁機能を改善する．
* 適応：重度の大動脈弁狭窄症（AS）で，さまざまなリスクにより外科手術が困難とされている場合．

術前の準備・ケアのポイント

- 「心臓カテーテル検査」の項を参照（p.211）．

術中のケアのポイント（カテーテル室看護師）

- カテーテル室入室時には，患者にフルネームと生年月日を名乗ってもらい，ネームバンドと照合し，患者確認を行う．
- 患者を検査台に誘導する際は，転倒・転落に注意する．
- 輸液が確実に投与できているか，ライン挿入部の確認を行う．
- 患者の身体的特徴に合わせて，患者が辛くないように体位を整える．
- 必要時，褥瘡予防のためのクッション材，摩擦予防用のドレッシング材を使用する．
- 不必要な肌の露出を避ける．
- 両足背動脈の拍動に左右差がないか確認する．
- 入室後，緊張から**迷走神経反射**が出現しやすいため，モニタ，血圧，患者の顔色，不安言動の有無を注視し，適宜声かけをする．
- 入室時のバイタルサインや心電図が，普段と変化ないかを確認する．

- 麻酔導入時は酸素飽和度が低下しやすいため，モニタリングを行う．また，体動が激しくなる場合もあるため，ベッドからの転落防止に注意する．必要に応じて**抑制帯を装着**する．
- 膀胱留置カテーテルの挿入を行う．
- 動脈圧ライン挿入の介助を行う．
- タイムアウトを行い，スタッフ全員で患者情報を共有する．
- 一定の時間ごとに，活性凝固時間（ACT）測定を行う．
- BISモニタを観察する．
- 大動脈弁留置前，留置後の圧較差を確認する．
- 大動脈弁留置後の血圧，モニタ，造影画像を確認し，大動脈弁閉鎖不全，房室ブロック，冠動脈閉塞の程度・有無を確認する．

緊急時の準備・対応

- 必要時，気管挿管できるよう準備・介助する．
- 合併症発症時には，速やかに合併症の治療に移行できるように，薬剤・物品を準備する．
- 急変時，外科的大動脈弁置換術に移行できるように，外科医・手術室看護師と連携する．
- 急変時，ICUもしくはCCU看護師，病棟看護師に連絡し術後の帰室部屋，準備について調整する．また主治医，病棟看護師と家族への対応を調整する．

Memo

術後のケアのポイント

カテーテル室看護師

- 患者に労いの言葉をかける.
- 麻酔からの覚醒のレベル,呼名反応,従命,四肢運動,呼吸状態を確認する.
- 穿刺部位の安静について説明をする.
- 穿刺部位を適切な止血デバイスで固定し,穿刺部位からの出血の有無を確認する.
- 術中の経過について病棟看護師に申し送る.
- 循環動態の変動,不整脈の有無,術中のブロック出現の有無,一時的ペースメーカの設定,使用薬剤,穿刺部位の血管損傷,治療の追加の有無など.
- 術後酸素投与時間,飲水時間を麻酔科医に確認し,病棟看護師に申し送る.
- 室温調整.

病棟看護師

- 患者に労いの言葉をかける.
- モニタ観察,バイタルサイン測定を行う.
- 麻酔からの覚醒のレベル.
- 穿刺部位.
- 穿刺部位からの出血,血腫,腫脹.
- 穿刺部位の痛み.
- 穿刺部位より末梢側の色調不良,冷感,感覚鈍麻,しびれ,両足背動脈の拍動の左右差の有無.
- 12誘導心電図をとる:モニタの観察(特に**房室ブロック**の観察).
- 脳梗塞の諸症状の観察.
- 採血,動脈血ガス採取をする.
- 穿刺部位の安静について説明する.
- ナースコールを患者の近くに設置する.
- 患者の安静度,覚醒度に合わせた食事形態に変更する.

合併症

- 病棟看護師，カテーテル室看護師ともに以下の合併症に注意する．
- 弁輪破裂．
- 心タンポナーデ．
- 冠動脈閉塞．
- 弁周囲逆流．
- 房室ブロック．
- 弁脱落．
- 血管損傷．
- 脳梗塞・塞栓症．
- 穿刺部出血・血腫・動静脈瘻．
- 腎機能障害（造影剤腎症）．

観察のポイント

- 左室内へカテーテルを挿入するため，**脳梗塞を合併することがある**．
- 治療後は採血データ，覚醒遅延の有無，意識レベルの評価，四肢運動，従命などをフォローする．
- **高齢者の患者が多いため，入院時より早期に退院支援介入**を行う．

◆文献
1）阿古潤哉（監）：すごくわかる！心臓カテーテル．HEART nursing 2018年秋季増刊：220-226，2018．

Memo

デバイス治療

ペースメーカ治療

目的

* 血行動態に影響し得る徐脈性不整脈を治療する．
* ペースメーカで刺激することで，心収縮を起こさせる．

ペースメーカの概要

- 刺激伝導系からの伝導不良が生じると心拍数が減少し，**脈拍が50回／分以下を徐脈**という．
- 徐脈性不整脈には，**洞不全症候群**，**房室ブロック**，**徐脈性心房細動**などがある．
- 徐脈性不整脈が起こると，一時的に脳血流が減少するため，めまいや失神に至ることがある．また，十分な心拍出量が得られないと，心不全症状が出現する場合がある．
- ペースメーカには，血行動態に影響しうる**徐脈性不整脈に対し電気信号を感知（センシング）し，刺激（ペーシング）することで刺激伝導系を補い，心拍数などを整える**役割がある．

機能

- 本体（ジェネレーター）はIC回路とバッテリーで構成され，刺激を心臓に伝える（刺激を感知する）電極（リード）で構成される．
- 本体に電極を接続し，刺激部位に到達させる．
- 成人の場合，通常は腋窩静脈を穿刺し，経静脈リードを挿入する．
- 心房の刺激部位は，右心耳・心房中隔に，心室は右室心尖部・心室中隔にそれぞれ留置し，本体は胸部に移植する．

- 先天性心疾患などにより体が小さな小児においては,体の成長もあり,開胸して心臓の表面に直接心外膜リードを縫い付け,本体は腹部に移植する.
- 一時的ペースメーカは,血行動態に関与する一時的な不整脈や,手術,検査の時に恒久的ペースメーカまでのつなぎとして使用される.

適応

- **徐脈性不整脈**があり,それにより**失神,めまいなどの脳貧血症状や心不全を認める場合は絶対適応**になる.
- **投与が不可欠な薬剤による徐脈も適応**となる.
- 適応対象疾患は,日本循環器学会のガイドラインで定められている.
- 一般的には,以下の不整脈が適応となる.
  - 洞不全症候群(SSS):ルーベンステインによる分類として,Ⅰ型:原因不明の高度洞徐脈,Ⅱ型:洞停止または洞房ブロック,Ⅲ型:徐脈頻脈症候群(徐脈になるものがペースメーカ植込みの適応となる)に分けられる.
  - 房室ブロック:Ⅰ度房室ブロック,Ⅱ度房室ブロック.

Memo

ペーシングモードと作動

- ペーシングモード（モード）とは，ペースメーカが作動する様式という意味で，3文字から5文字のコードで表される．
- 現在は，国際ペースメーカコードであるNGBコードが一般的に使用されている（図1）．
- ペースメーカには，心房または心室の1か所のみを刺激する「シングルチャンバー（図2）」と，心房と心室それぞれを監視し，刺激の補充を行う「デュアルチャンバー（図3）」がある．

例） D D D R
①　②　③　④

第1文字目：ペーシング部位	第2文字目：センシング部位
● O：None（刺激なし） ● A：Atrium（心房） ● V：Ventricle（心室） ● D：Dual（心房＋心室）	● O：None（刺激なし） ● A：Atrium（心房） ● V：Ventricle（心室） ● D：Dual（心房＋心室）
第3文字目：センシング時の作動様式	**第4文字目**
● O：None（同期・抑制なし） ● T：Triggered（同期） ● I：Inhibit（抑制） ● D：Dual（同期＋抑制）	レートレスポンス（自動心拍調整機能）としてRの表記が主に用いられる

図1 ◆ ペーシングモード（モード）の表現方法と作動ペーシングモード（NGBコード）
（文献1を参考に作成）

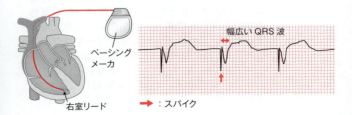

図2 ◆ シングルチャンバーペースメーカ（右室リード）とVVIの心電図波形
（ペースメーカ：文献2より改変引用，心電図波形：文献3より引用）

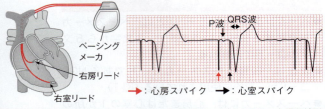

図3 ◆ デュアルチャンバーペースメーカ(右室リード)とDDDの心電図波形
(ペースメーカ:文献2より改変引用,心電図波形:文献3より引用)

- 現在では,自己QRSを温存させるペーシングモードがある.房室ブロックが出現しQRSは欠落するまでAAIモードで動き,QRSが欠落した際にDDDに切り替わる.

> モード例:MVP(メドトロニック社),RYTHMIQ
> (ボストンサイエンティフィック社).

その他の機能
- レート応答機能(rate-responsive mode).
  - 患者の身体活動に応じてペーシングレートを上昇させる機能.
- モードスイッチ.
  - 自動的に作動モードが切り替わる機能.

> モード例:
> 発作性心房細動などの上室性不整脈を有する患者にDDDモードを選択した場合は,頻拍発作の際に心房波を感知して頻拍のまま心室に電動すると,上限のレートで心室をペーシングしてしまう.これを回避するため,DDDからDDI(R)へ,VDDからVDI(R)へモードがスイッチすることで,頻拍の速い心房波を感知しなくなり,高レートの心室ペーシングが起こらなくなる.

リードレスペースメーカ

- リードがなく，小さなカプセル型のペースメーカを直接心臓内に留置する（図4）．
- メリットは，これまでのペースメーカと比べ非常に小さく，植込み後の生活制限も少なくなるなど．
- 可能なペーシングは VVI のみであり，植込みについて検討する必要がある．

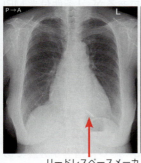 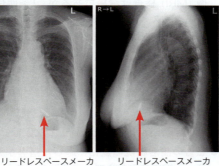

リードレスペースメーカ　　　リードレスペースメーカ

図4 ◆ リードレスペースメーカ植込み後の胸部 X 線写真

Memo

> ケアの実際

ペースメーカ植込みにおける合併症

- 特に外来受診時に,植込み後の合併症に関連する症状がある場合は,速やかに医師に報告する(**表1**).

MRI検査について

- **原則的に**,ペースメーカ植込み患者の磁気共鳴画像(MRI)検査は**禁忌**であるが,「条件付きMRI対応ペースメーカ」のみMRI検査が可能である.
- 適応機種を植込んだ患者はMRI対応カードを必ず所持しているため,確認する.
- MRI検査を検討する場合は,必ず患者のペースメーカがMRI対応であるか,施設が撮影基準を満たしているかなどを確認する.

生活指導

- 患者の生活環境の変化に応じた指導が必要であり,入院中のみならず外来通院の中でも必要時に指導を行うことが望ましい.
- 退院前には,**自己検脈の指導**や次のような**日常生活上の注意**を説明する.

表1 ◆ ペースメーカ植込みにおける合併症

植込み時	植込み後
・気胸,血胸,動脈穿刺 ・リードによる穿孔,損傷 ・不整脈,心停止など	・感染 ・金属アレルギー ・皮膚壊死(圧迫壊死) ・植込み部の血腫 ・静脈閉塞 ・塞栓症 ・ペースメーカ症候群 ・横隔膜刺激(Twitching) ・リードの脱落や損傷,断裂 ・ペーシング・センシング不全 ・電磁波干渉など

(文献4より改変引用)

- ペースメーカ植込み後一定期間は，患側上肢の可動域や運動などの制限が生じるが，退院後の外来診察で異常がなければ制限は解除される．
- 電磁波干渉（EMI）による制限（表2）．
- 電磁波干渉とは，環境における電磁波によって，ペースメーカ機能に一時的な影響が生じること．
- 使用してはいけない物やしてはいけない行為，注意をしながら使用できる物，一定の距離を保ち使用できる物などがある．

表2 ◆ 電磁波干渉（EMI）による制限

通常に使用していれば安全な機器
- コードレス電話，PHS
- 電子レンジ
- 電気毛布：電気カーペットと同時に使用しない．体に巻きつけて使用しない
- 携帯メディアプレーヤー
- 無線LAN，WiMAX方式の無線通信端末

植込み部と使用機器の間に一定の距離が必要
- ワイヤレスカードシステム：リーダーライタ（アンテナ）部から12cm
- 電気カーペット：うつ伏せで使用しない
- 携帯電話：12cm
- IH調理器：50cm*
- 据え置きタイプ電子タグ（RFID）：100cm

注意が必要な機器
- 電子商品監視装置（EAS）機器，RFID機器：中央部を立ち止まらずに真っすぐ通過する，ゲートの近くにとどまらない・寄りかからない，異常を感じたらすぐ主治医に相談する
- アマチュア無線，トランシーバー：ハンディータイプは使用不可

使用してはいけない物，してはいけない行為
- 日常生活環境：電気風呂，エンジンのかかった車のボンネット内を覗き込む，金属探知機
- 家電製品：体脂肪計，マッサージ椅子，ボディソニック，電気的筋肉刺激（EMS）トレーニング，低周波治療器，高周波治療器，高電位治療器（ヘルストロン）
- 医療機器：ジアテルミー

*文献5の出版当時（2012年）の実験データに基づき記載．
（文献5より改変引用）

Memo

観察のポイント

- 創部の発赤，腫脹，疼痛などの症状出現時に，早めに相談するように指導．
- 電磁波干渉が不安な場合，日常生活で使用する物を確認し，制限について丁寧に説明．
- いつも同じ時間帯に心内心電図にノイズを認める場合は，同時間の行動を確認．

◆ 文献

1) 井上完起：ペースメーカとは．循環器ナーシング 6(1)：4-11，2016．
2) 百村伸一(監)：循環器ビジュアルナーシング．p.293，学研メディカル秀潤社，2014．
3) 三宅良彦(監)：心電図ミニノート．p.92-95，学研メディカル秀潤社，2013．
4) 総務省：各種電波利用機器の電波が植込み型医療機器へ及ぼす影響を防止するための指針(平成26年5月)．http://www.soumu.go.jp/main_content/000291801.pdf より 2019年10月2日検索
5) 中島　博：電磁干渉 携帯電話からIH器具まで．ペースメーカ・ICD・CRT/CRT-D—トラブルシューティングからメンタルケアまで(奥村　謙編)．p.188-198，メジカルビュー社，2012．

Memo

デバイス治療

植込み型除細動器・心臓再同期療法

目的

＜植込み型除細動器（ICD）＞
＊ 致死性不整脈の検出，不整脈の停止．

＜心臓再同期療法（CRT）＞
＊ 左右の心室間伝導障害の軽減による血行動態の改善．

植込み型除細動器（ICD）の概要

- ペースメーカと同様に，本体とリードから構成される．
- ペースメーカと異なる点は，電気ショックを出すためリードにコイルが付いていること，本体がペースメーカより大きいことである．
- 常に心拍数をモニタしており，**心室頻拍（VT）や心室細動（VF）などの致死性不整脈を検出する**と，心拍数，持続時間，心室性頻拍か上室性頻拍の識別を行い，**設定されている出力で抗頻拍ペーシングや直流通電を行うことで，不整脈を停止させる**．

適応

- ICD植込み前の不整脈発作の有無により，一次予防と二次予防に分かれる（**表1**）．

表1 ◆ ICD適応の種類

一次予防	これまでに不整脈発作はないが，将来不整脈による突然死のリスクが高いと判断される場合	例：左室駆出率が低下した虚血性心筋症など
二次予防	心室頻拍・心室細動の既往があり，再発時の治療目的の場合	例：心室細動蘇生後のブルガダ症候群など

（文献1を参考に作成）

治療方法と設定

- VFや,血行動態が破綻しやすい心拍の速いVTでは高エネルギーショック(除細動),単形性VTでは抗頻拍ペーシング(ATP)や低エネルギーショック(カルディオバージョン)により除細動を行う.
- VT治療は,一般的には抗頻拍ペーシングのバーストペーシング,ランプペーシングの順で設定し,それを繰り返しても頻拍が停止しない場合は,カルディオバージョンが選択される.

＜抗頻拍ペーシング(ATP)＞

- 頻拍周期より速いペーシングによって,リエントリー性不整脈を停止させる機能である(図1).
- 一定の間隔でペーシングを行う「バーストペーシング」と,1拍ずつ間隔を短くしながらペーシングを行う「ランプペーシング」の2種類がある.
- 小さい出力のため,患者は治療をされた自覚がない場合がある.

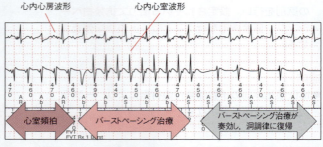

図1 ◆ 抗頻拍ペーシングの例(バーストペーシングにより心室頻拍が停止)

Memo

<カルディオバージョン>

- ATPが有効でない場合，QRS波に同期させ，直流通電により停止させ，洞調律に回復させる機能．
- 一般的に低出力で治療を開始し，それが無効であれば出力を上げる設定にする．
- 患者は，「突然胸を叩かれたような衝撃」を感じることがある（図2）．

<除細動>

- 最大エネルギーの直流通電によって，心室細動などを洞調律に回復させる機能．
- 患者は「胸を殴られたような強い衝撃」を感じることが多いが，VFで失神し除細動により意識が回復した場合，衝撃に気がつかないこともある．
- VTとVFでは停止方法が異なる．
- VTの感知には，2～3段階のゾーン設定を行えるため，個々の症例に合わせた設定が可能．

完全皮下植込み型除細動器

- 完全皮下植込み型除細動器（S-ICD）は，従来のICDと異なり，経静脈リードを必要とせず本体は左胸部に，リードは皮下に植込むため心臓や静脈に触れることなく植込みが可能．そのため，ICDリードに起因するトラブルを回避できる．

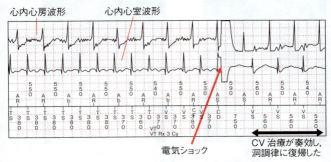

図2 ◆カルディオバージョンの例（CVにより心室頻拍が停止）

- 一方，リードはショックリードのみで，ペーシングはできないため徐脈ペーシングが必要な患者には適応とならない（図3）．

心臓再同期療法（CRT）の概要

- CRTは，心不全症例に対して行われる**両心室ペーシング療法**である（図4）．
- 左右の心室を電気的に刺激することにより，重症心不全患者の心臓リズムを補正し，左右の心室間伝導障害を軽減し，血行動態を改善する．
- この**CRTに除細動機能が付いたのが，両室ペーシング機能付き植込み型除細動器（CRT-D）**である．

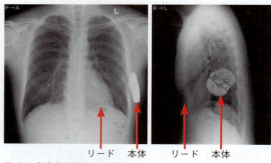

図3 ◆ 完全皮下植込み型除細動器植込み後の胸部X線写真

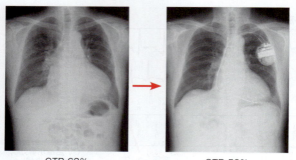

図4 ◆ CRT例の胸部X線写真（左：植込み前，右：植込み1年後）

適応

- 薬物抵抗性の慢性心不全を呈しており，特に左心室の伝導遅延により心電図でQRSの幅が広く，左室駆出率の低い場合が適応となる．
- わが国では，日本循環器学会の不整脈の非薬物治療ガイドライン[1]で適応基準が示されている．

ケアの実際

外来でのフォローアップ

- プログラマーを用いて，**頻拍発作の有無，作動の有無，バッテリーの測定，ペーシング閾値，センシング閾値の測定**など行う．

生活指導

- ペースメーカ植込み患者と同様，**自己検脈や日常生活上の注意点を説明**する．
- 作動を自覚した場合は，すぐ医師に相談するよう説明する．
- ICD，CRT-D，S-ICD植込み後の**患者が自動車運転を必要な場合は，専門医による診断書が必要**である．
  - 新規植込み後は一次予防目的や二次予防目的よって制限期間が異なり，ICD作動後も一定の運転制限が生じる．
  - 運転制限期間は，3学会合同検討委員会（日本不整脈心電学会，日本循環器学会，日本胸部外科学会）で適宜検討し改定されることがあるため，定期的に確認する．
  - 退院前に運転制限と必要書類提出について指導する．
  - 外来通院中に作動を認めた場合は，基準に応じた運転制限が設けられるため，その都度指導が必要となる（**表2**）．

表2 ◆ ICD 植込み患者の自動車運転制限一覧

	必要観察期間
二次予防目的の ICD・CRT-D の新規植込み	6か月
一次予防目的の ICD・CRT-D の新規植込み	7日
ICD・CRT-D・S-ICD の適切作動後	3か月
ICD・CRT-D・S-ICD の不適切作動後※	意識障害を伴わないなら制限なし
本体交換	7日
リード交換	7日

※意識障害を伴うものは，ICD 適切作動と同様の制限を行う．原則的に ICD 植込み患者の職業運転は認められない（2017年）．
（文献2を参考に作成）

ICD 作動患者への対応

- ATP は作動自体を感じない場合があるが，ショック作動は患者に苦痛を与えることが少なくない．
- ショック作動を経験した患者の中には，作動への恐怖を感じ，日常生活に支障を来す場合がある．
- Sears らによると，**ICD 使用患者の 24～87％の患者にうつや不安がみられ，13～38％は臨床上困難な不安を抱えている**と報告しており[3]，その抑うつ状態の維持には ICD のショック作動が関連しているとの報告もある．
- **ショック作動を経験した患者には，必要に応じて精神的なケアを検討**する必要がある．

◆文献

1) 日本循環器学会・他：不整脈の非薬物治療ガイドライン（2011年改訂版）．
 http://www.j-circ.or.jp/guideline/pdf/JCS2011_okumura_d.pdf より 2019年8月29日検索
2) 日本不整脈心電学会：不整脈に起因する失神例の運転免許取得に関する診断書作成と適性検査施行の合同検討委員会ステートメント 改訂のための補遺3．
 http://new.jhrs.or.jp/pdf/guideline/statement201708_02.pdf より 2019年8月29日検索
3) Sears SF, et al：Qualityof life and psychological functioning of ICD patients．Heart 87：488-493，2002．

デバイス治療

除細動器

目的

* 正常なポンプ機能を失った心室細動や心房の正常な収縮を失った心房細動，粗動，頻拍に対し，電気的除細動を行い洞調律に戻す．

除細動器の概要

- 除細動器は**不整脈の治療に使用**される機器で，**電気的除細動を行う**．
- 電気的除細動とは，細動を起こした心臓に除細動器で直流の高圧電流（ショック）を与え，心房筋や心室筋の無秩序な興奮を消失させ，洞結節による正常洞調律に整えることである．
- **R波に同期せず行う通電「デフィブリレーション」と，R波に同期をさせて行う通電「カルディオバージョン」に分類**される．

出力について

- エネルギーの単位はJ（ジュール）を用いる．

例：初回エネルギー量 120 ～ 200J など[1]．

- 出力方法には，単相性と二相性がある．
- 単相性（monophasic）：電流は1方向に流れる．
- 二相性（biphasic）：電流は2方向に流れる．
- 二相性では以下のメリットがあるため，**不整脈治療では二相性が推奨**される．
- 低エネルギーでの実施が可能で，心筋ダメージが少ない．
- 除細動成功率が高い．

電気的除細動の適応

- デフィブリレーション（非同期）：心臓のポンプ機能を失った**心室細動，心室頻拍**に対し緊急で行う．
- カルディオバージョン（同期）：**発作性心房細動，心房粗動，上室性頻拍，心室頻拍**などで薬物療法が無効な場合や，頻拍発作による血行動態の悪化を来す場合に行う．

実際

デフィブリレーション

- 心電図同期せず，直ちに通電を行う．
- 心室頻拍では意識レベルの低下を確認し行う．
- 単相性除細動器を使用している場合は，360Jでショックを1回行う．以降のショックも同等のエネルギー量を使用する．
- 二相性除細動器を使用する際は，製造業者が推奨するエネルギー量を使用する．

カルディオバージョン

＜必要物品例（表1）＞

- 実施前の点検と，簡易作動チェックを毎日実施．
- 記録紙は十分あるか．
- 破損はないか，物品や付属品はそろっているか．
- バッテリーは充電が十分にできているか．
- 時計表示は正確か．

表1 ◆ カルディオバージョンの必要物品例

- 除細動器
- 除細動用パドル，パドル用パッド（またはペースト）※使用期限を確認
- 12誘導心電図
- 心電図モニタ
- パルスオキシメーター
- バッグバルブマスク
- 酸素マスク
- 吸引器
- 麻酔薬，抗凝固薬などの必要薬剤
- 救急薬品，気管挿管セットなどの蘇生物品（救急カート）

＜手順＞

- 脈拍，血圧，酸素飽和度のモニタを装着し，測定する．
- 除細動器のモニタを装着し，同期ボタンを押し，同期がかかることを確認する．
- 12誘導心電図をとり波形を確認する．
- 静脈麻酔を行い，麻酔の導入具合を確認する．
- 麻酔の導入が確認できたら，胸骨右縁上方と心尖部にパドル用パッドを置き，その上からパドルを当てる（図1）．ペーストの場合は，パドルに十分なペーストをつけて当てる．
- 適切な出力を設定し，充電ボタンを押し充電する．
- 自分を含め，周囲が患者に触れていないことを確認し，放電ボタンを押して通電する．放電時は，酸素マスクも患者から外す．
- 不整脈停止を確認し，パドルを患者から離す．停止していない際は，そのまま出力を上げて通電する．
- 不整脈停止後，12誘導心電図で波形を確認する．
- 患者が覚醒するまで観察を行う．酸素飽和度が下がっていたら，酸素マスクで呼吸補助を行う．

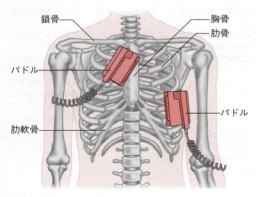

図1 ◆ パドル圧着位置
（文献2より引用）

ケアのポイント

- 電気的除細動クリティカルパスを**表2**に示す．

デフィブリレーション

- 実施後は波形，意識を確認し，戻らない場合は救急蘇生を行い，引き続きデフィブリレーションを行う．
- 波形が戻り意識が回復したら，薬物療法，持続モニタリングなどの集中治療管理を行う．

表2 ◆ 電気的除細動クリティカルパス

	実施前	実施中	実施後
検査	・12誘導心電図 ・心臓超音波検査 ・凝固機能値		・12誘導心電図
処置	・ルート確保 ・心電図モニタ ・酸素，バッグバルブマスクの準備 ・酸素飽和度のモニタ装着 ・電気的除細動の実施	・麻酔薬の投与：麻酔薬による呼吸抑制があるため，呼吸補助を行う．電気ショックの影響で四肢が動くことがあるため，危険防止に努める	・必要時酸素投与
観察・注意事項	・四肢動脈の触知確認 ・最終排尿の確認 ・義歯の確認・除去 ・最終飲食の確認	・心電図モニタの観察：除細動器のモニタ記録を行う．洞調律に復帰する際に洞停止などがみられることがあるため，注意深く観察する ・麻酔効果の確認	・四肢動脈の触知確認 ・意識レベル確認：覚醒を促す ・四肢の動きの確認 ・呼吸状態の観察：電気的除細動後は1時間程度心電図モニタリング，床上安静にて観察
説明（インフォームド・コンセント）	・治療や処置の説明（医師・看護師） ・同意書の確認		・結果説明 ・実施後の注意点を説明

（文献3を改変して転載）

カルディオバージョン

＜実施前＞
- 医師からの説明，同意書の有無を確認する．
- 患者に麻酔の使用，呼吸補助，禁飲食を説明する．
- 義歯，時計や指輪など金属の除去，最終排尿を確認する．
- 四肢動脈触知，バイタルサインを確認する．
- モニタ電極は，通電部位を考慮し貼付する．
- 硝酸薬の貼付がある場合は医師に確認し，除去する．

＜実施中＞
- 静脈麻酔．
  - 静脈麻酔は通常，チオペンタールナトリウムが使用される（自施設や麻酔科医の指示に準じる）．
  - チオペンタールナトリウムは，溶解し全量20mL（1mL = 25mg）で準備する．
  - 投与から1分以内に効果が現れ，呼吸抑制作用を来す．
  - バッグバルブマスクで呼吸補助を行い，反応を確認する．
- 通電．
  - 呼名反応，睫毛反射が消失したら専用パッド（通伝性のゲルパッド）を心臓を挟むように左胸部と右側に貼る．またはパドルにゼリー（ペースト）を塗る．至適エネルギーを充電し，通電を行う．
  - 通電時はベッドから離れる．
  - 呼吸状態，心電図モニタを確認しながら記録を行う（図2）．

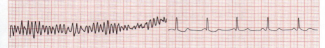

通電により，心室細動（左側）から洞調律に復帰した（右側）．

図2 ◆ 電気的除細動記録
（文献2より改変引用）

- 通電後の調律を確認する．通電後，徐脈になることがあるため，救急対応準備とモニタ観察を行う．

<実施後>
- 呼吸状態，バイタルサインの観察と，12誘導心電図で調律の確認を行う．
- 覚醒を促し，意識レベルと四肢の動き，動脈触知を確認する．
- 通常5～10分程度で麻酔から覚める．
- 覚醒が不十分で呼吸状態が不安定な場合は，マスクにて酸素投与を行う．
- 一時的にせん妄状態になることがあるため，ベッド転落などの危険防止に努める．
- 完全に覚醒し，呼吸状態やバイタルサインが安定するまでは，床上安静で観察する．
- 再度の不整脈に備え，心電図モニタで監視．
- **通電部位**に火傷のような症状が出現する場合があるため，**皮膚の観察**を行い，必要時にクーリング，皮膚保護軟膏を塗布する．
- 脳梗塞など血栓塞栓症は通電直後ではなく，1～2日の間に発症するため，注意して観察を行う．

電気的除細動の注意点
- 電気的除細動を実施するときは，誰も患者に触れていないことを確認してから実行ボタンを押す．
- カルディオバージョンの際は，必ず同期を行う．

その他の除細動器
- ICD：心室頻拍・細動を感知し，自動で除細動を行う体内植込み型除細動器（p.249）．
- AED：一般市民にも使用できる，音声ガイダンスによる自動体外式除細動器．

観察のポイント

● 電気的除細動の合併症と要因を**表3**に示す．

表3 ◆ 電気的除細動の合併症と要因

合併症	要因
通電に伴う皮膚損傷（火傷）	● ペーストなど皮膚保護が十分ではない ● エネルギー量が大きい
血栓塞栓症	● 左房内血栓が通電により全身の臓器に飛ぶ
洞調律復帰時の徐脈	● 抗不整脈薬，β遮断薬，ジギタリス製剤投与症例，洞機能不全症
心室細動	● 同期が必要な不整脈に対し，同期せず実施した場合

（文献4を参考に作成）

···Column···

除細動器のその他の機能

＜モニタリング＞

付属の3点心電図電極を貼付し使用するものであり，処置時のモニタリングが可能である．

＜ペーシングモード＞

別付属の電極パッドを使用し，ペーシングモードを入れ経皮的にペーシングを行う．

＜AEDモード＞

別付属の電極パッドを使用し，ダイヤルをAEDモードに切り換え，使用する．

◆文献
1) American Heart Association：ACLSプロバイダーマニュアル AHAガイドライン2015準拠．シナジー，2017．
2) 落合慈之（監）：循環器疾患ビジュアルブック，第2版．p.185，学研メディカル秀潤社，2017．
3) 三浦稚郁子：CCUエキスパート看護マニュアル2 心電図，ペースメーカー，IABP（三浦稚郁子編著）．p.95，中外医学社，2011．
4) 三浦稚郁子：CCUエキスパート看護マニュアル2 心電図，ペースメーカー，IABP（三浦稚郁子編著）．p.100，中外医学社，2011．
5) 住吉徹哉（監）：循環器看護ポケットナビ．中山書店，2008．

デバイス治療
遠隔モニタリングシステム

目的

* イベントの早期発見と介入.
* 早期介入による入院回避と入院期間の短縮.
* 受診回数を減少し,通院の労力を減少.

遠隔モニタリングシステム（RMS）の概要

- RMS は,心臓植込み型電子デバイス（CIED）の情報を自宅から医療従事者が確認できる遠隔診療システムの1つである（図1）.

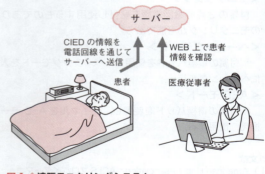

図1 ◆ 遠隔モニタリングシステム

···Column···

CIED

　心臓植込み型電気的デバイスのことであり,心臓ペースメーカ,植込み型除細動器,心臓再同期療法,除細動器付き心臓再同期療法の総称.従来は,これらを植込まれた患者は医療機関を受診し,定期的に機器の点検が必要だった（対面診療）.

- CIED の情報を患者の自宅に設置した専用機器が読み込み，電話回線を通じてサーバーに送る．医療従事者は，専用のパスワードを用いてサーバーにアクセスし，WEB 上で患者情報を確認する．
- RMS の採用で，外来の臨時受診の削減，入院期間の短縮，生命予後改善効果も報告されている．
- わが国では 2008 年に薬事承認がおり，2010 年に保険償還がなされ，利用患者が増加している．

現在のわが国において使用可能な RMS の例

- CareLink（Medtronic 社）
- Merlin.net（アボットメディカル社）
- LATITUDE NXT（Boston Scientific 社）

RMS で確認できる情報

- 従来の対面診療と同等の情報が得られる（図 2）．
- ジェネレーター情報：主に電池寿命．
- 電極情報：抵抗値や刺激閾値．
- イベントの有無：心室頻拍や心房細動などの不整脈の有無と頻度，持続時間など．

電池寿命

バッテリー
電池寿命：10.5-11.3 年
～ERI　＞5 年

植込み日：	3 21, 2017
電圧	3.01V
マグネット レート	100.0min⁻¹
バッテリー電流	10 μA
ERI までの残容量	＞95%

リード情報

テスト結果 2 11, 2019　Ⓐ 自動

	キャプチャー	センシング	リードインピーダンス
心室	1.25V@0.4ms（ユニ）Ⓐ 1.5V@0.4ms（ユニ 8 28, 2018）	6.1mV（バイ）22Ⓐ 4.5mV（バイ）8 28, 2018	400Ω（ユニ）Ⓐ 400Ω（ユニ）8 28, 2018

パラメータ

モード	VVIR
基本レート	60min⁻¹

キャプチャー & センシング	心室
オートキャプチャー	On
パルス振幅	1.5V Ⓐ
パルス幅	0.4ms
オート センシング	Off
感度	1.0mV

ページング率

診断サマリー	8 28, 2018 以降
VP	＞99%

イベントの有無

エピソードサマリー 8 28, 2018 以降	カウント	EGM
高心室レート	0	0
ノイズ リバージョン	0	0
マグネット レスポンス	0	0

アラートなし

図 2 ◆遠隔モニタリングの送信で得られる情報

- 除細動器作動の有無：適切作動・不適切作動ともに確認.
- 生体情報：心拍数，心拍変動，呼吸数，胸郭インピーダンス，一部のメーカでは血圧・体重の計測値の情報も蓄積される.

ケアの実際

- デバイス本体と右室リードの電極間で，インピーダンスを測定することで得られる「胸郭インピーダンス」が心不全管理の点で注目されている.
- 肺うっ血を来すと胸郭内に水分量が増加するため，電流が流れやすくなって抵抗値が下がり，逆に水分量が減少すると電流が流れにくくなって，抵抗値が上昇するという原理を使用している.

送信方法

- ほとんどの機種は自動でデータの読み込みが可能である（一部の機種では，患者が手動でデータを読み込む必要がある）.
- 読み込まれたデータは無線の電話回線を利用しサーバーへ送ることができるため，医療機関が設定した日にデータが送られる.
- 患者が不整脈に関連する症状や植込み型除細動器の作動を自覚した場合は，設定した日にかかわらず手動で送信が可能である.

警告（アラート）送信について

- 不整脈に対し除細動が作動した場合や，各生体情報や電池電圧の数値が基準値より低下，または上昇した場合に，危険を知らせる目的でアラート送信としてデータを送信することができる（図3）.
- アラート送信が発生した場合は，設定した連絡先にメールまたはFAXで通知される.

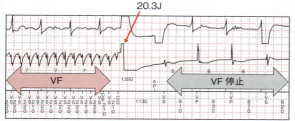

図3 ◆ショック治療によるアラート送信

- アラート送信があった場合は，状況に応じ早期受診や入院を要することがある．内容を確認した上で緊急性の有無を医師に相談し，必要に応じて患者に症状の確認や早期受診の連絡を行う．

観察のポイント

- 不整脈とショック作動の有無．
- 適切・不適切作動の有無．
- 電池残量．
- 送信時の心内心電図波形の異常の有無．
- 胸部インピーダンスと活動の推移．

◆文献
1）日本不整脈心電学会：心臓植込型デバイスにおける遠隔モニタリングステートメント（2016年7月28日）．http://new.jhrs.or.jp/guideline/statement201607_01/ より2019年10月1日検索
2）百村伸一・他（編）：慢性心不全のあたらしいケアと管理—チーム医療・地域連携・在宅管理・終末期ケアの実践．p.143-145，南江堂，2015．
3）Crossly GH, et al：The CONNECT (Clinical Evaluation of Remote Notification to Reduce Time to Clinical Decision) trial：the value of wireless remote monitoring with automatic clinician alerts. J Am Coll Cardiol 57：1181-1189，2011．

補助循環

大動脈バルーンパンピング（IABP）

目的

* 冠動脈還流および全身還流の増加．
* 心筋負荷および後負荷の軽減．

構造

- IABPは駆動装置とバルーンから構成される（図1）．
- **心電図または動脈圧と同期を取り**，大動脈内に適切に留置された**バルーンの拡張，収縮**を行う．ヘリウム（He）ガスを使用している．
- IABPカテーテルは，局所麻酔下において鼠径部（大腿動脈）より挿入される．
- IABP挿入中は，ヘパリンなどで抗凝固療法を行う．また，活性凝固時間（ACT）を定期的にモニタリングする．

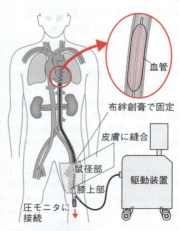

図1 ◆ IABPの構造
（文献1より引用）

適応

- IABPの適応を表1に示す.
- 心臓の拡張期にバルーンが膨張し,大動脈拡張期圧を上昇させ,冠血流量を増やし,心筋酸素供給量を増加させる(ダイアストリック・オーグメンテーション)(図2).
- 心臓の収縮期にバルーンを収縮させ,収縮により発生する吸引力で大動脈圧を低下させ,大動脈弁が開放しやすくなり,左室の駆出抵抗(後負荷)を減少させる(システリックアンローディング)(図3).

表1 ◆ IABPの適応

- 心原性ショック
- 難治性不安定狭心症
- 左室不全を伴う急性心筋梗塞(AMI)
- 虚血による反復性心室性不整脈
- 冠動脈バイパス手術(CABG)の実施時や,術前・術後における補助的使用
- ハイリスク患者に対する冠動脈血管形成術,または心インターベンション実施時や術前・術後における補助的使用
- 大動脈弁狭窄症,僧帽弁狭窄症,僧帽弁形成術,僧帽弁閉鎖不全症,心室中隔欠損症,左心室瘤を含む急性心筋梗塞の機械的合併症
- 難治性心室性不整脈
- 心臓移植,補助人工心臓治療,人工心臓治療待機中の一時的手段
- 心挫傷や冠動脈損傷などの心外傷
- 敗血症性ショック
- 手術(心臓手術以外)を受けるハイリスク患者

(文献2を参考に作成)

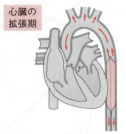

図2 ◆ ダイアストリック・オーグメンテーション
(文献1より引用)

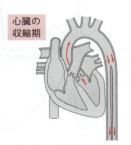

図3 ◆ システリックアンローディング
(文献1より引用)

ケアの実際

準備物品
- 同意書.
- IABP駆動装置,心電図および動脈圧のモニタリング用品,圧トランスデューサー.
- IABP挿入キット(IABPカテーテル[成人用:バルーンカテーテルによってバルーン容量が異なる,25～50mL],シース).
- 包交車,救急カート(穿刺針,消毒薬,消毒セット,シリンジ,ディスポーザブルシーツ,局所麻酔薬,三方活栓,ルアーロック栓,酸素,吸引器).
- 滅菌ガウン,滅菌手袋,マスク.
- ヘパリン加生理食塩水.
- 固定用弾性テープ,滅菌ドレッシング材.

駆動状況の確認
- IABPのモニタで駆動状況の確認を行い,循環動態を把握する.
- バルーン膨張ならびに拡張のタイミングは駆動装置より調節可能であり,バルーン先端の動脈圧をみながら調整を行う(図4).最近の装置では,自動でタイミングの調整が行われるものが多い.

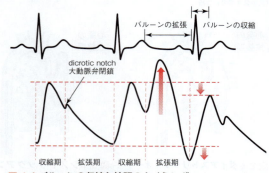

図4 ◆ バルーンの収縮と拡張のタイミング
(文献3を参考に作成)

IABP挿入部の固定と観察

- IABP挿入部は,穿刺部からの出血や血腫形成の有無が確認できるように固定する.
- ACTを定期的に測定し,ヘパリン点滴の量を調節する.
- 挿入部がずれていないかを確認できるよう,**カテーテル固定部などにマーキング**を行う.

体位変換・体動の制限

- 体位分散マットレスの使用や**患者に合わせた間隔で体位変換**を行い,褥瘡予防を行う.
- 体位変換は看護師2人で行い,循環動態の変化やカテーテルの屈曲・抜去に注意する.
- IABP装着中は,日常生活に制限がかかることを患者に十分に説明し,理解した上での行動を求める.

日常生活

<食事>

- 出血・血腫などの合併症がない場合は30°の頭位挙上を行い,基本的に全介助で摂取してもらう.
- 誤嚥に注意する.
- 食思不振に陥ることが多く,その際は**患者の嗜好を踏まえ,必要な栄養を摂取できるよう工夫**する.
- 経腸栄養薬を投与する場合も,誤嚥予防のために頭位挙上を行う.

<清潔>

- 清拭や陰部洗浄は,毎日行う.
- 全身の皮膚を観察し,異常の有無を確認する.
- 循環動態や呼吸状態のモニタリングを行い,過剰な負荷がかからないように注意する.

<排泄>

- 全身管理のひとつとして時間尿の把握が必要であり,膀胱留置カテーテルを挿入する.

- 活動性の低下や循環不全により便秘に陥りやすいため, 排便コントロールは重要である.
- 便秘に伴う努責は心負荷を増大させ, 心原性ショックや重症不整脈を誘発することがある. そのため, 緩下薬や浣腸などの薬剤使用も考慮して患者に必要性を説明し, 便秘を予防する.

＜睡眠＞
- 睡眠障害はせん妄発症のリスク因子となる. 必要に応じて睡眠導入剤の使用を検討する.
- IABPの駆動音やモニタアラーム, 環境の変化, 看護ケアなど, 睡眠の阻害要因は多く, これらを配慮しておく.
- アラーム音の調整や苦痛を除去する介入をしても効果を認めなければ, 睡眠導入剤の使用を検討する.

リハビリテーション

- ICU関連筋力低下（ICU-AW）を予防するためにも, 心負荷にならない程度にベッド上でのリハビリテーションを行う.
- 理学療法士と協働して, 関節拘縮や筋力低下の評価をしながら機能維持に努める.

観察のポイント

血行動態
- モニタにより動脈圧の変化, 不整脈の有無に注意する.
- **動脈圧の上昇は心負荷の徴候であり, 心不全症状に注意する**.
- 不整脈や頻脈により, 心電図のトリガー不良を起こすため注意する.
- IABPの効果により尿量変化があるかを観察する.
- 腎血流量増加により尿量増加があるかを観察し, 尿量減少の場合は, 薬剤投与などを考慮する.

- **末梢温や皮膚色の推移を観察し，末梢循環の改善を確認する．**
- ほとんどの場合は，カテコラミンの使用により，末梢循環不全を来していることが多い．
- 胸部 X 線検査で肺うっ血像や心胸郭比の縮小を観察する．
- IABP の効果がない場合は，心負荷や呼吸器症状を認めるため，他の補助循環への移行や薬剤追加など，医師と治療方針を共有しておく．
- カテーテル挿入部位および足背動脈の触知，挿入部位の出血の有無，カテーテル挿入側の足背動脈の触知の皮膚の色，皮膚温を観察する．

機器

<機器設定>

- 駆動条件（アシスト比，トリガー，オーグメンテーション圧）の確認をする．
- 心電図トリガー時は電極貼付位置や固定に注意し，動脈圧トリガー時は採血の際に圧波形が消失するため，心電図トリガーに変更する．
- 胸部 X 線検査でカテーテル先端位置と，マーキングによる挿入長の確認を行う．
- 体内で膨張・収縮を繰り返すため，IABP カテーテルが抜けてくることがある．
- IABP モニタによる先端圧の確認やカテーテルの閉塞，緩み，血液混入がないかを観察し，安全に機器を使用できるようにする．

<機器トラブル>

- IABP の同期タイミングに変調（ずれ）を起こすトラブルが最も起こりやすく，ケアや移動後は，IABP モニタの波形が適切かを確認する．
- 必要に応じて，医師や臨床工学技士に同期タイミングの再調整を依頼する．

補助循環

合併症

- 起こりやすい合併症と観察項目を表2に示す.

表2 ◆ IABPの合併症と観察項目

合併症	原因	観察項目
下肢の虚血	挿入側より末梢の血流障害	足背動脈・後脛骨動脈の拍動確認, 皮膚色, 冷汗・痛み, しびれなど
出血	血小板破壊や凝固因子の消費, 抗凝固療法の影響	出血傾向の確認, 血液データ(ACT, 血小板数など)
血栓・塞栓症	カテーテル挿入による異物反応	凝固能の評価(APTT, ACT), 血栓・塞栓症状の有無
腓骨神経麻痺	挿入側の安静により外旋位になりやすい	背屈・感覚障害の有無
大動脈解離	バルーンカテーテルの挿入操作	体外チューブ内の血栓の有無
感染	挿入側の清潔保持ができていない	挿入部位, 全身の感染徴候, 出血の有無(出血部位が培地となるため)

(文献4を参考に作成)

精神・心理面

- 体位制限や身体的苦痛, 生命の危機に対する不安, 騒音など, 常にストレスフルな環境下に患者があることを理解する.
- 不安や不眠, せん妄などに対して, 医師とあらかじめ予測指示を確認し, 治療環境を調整する.

◆文献

1) 甲田英一・菊地京子(監):Super Select Nursing 循環器疾患―疾患の理解と看護計画―. p.116-117, 学研メディカル秀潤社, 2011.
2) 井口篤志:IABP作用機序. 研修医, コメディカルのためのプラクティカル補助循環ガイド(澤 芳樹監). p.72-77, メディカ出版, 2007.
3) 大西純子:IABP装着患者さんの観察ポイント, 合併症への対応. 循環器看護の"ワザ&コツ"BOOK. Heart nursing 2018年春季増刊:177-183, 2018.
4) 山岡国春:IABP「基礎知識」編―補助循環に強くなる!―IABP PCPS補助人工心臓装置装着患者の看護実践力向上. 重症集中ケア 7:92, 2008.

補助循環

経皮的心肺補助装置（PCPS）

目的

* 呼吸・循環不全に対する循環補助．
* 緊急心肺蘇生（緊急循環維持，心原性ショック，心肺停止状態症例）．
* 経皮的冠動脈形成術，心大血管手術の循環補助．
* 重度呼吸不全に対する呼吸補助．

経皮的心肺補助装置（PCPS）の構造

- PCPSは**遠心ポンプと膜型人工肺を用いた人工心肺装置**であり（図1），**カニュレーションは大腿動静脈**とされる．
- 遠心ポンプは遠心力を発生させ，血液を吸引，吐血し，脱血・送血を行う．
- 多孔質の膜型人工肺で，拡散の原理を利用し，静脈血から動脈血に変換させるガス交換を行う．
- 駆動装置は遠心ポンプの回転数を調節し，PCPS流量，駆動時間が表示される．

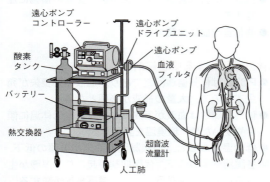

図1 ◆ PCPSの構造
（文献1より引用）

- 酸素ブレンダーにより酸素投与量，酸素濃度を調節できる．
- 熱交換器により温水を回路に循環させ，血液の保温を行う．

ケアの実際

準備物品
- PCPS 回路．
- 回路準備物品（カニューレ，シースセット，チューブクランプ，充填用リンゲル液，ヘパリン）．
- カニューレーションに伴う使用手術機械．
- 消毒，滅菌布，ガウン，手袋，局所麻酔，シリンジ．

抗凝固療法
- PCPS 中は抗凝固療法が必須のため，**患者の状態により活性凝固時間（ACT）をコントロール**する．
- ヘパリンによる ACT は，150〜200 秒でコントロールするのが一般的である．
- 凝固能亢進による出血傾向は大半の患者で認めるため，特にカニューレ刺入部を確認するため，透明なドレッシング材の使用が望ましい．
- 気管内吸引は必要最低限に留め，気管の損傷に注意する．
- 消化管出血に注意する．

体外循環による影響に対するケア
- PCPS は体外循環回路であり，血液の熱喪失が発生するので，大量の補液が必要となる．
- 体外循環中は血液が室温にさらされ，低体温に傾きやすいため，環境温を調整する．
- 低体温になると，血液凝固能や末梢循環の低下，各臓器機能の低下，代謝抑制が起こり，浮腫が生じるため，**保温を行い末梢循環不全を予防**する．

- PCPSは逆行性に送血するため，非生理的な血流は左室の後負荷を増大させるので，左室後負荷の軽減を図る治療をあらかじめ医師と共有する．
- 大動脈弁閉鎖不全症がある場合は左室の過伸展を起こしやすく，脳血流の減少と送血側の末梢虚血のリスクが高い．

補助循環

PCPS回路と血液接触による影響へのケア……

- 血栓形成や血液希釈，出血傾向が起こりやすいため，**血液検査により輸血の適応指標を医師と共有**しておく．
- 血栓形成：PCPSの回路は患者にとって異物であるため，異物に接触し損傷した血液は，液性能の低下により補体系の活性化を起こす．これは感染抵抗性の低下を示し，炎症反応は亢進し，敗血症へ移行する可能性が高くなる．炎症反応の亢進はサイトカインの産生，好中球の活性化を促し，血液凝固異常から血栓形成を起こす．
- 血液希釈・出血傾向：PCPS回路は充填液により流量を維持しているため，血液希釈が起こりやすい．血液が希釈されると，ヘモグロビン濃度が低下し酸素運搬能が低下する．その結果，アルブミン濃度が低下し，間質への水分貯留を起こし，浮腫となる．また，血小板が希釈されると止血能が低下し，出血傾向を来す．
- 出血傾向はヘパリンを使用せざるを得ないため，潜在的な出血傾向が存在することを考慮する．
- 異物接触の影響により凝固因子が消費するだけではなく，大量輸血による出血傾向もあるため，定期的に血液検査を行う．

Memo

カテーテルトラブルの予防

- **カテーテルの屈曲や抜去は，患者に致命的なトラブル**となるため，予防に努める．
  - 刺入部の固定を確実に行い，体位変換や更衣時は，医師や臨床工学技士など他職種と協働し，安全に実施する（**図2**）．
- PCPS 中の患者は，全身の浮腫を生じていることが多く，カテーテルの圧迫やテープによるスキントラブルを起こしやすいため，予防に努める．
  - 毎日，テープ固定部の観察と直接皮膚に触り，圧迫されることのない固定方法や皮膚保護材の調整を行う．

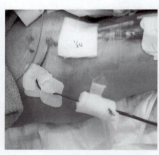 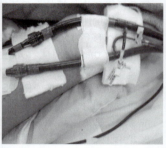

図2 ◆ PCPS 刺入部の固定方法 （カラー口絵：p.vi）
カテーテルの屈曲を防ぐため，関節部位を考え膝上で固定を行う．また，直接皮膚にカテーテルが当たると潰瘍形成のリスクが高くなるため，皮膚保護材やコットンを挟み，Ω固定でテープを固定する．

- **自施設でのカテーテルトラブル予防のポイントを記載**

合併症の予防・早期発見

- PCPS 装着中に注意が必要な合併症と対応について，**表1**に示す．

PCPS 離脱時のケア

- ショック状態から回復し，自己心の回復を認めれば補助流量を下げ，クランプテストを行い，離脱を行う．
- 離脱不可能時のバックアップとして，カテコラミン類の投与やIABPなど他の補助への移行など，治療方針を医師と共有しておく．
- カニュレーション部は内径の大きいものが使用されているため，離脱前に凝固因子の補充や外科的止血の準備を行っておく．

表1 ◆ PCPS 装着中の合併症と対応

	原因	対応
出血	抗凝固療法による凝固能の低下	● ACT を定期的に測定 ● 下肢の屈曲がないように固定 ● 血小板，新鮮凍結血漿の補充
下肢虚血	カテーテル挿入部より末梢側の血流障害	● 下肢の保温 ● 血流障害出現時は医師へ報告 ● PCPS 送血側枝から末梢動脈への送血
血栓塞栓症	脱血回路から混入した空気や異物接触により形成された血栓	● 早期の回路交換を検討 ● 回路管理（回路内の空気や血栓の有無を観察）
感染	免疫機能の低下，不潔操作による感染	● 清潔操作 ● 陰部，全身保清 ● 栄養状態の評価
その他	送血カニューレ挿入部での内膜損傷による医原性大動脈解離	● 脱血不能となるため，PCPS全体の交換を検討
	代謝性アシドーシス，電解質異常	● 循環血液量の補充，電解質補正，血液浄化
	安静臥位による褥創	● 体圧分散マットレスの使用，体位変換，除圧

（文献2を参考に作成）

観察のポイント

PCPS 中の観察

- PCPS 中の観察項目を**表 2** に示す.
- 循環動態の観察は,使用されるモニタの観察に加えて,尿量,末梢の皮膚温,末梢動脈の触知を定期的に行う.
- PCPS は流量補助のため,**脱血不良を認めれば,医師に輸液投与を相談**する必要がある.
- 血液検査を定期的に実施し,貧血や凝固因子欠乏に対しては輸血製剤の投与を行う指標を医師と決定しておく.
- 人工肺機能と自己肺機能の評価を適宜行う.
  - 自己肺を休ませる治療方針の場合は,呼吸器設定を医師に調整してもらい,**呼吸ケアも必要最低限に留める**必要がある.
  - 人工肺の評価については臨床工学技士と協議し,現在のガス交換能をチームで共有しておく.
- PCPS のカニューレ固定は重要で,自然抜去,自己抜去の防止として,ラインやチューブ類が干渉しないように整理を行うなど,細心の注意を払う.
- PCPS 患者は鎮静中のことが多く,生理的な体温調整ができず,大量の血液が体外循環回路にさらされるため,PCPS 回路と患者自身の保温を行う.

表 2 ◆ PCPS 中の観察項目

設定確認	●回転数(rpm) ●血流量 ●酸素濃度 ●酸素流量(L/分)
人工肺の確認	●水滴の性状 ●酸素フラッシュの実施状況
回路トラブルの確認	●脱血回路の振動 ●送血回路の性状 ●遠心ポンプの異音 ●回路内空気 ●血栓の有無 ●回路固定状況
出血・血腫の確認	●刺入部の出血 ●血腫の有無 ●皮下出血の有無 ●気管・口腔内などの出血の有無 ●ACT,凝固能検査
可視虚血の確認	●足背・後脛骨動脈の触知 ●末梢冷感 ●チアノーゼの有無 ●足底温左右差の有無
動静脈用カニューレの先端位置を確認	●X 線検査

(文献 3 より引用)

- PCPS 中は，呼吸・循環動態の安定を図れるまでは長期臥床状態となることが多いため，通常は，鎮静・鎮痛薬を投与し，最小限の酸素消費量となるように全身の安静を維持していく．
- 鎮静・鎮痛薬を使用する場合は，評価スケールを用いて**過度の薬剤投与に注意**する．
- 長期臥床による廃用症候群を防ぐ．
- 適切なマットレスの使用や除圧処置だけでなく，カニューレのトラブルがなければ安全に体位調整を行うことは可能なため，医師や理学療法士と協議していくことが重要である．
- PCPS が長期化した際は，栄養状態の評価を行う．
- 栄養状態は，血液学的検査と体重を指標に必要熱量を試算する．
- **消化管機能の評価を行い，静脈栄養から経管栄養へ転換できるようにする**．
- 浮腫に加え静脈栄養が長期化すると，全身皮膚の湿潤バランスの崩れ，間質への水分移動で表皮が脆弱となりやすいため，**皮膚の清潔状態だけでなく，乾燥や高温多湿な部位の観察を経時的**に行う．
- 感染予防対策を行う．
- 標準予防策に加え，デバイス刺入部，炎症所見，発熱の有無を観察する．
- 発熱が続いた場合，血液培養検査の有無と適切な抗菌薬の選択を医師へ相談する．

PCPS 離脱後

- 離脱に向けて補助流量を減らす際には，より細かく ACT のコントロールが必要となる．
- 血液ガス分析値や心内圧などバイタルサイン，尿量の確認が重要となる．必要に応じてカテコラミン類の投与が行われるので，その効果を評価する．

- PCPSの血液流量を下げると自己肺への血流が増加し，喀痰量の増加が予測されるため，必要に応じて気管吸引を行う．
- ガス交換能も変化するため，呼吸状態の観察と離脱困難の指標を医師と共有する．

アラームの内容と対応

- PCPSのアラーム内容と対応を**表3**に示す．

表3 ◆ PCPSアラーム内容と対応

アラーム内容	原因	対応
BACK FLOW ERROR	・ポンプの圧に反して血液が逆流しているか，流量計を逆に装着している	・流量センサーが正しい方向かを確認 ・血液回路異常の有無を確認 ・回転数が1,000以下でないか，設定値よりも低くないか確認
DRIVE MOTOR DISCONNECT	・駆動装置とモニタの接続が外れている	・接続部を確認
LOW FLOW ERROR	・設定値よりも流量が低下している（脱血不良・送血不良・循環血液量不足）	・回路の屈曲確認，医師へ報告し，循環血液量評価
SENSOR UNSRABLE	・流量センサーゲルが乾燥し，流量測定不可となっている	・流量センサーを外し，ゲルを塗布して再接続する
FLOW SENSOR DISCONNECT	・流量センサーが外れている	・流量センサーを正しく装着

（文献2を参考に作成）

◆文献

1) 西村元延・他（監）：新版経皮的心肺補助法—PCPSの最前線．p.10，学研メディカル秀潤社，2004．
2) 原田愛子：PCPS（経皮的心肺補助法）挿入中の患者の看護．循環器ナーシング 38 (6)：36-43，2015．
3) 剱持雄二：経皮的心肺補助（PCPS）．ICUケアメソッド—クリティカルケア領域の治療と看護（道又元裕編）．p.29，学研メディカル秀潤社，2014．
4) 西村元延（監）：最新にして上々！ 補助循環マニュアル．メディカ出版，2015．
5) 副島秀久（監）：動画で解説！ IABP・PCPS・CHDF・ペースメーカ アラーム＆トラブル対応．p.30-63，日総研出版，2015．

補助循環

補助循環用ポンプカテーテル：インペラ（IMPELLA）

目的

* 低下した心臓のポンプ機能を補助する．

構造

- 植込み型 VAD「インペラ（IMPELLA）」の構造を図1に示す．また，VADの構造を図2に示す．
- スクリューが回転することで，カニュラを通して血液を吸引する．
- IMPELLA制御装置でスクリューの回転速度を制御する．
- 流量はスクリューの回転速度に比例し，回転が速くなると多くの流量が得られる．
- パージシステムは血流と逆方向に流すことで圧バリアを形成し，モーター内への血液侵入を防ぐ役割をもっている．

全体図

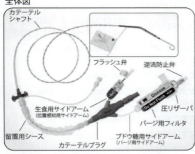

先端部

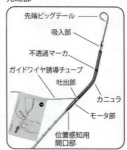

図1 ◆ IMPELLA2.5
（写真提供：日本アビオメッド）

適応

- 現時点では,INTERMACS(米国の補助人工心臓市販後レジストリ)をモデルとした「日本における補助人工心臓に関連した市販後のデータ収集(J-MACS)」で,1〜3のレベルに分類される症例が適応となる(表1).
- 経皮的VADの適応:主として急性心筋梗塞や心筋炎などによる心原性ショック.
- 体外設置型VADの適応:ほぼ全ての心疾患による心原性ショック.
- 植込み型VADの適応:心臓移植の適応となる心疾患に準じる.

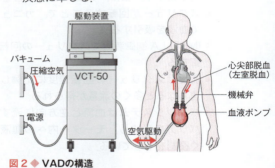

図2 ◆ VADの構造
(文献1より引用)

表1 ◆ INTERMACS(J-MACS)Profiles

レベル	INTERMACS	J-MACS	INTERMACSのニックネーム	VAD適応決定までの時間
1	Critical cardiogenic Shock	重度の心原性ショック	Crash and burn	Hours
2	Progressive decline	進行性の衰弱	Sliding fast	Days
3	Stable bot inotrope Dependent	安定した強心薬依存	Dependent	Few weeks
4	Resting symptoms	安静時症状	Stability	
5	Exertion intolerant	運動不耐容	Frequent flyer	Month
6	Exertion limited	軽労作可能状態	House-bound	
7	Advanced NYHA III	安定状態	Waling wounded	

(文献2を参考に作成)

ケアのポイント

- IMPELLA2.5 での必要物品を**表 2** に示す.

右心不全管理

- VAD 装着後, **駆動時に十分な補助流量が得られず左室内腔が虚脱し, 循環血液量不足と右心不全**となることがある.
- 十分な補助流量が得られない場合, 中心静脈圧の増加を促すが, 受容可能な中心静脈圧を超えても補助流量が得られなければ, 追加治療を行う.
- エピネフリン投与や PDE Ⅲ阻害薬, 肺血管抵抗を下げるために一酸化窒素や肺血管拡張薬の投与を行うが, 効果がない場合には, 早急に右心補助人工心臓(RVAD)を考慮する.

呼吸不全管理

- 急性心不全で VAD を装着した場合は, **急激な肺うっ血に伴う肺水腫による呼吸不全の併発**が多い.
- 循環が維持できる範囲で, 利尿薬や体外限外濾過で除水を行い, 肺水腫の進展を抑える努力をする.
- 長期臥床により喀出力が低下した患者には, 排痰援助や体位ドレナージを可能な範囲で行い, 肺炎, 胸水貯留を予防する.

表2 ◆ 植込み型 VAD「IMPELLA2.5」の必要物品

- IMPELLA2.5 ポンプカテーテル
- パージ用セット
- 接続ケーブル
- イントロデューサキット
- 留置用ガイドワイヤ
- IMPELLA 制御装置
- 5%ブドウ糖液 500mL, ヘパリン 5,000 単位
- 血管アクセス:5〜8Fr シースイントロデューサ, 10Fr ダイレータ
- 0.035inch 血管造影用ガイドワイヤ
- 局所麻酔薬, 包交車など
- マキシマルバリアプリコーション物品

(文献 3 を参考に作成)

肝・腎不全管理
- 多くは低心拍出量症候群に起因する腎障害であり，**体液バランスの適正管理と右房圧を下げ，静脈還流の改善**を図る．
- 過度な利尿薬の使用は腎血流量の低下を招くので，腎機能の回復を待つことも重要である．
- 血行動態の安定化，利尿薬の適切投与でも腎機能障害が持続する場合，血液浄化療法の導入時期を医師と共有しておく．
- **VAD 導入後 2 週間経過しても肝機能障害が遷延している場合を VAD 術後肝不全**といい，虚血性肝障害や薬剤性，長期絶食に伴う胆汁排泄障害などの原因を検索する必要がある．
- 全身状態が安定した後，腸管運動を認めれば早期に経腸栄養を開始し，胆汁の排泄を促進し，門脈血流の増加を図る．

抗血栓・出血傾向対策
- VAD 装着後は，**血栓症やポンプ血栓を予防するために抗血栓療法が必要**となる．
- VAD 装着後に出血により再手術を要する場合もあり，**出血のコントロールを優先して行う**．
- 出血性合併症としては，鼻出血，消化管出血，頭蓋内出血があり，抗凝固療法中かどうかで止血の困難度が変わるが，いずれの場合も医師と対応していくことが大切である．

感染予防
- 術前より，う歯の予防や口腔ケアを含めた感染対策が重要である．
- 術後に発熱や炎症反応上昇を認めた場合には，血流感染のハイリスク群であることを考慮し，血液培養検査を行う．

- 抜去可能なカテーテルを早期に抜去する．起炎菌をカバーできる広域系抗菌薬の投与を行う．
- 縦隔炎の疑いがあれば，早急に再開胸ドレナージと抜去可能な人工物の摘除を行うなどの治療方針を医師と共有しておく．

観察のポイント（IMPELLA2.5 の場合）

機器の管理
- 医師の指示に従って管理する．
- ポンプ機能不全として流入管位置不良などによる脱血障害，血液ポンプ停止や流出管の折れがないかを観察する．
- 毎日，胸部 X 線検査や超音波検査で先端位置を確認し，必要があれば随時超音波検査下で調整する．カテーテル内の血栓や出血の有無も観察する．

全身状態
- **VAD 装着後は心拍出量が増加し，体血圧が上昇．**
- 適切な量の血管拡張薬を使用し，体血管抵抗をコントロールする．収縮期血圧，心係数，拡張終期圧などの指標を医師と相談しておく．
- 基本的には利尿薬は使用せずに体液バランスを調整する．VAD は右心補助ができないため，尿量と腎機能の観察を行い，尿量低下時の指示をあらかじめ確認しておくとよい．
- 周術期に心房細動を来すと右心不全に至りやすく，モニタで波形の確認と電解質異常を観察．
- VAD 装着後は人工呼吸器管理を並行して行うため，肺炎や胸水貯留を理学所見や画像より観察．
- 人工呼吸器の設定が指示通りかを確認し，動脈血液ガス分析の結果を踏まえた設定となるように医師と相談する．
- その他，出血や神経機能障害，全身状態不良による腎・肝機能障害などの合併症を常に意識する．

感染予防
- 植込み型 VAD の適応例は,全身状態の不良やデバイス類の長期留置が術前より行われていることが多く,**カテーテル関連血流感染のリスクが高い**.
- 発熱や炎症反応の推移を観察し,抜去可能なカテーテルの早期抜去と感染徴候を認めた場合の指示を医師に確認しておく.
- カテーテル刺入部や接続部は常に清潔にする.

安全対策
- 接続部の外れは,機器の問題として起こりやすい.
- 移動やケア前後で,カテーテルやパージシステムの接続に緩みや外れがないかを確認する.

◆文献
1) 落合慈之(監):循環器疾患ビジュアルブック,第2版. p.168,学研メディカル秀潤社,2017.
2) 日本循環器学会/日本心不全学会合同:急性・慢性心不全診療ガイドライン(2017年改訂版). http://www.j-circ.or.jp/guideline/pdf/JCS2017_tsutsui_h.pdf より 2019 年 10 月 8 日検索
3) 西村 隆:補助人工心臓の特徴と各セットアップ・管理のポイント!補助人工心臓治療チーム実践ガイド,改訂第2版(許 俊鋭監). p.304-311,メジカルビュー社,2018.
4) 日本循環器学会:重症心不全に対する植込型補助人工心臓治療ガイドライン(2014年改訂版). 日本循環器学会,2014.
5) Kirklin JK, et al: Interagency Registry for Mechanically Assisted Circulatory Support (INTERMACS) analysis of pump thrombosis in the HeartMate II left ventricular assist device. J Heart Lung Transplant 33:12-22, 2014.
6) 絹川弘一郎:補助人工心臓の適応・装着手技・周術期管理を理解する!補助人工心臓治療チーム実践ガイド,改訂第2版(許 俊鋭監). p.70-78,メジカルビュー社,2018.

補助循環

体外式ペースメーカの管理

目的

* 心臓外科手術後や心筋梗塞後,薬物などによる一時的な徐脈に対して機械的な電気信号を心臓に与えて,人工的な心筋収縮を起こし徐脈を改善させる.
* 徐脈を改善し,心拍出量確保や血圧の上昇といった臓器還流を維持する.

体外式ペースメーカの概要

- 体外式ペースメーカ(図1,図2)には,経静脈的ペーシングと心外膜ペーシング,経皮的ペーシングがある.
- 経静脈的ペーシングでのカテーテル電極は,心内膜電極であり,主に頸静脈や鎖骨下静脈などから挿入し,右室に留置を行う.
- 心外膜ペーシングのカテーテル電極は,心筋電極であり,心臓手術後患者に使用される.
- 心筋電極は外科的に心筋内に留置を行い,体外へ出して管理される.
- 経皮的ペーシングは,胸部に貼布したパッドを通して,体外から電気刺激を伝えて心臓を収縮させ,徐脈を改善させる.除細動器に装備されている.

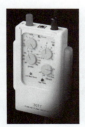
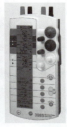

図1 ◆ 体外式ペースメーカ
体外式ペースメーカ 3077(左),
SJM 体外式 DDD3085(右)

(アボットメディカルジャパン合同会社提供)

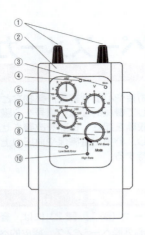

名称	機能または動作
① 電極ソケット	刺激電流を出力する端子．直径2mmまでのターミナルピンが接続できる
② 透明カバー	スイッチ類を誤操作から保護する．スライドして開くことができる
③ LED（黄）	刺激電流を出力するとき同期して点灯する
④ LED（緑）	R波を検出すると同期して点灯する
⑤ 感度設定ノブ	R波の検出感度を設定する．「f」の位置では非同期モードになる
⑥ 刺激電圧設定ノブ	刺激電圧を設定する
⑦ 基本レート設定ノブ	基本レートを設定する
⑧ モードスイッチ	動作を設定する • OFF：電源 OFF • VVI：VVIモードでペーシング • VVI Beep：VVIモードでペーシング（同期音つき） • ×2：基本レートを2倍にする（高レート刺激ボタンを併用） • ×4：基本レートを4倍にする（高レート刺激ボタンを併用）
⑨ LED（赤）	電池電圧の低下等の内部異常の際に点滅する
⑩ 高レート刺激ボタン	押している間だけVOOモードで高レート刺激する

図2 ◆体外式ペースメーカ　モデル3077の構造
（文献1より引用）
（アボットメディカルジャパン合同会社提供）

恒久的ペースメーカとの違い

- ペースメーカ本体（ジェネレーター）と電線である一部のリードが体外に出ている．
- ジェネレーターが体外にあるため，設定を容易に確認・変更することができる．

主な機能とモード

- 国際ペースメーカコードであるNGBコードによって統一された機能表示コードが決まっている．体外式ペースメーカでは主に3文字の設定がある（**表1**）．
- モードの中で，心房と心室との協調性があるものを**生理的ペーシング**（AAI，DDDなど），協調性がないものを**非生理的ペーシング**（VVIなど）という．
- 生理的ペーシングでは，心房収縮（1回心拍出量の20～50％に関与）を活かすことができるが，非生理的ペーシングでは心房との協調性がないため，血圧の変動が起こる場合がある．
- 体外式ペースメーカには，オーバードライブペーシング機能（高レート刺激）がある．
- 周術期での上室性不整脈に対して，頻拍よりも早い周期でオーバードライブ（抗頻拍）することで，頻拍を抑えることができる．
- 代表的なモードとその解釈を**表2**に示す．

表1 ◆ ペースメーカ機能表示コード

	1文字目	2文字目	3文字目
機能	ペーシング部位	センシング部位	センシングに対する応答
コード	● A：心房 ● V：心室 ● D：心房＋心室	● A：心房 ● V：心室 ● D：心房＋心室 ● O：監視なし	● I：抑制 ● T：同期 ● D：抑制＋同期 ● O：監視なし

（文献2を参考に作成）

表2 ◆ 代表的なモードとその解釈

AAI	心房をセンシングし〈2文字目〉，心房をペーシング（電気刺激）する〈1文字目〉．心房の自己波の有無によって刺激するか，しないかを決定する〈3文字目〉．
VVI	心室をセンシングし〈2文字目〉，心室をペーシング（電気刺激）する〈1文字目〉．心室の自己波の感知の有無によって刺激するか，しないかを決定する〈3文字目〉．
DDD	心房と心室の両方を感知し〈2文字目〉，心房と心室を電気刺激する〈1文字目〉．心房の自己波がある場合は抑制し，心室の自己波がない場合は同期する〈3文字目〉．

(文献2より引用)

- 抑制：自己波が出た時は電気刺激を出さない．自己波が出ない時は，設定心拍数に従って電気刺激を出す．
- 同期：心房の収縮を感知し，設定された一定の時間以内（房室伝導時間内，A-V delay）に心室の自己波がない場合に，心室を電気刺激すること．

体外式ペースメーカの設定

- 設定される項目はモード，心拍数，出力（output），感度（sense）である．モードがDDDの場合は房室伝導時間（A-V delay）も設定される．
- 出力閾値は，心筋が反応する最小限の出力（刺激）である．通常1V程度であり，出力値設定は安全域を考慮し，閾値の2～3倍の値である．
- 出力設定によっては，筋攣縮（muscle twitching）現象が起こる場合もあり，設定を下げるか，ペーシングを中断する必要がある．
- 感度閾値は，自己の心拍を認識する上で必要とされる最低の電位の高さである．
- VVIの場合，感度閾値は通常1.5～2mVである．感度値設定は閾値の1/2～1/3に設定される．

ペースメーカ機能不全

- ペースメーカの機能不全には，**ペーシング不全**（図3）と**センシング不全**がある．

AAIとVVIのペーシング波形とペーシングフェラー

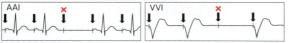

AAIの場合，設定時間内にP波が出現しない場合に電気刺激（スパイク：↓部分）を出し，心房を刺激する（正常なペーシング波形）．しかし，✗の部分ではスパイクの後のP波が出ていない

AAIとVVIのアンダーセンシングフェラー

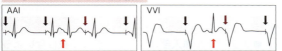

設定心拍数の間で自己脈が感知された場合は，ペースメーカからの刺激は出ない．しかし，自己脈（↑）の後に，本来であれば抑制されるはずのスパイク（↓）が出ている．自己のP波（QRS波）の刺激に対する感知能力が低下（アンダー）している．この中でもVVIのアンダーセンシングフェラーでは，T波を刺激してしまう「Spike On T」となり，致死性不整脈を誘発してしまうため注意が必要である

AAIとVVIのオーバーセンシングフェラー

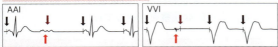

筋電図やノイズなど自己脈とは関係ない波形（↑）を感知してしまい，電気刺激が抑制されてスパイクが出ていない（↓）．刺激を感知する機能が高すぎるのが原因である

図3 ◆代表的なペーシング機能不全
（文献2より引用）

- ペーシング不全は，**「心筋がペーシングの出力（刺激）に反応しなくなった状態」**である．
- ペーシング不全の対策：出力を上げる．
- センシング不全は，アンダーセンシングとオーバーセンシングの2つに分けられる．
- アンダーセンシングは，**「感度値が高すぎて自己心拍を感知できない状態」**である．
- アンダーセンシングの対策：感度の値を小さくする．
- **オーバーセンシング**は，**「感度値が低すぎて自己心拍以外も感知してしまう状態」**である．筋電図や電気メスなどの体外の電気刺激を感知してしまう場合もある．

- オーバーセンシングの対策：感度の値を大きくする．筋電図の原因を除去する．
- 機能不全の主な原因の1つに，閾値の変化がある．
- 体外式ペースメーカカテーテルの心筋への固定は不安定であるため，閾値は変化しやすい．
- 薬剤の影響や心筋変性，本体との接続外れや電池消耗などでも閾値が変化する．

ケアの実際

- カテーテル挿入部は，**カテーテルが抜けないように**各施設の基準に準じた**確実な固定**を行う．
- 体外式ペースメーカがきちんと作動しているか，ペーシング機能不全の有無など機能的な観察を行う．
- ジェネレーターの固定方法からカテーテルとの接続状況，電池消耗などの警告は出ていないかなど，構造的な観察を注意して行う．

観察のポイント

- 体外式ペースメーカは，挿入している時間が長くなるにつれ感染を起こしやすい．
- 挿入部の発赤・熱感・腫脹などの感染徴候，発熱の有無，血液検査値の炎症徴候などを確認する．
- 経静脈的ペーシングを挿入した後は，合併症として気胸や血胸，心タンポナーデが起こりやすい．
- 気胸は挿入後，数日経過してから徐々に症状が現れてくる場合があるため，呼吸状態や胸部X線検査の観察を行う．

◆文献

1) アボットメディカルジャパン合同会社：侵襲式体外型心臓ペースメーカ 体外式ペースメーカ 3077 添付文書．管理番号：EXX-001．
2) 三浦稚郁子（監）：NCブックス 初心者のための心電図 A to Z，改訂・増補版．p.174-177，医学芸術社，2006．

周術期管理

創部管理

目的

* 創傷治癒を促す.
* 術後創部感染(特に縦隔炎)を予防する.

術後感染症の概要

- 心臓血管外科手術に関連した術後感染症とは,術後30日以内の感染を含め,人工物の植込み手術の場合は術後1年以内の感染を含める[1].
- 心臓血管外科術後の合併症の中で,縦隔炎は術後入院期間や生活の質を低下させる.

手術部位感染症

<診断基準>

- 米国疾病管理予防センター(CDC)の「手術部位感染の予防のためのガイドライン2017」では,手術部位感染症(SSI)の診断基準を示している(図1[2],表1[3]).

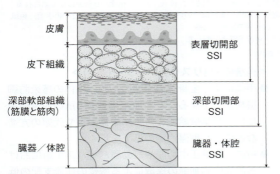

図1 ◆ 手術部位感染症(SSI)の診断基準
(文献2より引用)

表1 ◆ SSIの診断基準

表層切開部位 SSI

術後30日以内に起こった感染症で,切開部の皮膚または皮下組織に限定しており,以下のうち少なくとも1項目が該当する

- 切開部の表面から,検査上の確診の有無を問わず,排膿がある
- 切開創の表層から無菌的に採取された創滲出液,または組織の培養から病原菌が分離される
- 以下の感染の症状や愁訴のうち,少なくとも1つがある
- 疼痛または圧痛,限局性腫脹,発赤・発熱,切開部の培養検査結果が陰性でも医師が意図的に皮膚表層の縫合を開けた場合

深部切開部位 SSI

人工物の移植が行われなかった場合には術後30日以内,移植人工物が残された場合には術後1年以内に手術に関連して感染症が起こり,深部組織(筋膜・筋肉)に達する場合
さらに,以下のうち少なくとも1項目が該当する

- 手術切開部位の筋膜や筋肉などの深層から排膿がある
- 深部切開創が自然に離開したか,切開創の培養は陰性であっても,38℃以上の発熱,限局した疼痛・圧痛などの感染の症状や徴候が少なくとも1つあり,医師が創を意図的に開放した場合
- 深部切開創の排膿や他の感染の証拠が,直接的な検査や再手術,組織病理検査,放射線診断で認められる
- 医師がSSIと診断した

臓器・体腔 SSI

移植人工物が入っていない場合には術後30日以内,移植人工物が残された場合には術後1年以内に手術に関連した感染症や,術中開かれたり操作された臓器や体腔などに感染症が生じた場合
さらに,以下のうち少なくとも1項目が該当する

- 臓器/体腔に入っている創以外から挿入されたドレーンから排膿がある
- 臓器/体腔から無菌的に採取された体液,または組織から病原菌が分離される
- 臓器/体腔から膿瘍,または他の感染の証拠が,直接的な検査や再手術,組織病理検査,放射線で認められる
- 医師が臓器/体腔SSIと診断した

(文献3より改変引用)

＜術後のSSIリスクファクター(表2)＞

- 手術による全身への侵襲のため,生体の感染防御機構が低下することに加え,手術局所の血流障害に伴う酸素供給量の減少,栄養障害や代謝の亢進などにより創傷治癒の低下を招く.
- 特に,胸骨正中切開や冠動脈バイパス手術における両側内胸動脈の採取による胸壁の血流支配の低下は,縦隔炎のリスクファクターとなる.

表2 ◆ 心臓血管外科術後のSSIリスクファクター

- 緊急手術
- 高齢者
- 肥満
- 糖尿病
- 喫煙
- COPD
- 低栄養
- 遠隔部位感染(上気道炎,肺炎,尿路感染)
- ステロイド使用
- 術前MRSA(メチシリン耐性黄色ブドウ球菌)保菌者
- 術後再開胸
- 長時間の手術・人工心肺
- 長期によるドレーン留置

ケアの実際

<スタンダードプリコーションの徹底>

● 全ての患者の血液,体液,分泌物,創傷皮膚,粘膜血液は感染する危険性があるものとして取り扱わなければならないため,標準予防対策を徹底し,感染経路を遮断する.

<創の観察>

● 術後の創感染を早期発見するため,**毎日,感染徴候を観察し記録**する.
● 正中創.
● 胸骨の動揺がないか確認する.
● 局所の圧痛,発赤,漿液性の滲出液,化膿性の滲出液,熱感の有無を確認する.
● 下肢の創部合併症.
● 大伏在静脈採取部位:閉創時の死腔や血腫形成はリスクファクターとなる.
● 症状:蜂窩織炎,化膿性の滲出液を伴う創の離開,皮下血腫による皮膚壊死(焼痂形成).

<創部の被覆>

● 創部の被覆材にはフィルム材などを使用する(施設によって適切な創傷被覆材を選択する).
● 手術で縫合閉鎖した創部は,**術後24時間は滅菌材料で被覆して保護する**(図2).それ以降は被覆の必要はなく,基本的に創部を消毒する必要はない[4].

周術期管理

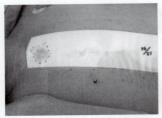

図2◆オプサイトPOSTの使用例
（カラー口絵：p.vii）
オプサイトは創部が観察できる透明なフィルムで，術後24時間は滅菌材料で被覆し保護する．オプサイトの利点は，高い吸収力と素早い吸収速度，湿潤環境を維持し，防水性に富んでおり，バクテリアバリアとなる．

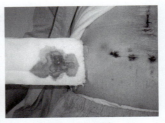

図3◆滲出液・出血の例
（カラー口絵：p.vii）
血液が患者の右側優位に滲んでいるのは，抜去した3つのドレーン孔の右側から出血していると推測できる．ドレーン抜去の際に結紮していても，穴が大きく，漏れている場合もあるため，どこからの出血かを把握する必要がある．古い血液で出血量が少なければ，経過をみる．

- 滲出液や出血があればガーゼに取り換え，吸収させる（図3）．交換する際は，以下を観察する．
- ドレーンの抜去時期，どこからの排液か．
- 排液の性状，滲出液は旧血性・血性・膿性か．
- 排液量，1日何回ガーゼを交換しているか．
- 感染徴候や圧痛の有無，患者の様子．

<早期抜去>
- **長期のドレーン留置は逆行性感染を招くため，早期抜去する．**

<周術期血糖コントロールの徹底（intensive insulin therapy）>
- 術後は平均150mg/dL以下とすれば死亡率は最も低いとされる[5]．

<周術期の正常体温の維持>
- 低体温では全身血管抵抗が上昇し（20℃では常温の3倍になる），創部への酸素供給の低下や白血球などの貪食細胞の機能障害などが起こる．

<酸素化の維持>
- 気管挿管された全身麻酔の正常肺機能の患者では，手術中・手術直後の抜管後はFiO_2を増加させる．

- 組織の酸素輸送を最適にするために、周術期の正常体温と十分な体液補充を維持する．

<栄養状態の改善>
- 腸管粘膜細胞の増殖能やタンパク合成能の維持・賦活（吸収能の増大，腸管由来のタンパク・ペプチド・ホルモンなどの合成促進，バクテリアル・トランスロケーション予防など）のため，栄養状態を改善．

<感染徴候の確認>
- **発熱，白血球増加，C反応性タンパク（CRP）上昇の有無を確認**する．

観察のポイント

- 毎日，自分の目で創部を見て感染徴候を確認する．
- フィルム交換，ドレーン抜去，抜糸は必ず創部の状態を確認し，記録に残す．
- 術後48時間以降は，フィルム剤やガーゼが湿潤していれば貼り替える．

◆文献
1) 日本外科感染症学会（編）：消化器外科SSI予防のための周術期管理ガイドライン2018．診断と治療社，2018．
2) 百村伸一（監）：循環器ビジュアルナーシング．p.188，学研メディカル秀潤社，2014．
3) 厚生労働省院内感染対策サーベイランス事業：SSI部門手術部位感染判定基準．
https://janis.mhlw.go.jp/section/standard/standard_ssi_ver1.2_20150707.pdf より2019年10月4日検索
4) 針原 康：日本手術医学会：手術医療の実践ガイドライン（改訂版）．手術医学 34：S48-S57，2013．
5) Clement S, et al：Management of diabetes and hyperglycemia in hospitals. Diabetes Care 27：553-591，2004．
6) 田端 実（監）：体外循環，心筋保護，低体温循環停止と脳保護―心臓血管外科前編．Intensivist：687-700，2015．

周術期管理

ドレーン管理

目的

<治療的ドレナージ>
* 心タンポナーデ・緊張性気胸・血胸の治療.

<予防的ドレナージ>
* 心嚢液・胸水・腹水の貯留を防ぐ.
* 排泄(胃管・尿道カテーテルなど).

<情報的ドレナージ>
* 術後合併症の早期発見.

ドレナージの概要

ドレナージの種類

- ドレナージには,目的別に治療的ドレナージ,予防的ドレナージ,情報的ドレナージがある(**表1**)[1].
- 心臓外科の手術は,人工心肺を使用し,ヘパリン化された上で行う.また,軽度低体温法(28〜32℃),中等度体温法(21〜28℃),超低体温法(20℃以下)で行われる[2].
- 体温が33℃以下を下回ると,血小板機能が低下する[3].凝固機能も亢進しており,出血しやすい環境なので,心タンポナーデに陥りやすい.

表1 ◆ ドレナージの種類と目的

治療的ドレナージ	● 膿瘍排出・洗浄,貯留していることが問題となる心タンポナーデ,緊張性気胸,血胸に対するドレナージ
予防的ドレナージ	● 術後合併症予防として,心嚢液・胸水・腹水の貯留を防ぐためにあらかじめ挿入する ● 生理的な排泄が機能していない場合に挿入する(胃管・尿道カテーテルなど)
情報的ドレナージ (予防的ドレナージと重複する部分あり)	● 出血,縫合不全,胆汁漏,膵液瘻などの術後合併症を早期に発見する目的で使用

(文献1を参考に作成)

- 予防的ドレナージは情報的ドレナージの両方の意味をもち、持続する出血は輸血製剤の使用や止血術の適応となるため、**出血を適切に評価**する(**表2**)。

ドレーンの種類

- ドレーンには、チューブ型ドレーン(ソラシックドレーン)とマルチスリット型(ブレイクドレーン)がある(**図1**、**表3**[1])。

表2 ◆ ドレーン出血が増強するリスクファクター

- 術前抗凝固療法
- 緊急手術
- 長時間の人工心肺の使用
- 再手術症例
- 超低体温療法時
- 剥離範囲が広い場合

チューブ型

ソラシックカテーテル

マルチスリット型

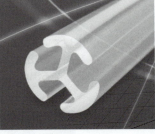

UKスリムドレーン

図1 ◆ 各ドレーンの形状 (写真提供:ニプロ)

表3 ◆ 各ドレーンの特徴

チューブ型ドレーン (ソラシックドレーン)	マルチスリット型 (ブレイクドレーン)
・硬いが内腔が広く、屈曲しにくい ・凝固した血液や組織などをドレナージし、閉塞が少ない ・側溝が閉塞しても内腔吸引が可能 ・心臓外科手術の心嚢ドレーンは、管内の凝血塊も吸引しなければならないため、チューブ型ドレーンを使用	・断面が柔らかく痛みや不快感が少ないため、患者の動きを制限しにくい ・長期留置が可能 ・側溝からドレナージされるため側溝が長く、広範囲をドレナージできる ・立体的な構造がドレーンのつぶれを防ぎ、目詰まりしにくい ・胸腔やグラフト周囲に使用

(文献1を参考に作成)

心嚢・縦隔ドレーン
- 心嚢ドレーンと縦隔ドレーンの留置例を図2に示す.

ケアの実際

ドレーン管理
＜排液量, 性状の観察＞
- 術直後から2時間は, 15分〜30分ごとに排液の推移を観察し, 異常を早期発見する.
- **凝血塊**がドレーン内に形成されているにもかかわらず, 断続的に出血している場合は外科的な出血が予測される.
- 排液の「色」,「性状」,「量」,「臭気」などを確認し, 量の増加, 異臭の出現など, 性状の変化を見逃さないようにする.
- 動脈性の出血:鮮紅色の血液が, 拍動性に噴き出している出血.
- 静脈性の出血:暗赤色の血液が, 持続的にわき出てくる出血.

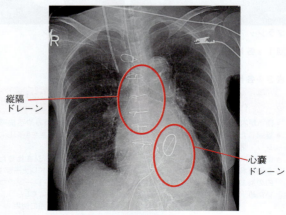

図2 ◆ 縦隔ドレーンと心嚢ドレーン

- 排液の色は**術直後が血性**あるいは**淡血性**であり，**術後1日目以降が淡血性**あるいは**漿液性**となる（**表4**）[4]．排液の混濁は感染の可能性がある．

<ドレーン陰圧吸引圧>
- 低圧持続吸引－10～－20cmH$_2$O程度で持続的に吸引される．

<エアリークの有無>
- エアリークは，手術中に肺損傷し，心嚢，胸腔と縦隔に交通ができていた場合に起こる．
- 閉胸時の胸骨ワイヤーが肺損傷し，気胸を起こしている場合がある．
- 固定や接続部の緩み，外れの有無．
- 刺入部や創部からの空気の混入の有無．
- ミルキングやクランプによるドレーン破損の有無．

<ドレーン内の閉塞の有無>
- ドレーン量が急激に低下した場合は，必ずドレーンを確認しミルキングを行う．
- 挿入部からの排液漏れの確認．
- 体位変換後にドレーンが患者の体の下敷きになったり，屈曲したりすることが多いので注意する．
- 心タンポナーデの徴候の有無（中心静脈圧の上昇，心拍出量，混合静脈血酸素飽和度の低下，血圧と脈圧の低下，頻脈）を確認する．
- 体位変換直後に排液が急激に増加した場合は，心嚢と縦隔内に数時間の間で貯留したものが多い．

表4 ◆ 術直後から術後における排液の色の変化（カラー口絵：p.vii）

時期	術直後	術後1日以降	
	血性	淡血性	漿液性
排液の色			

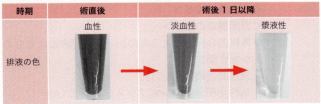

（文献4より改変引用）

<X線検査によるドレーン挿入部位の確認>
- 胸部X線検査でドレーン先端位置が変化していないことを毎日確認する.
- 適切なドレナージが行われていない場合は,先端位置が浅い場合や屈曲している可能性がある.
- 心嚢と胸腔に交通がある場合は,胸腔内や縦隔内に血液が貯留している場合がある.

出血に対する対処

<体温管理>
- 血小板機能や凝固活性は,体温上昇とともに回復する[1].
- 深部体温が35℃以下では,まず加温ブランケットを使用し復温する(適切な温度は36〜37℃).

<血圧管理>
- 大血管手術症例など大動脈に吻合部がある場合は,血圧の上昇により吻合部に小さな破綻が生じ,出血が助長されることがある.
- 初回吸引や抜管の際は,陽圧換気から,胸腔内圧が$-3〜-7cmH_2O$の陰圧となり,静脈還流が増え,急激に血圧上昇を来しやすいので,ドレーンからの出血の増加に注意する.
- 覚醒やバッキングに伴う体動による血圧上昇に注意する.

<PEEPの管理>
- 出血コントロールのため,PEEPを10〜15cm H_2O程度に保つと効果が得られる場合がある[5].

<止血薬の投与>

<凝固機能の確認>
- 外科的な出血によるものか,凝固障害によるものかを評価する.
- 活性凝固時間(ACT).
- 活性化部分トロンボプラスチン時間(APTT).
- 血小板値.

- 心臓手術後は，血小板機能が低下しているために，血小板が正常でも一次止血能が低下することがある[6]．

＜輸血の検討＞
- 貧血の有無（Hbの値）を確認する．

観察のポイント

- 術直後に排液量が急激に増えた場合は，再出血が懸念されるため血圧・脈拍・脈圧を測定し，直ちに医師へ報告する．
- 排液が混濁した場合は，縦隔炎やリンパ漏による乳び胸の可能性があるため，ドレーン排液の性状を毎日必ず確認し，記録に残す．

◆文献
1) 窪田忠夫：ドレーン総論．Intensivist 管/ドレーン 8：520-525，2016．
2) 上田裕一（編）：最新 人工心肺．第4版．名古屋大学出版会，2011．
3) Wolberg AS, et al：A systematic evaluation of the effect of temperature on coagulation enzyme activity and platelet function. J Trauma 56：1221-1228, 2004.
4) 長谷川和子（監）：消化器科ナースポケットブック．p.iv，学研メディカル秀潤社，2018．
5) Ilabaca PA, et al：Positive end-expiratory pressure in the management of the patient with a postoperative bleeding heart. Ann Thorac Surg 30：281-284, 1980.
6) Rinder CS, et al：Platelet activation and aggregation during cardiopulmonary bypass. Anesthesiology 75：388-393, 1991.

Memo

周術期管理

創痛管理

目的

* 術後に生じる疼痛をコントロールする.
* 胸郭運動の制限による無気肺や低酸素血症を防ぐ.
* 創痛を緩和することにより早期離床を図る.

開胸術後の疼痛

- 開胸術中に発生する肋間神経損傷を契機とする**求心路遮断性疼痛が生じるため,痛みのコントロールが必要**となる.
- 開胸による皮膚・筋肉の損傷,肋間神経損傷(圧挫,切断),胸郭(肋間,胸肋関節,肋椎関節,椎間関節など)の障害による**開胸術後疼痛症候群**が生じる.
- **急性疼痛管理においては,静脈内オピオイド投与が効果的**である.
- ドレーンが留置されることで,痛みは増強する.
- **術後創痛は,術後1日目がピーク**となる.
- 創痛は交感神経が興奮し,後負荷が増大する.
- 胸郭運動が制限されることで,有効な深呼吸ができず痰の喀出が不十分となり,無気肺や低酸素を起こす恐れがある.
- 創痛により離床が遅れることで,回復遅延や不眠,食欲低下を招き,入院期間が延長する.
- 低侵襲心臓手術(MICS)アプローチが増加しており,**側開胸手術後の肋間神経痛のコントロール(肋間神経ブロック)が重要**となる.
- 下肢の手術や開腹術には,神経根から脊髄への移行部で疼痛を遮断する硬膜外鎮痛法(区域麻酔)を用いる必要がある.

ケアの実際

疼痛を評価する

- NRS, VAS などを用いて疼痛を評価する.

自己調節鎮痛法（PCA）

- PCA は, 患者が痛みを感じるとき, 専用機器を用いてあらかじめ設定されている鎮痛薬を患者自身で投与し, 鎮痛を得る方法（図1）.

＜PCAの特徴＞

- 一度ボタンを押して注入された鎮痛薬の最大鎮痛効果が出現する後まで, 次回の鎮痛薬注入が行われないように設定されている（安全な範囲の量に設定されている）.
- 適切な1回投与量とは, 良好な鎮痛作用が生じても副作用が最小限の量である（表1）.

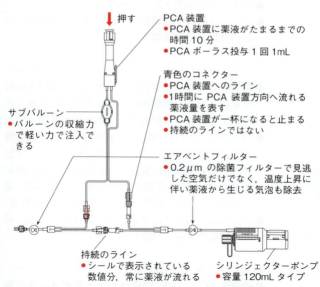

図1 ◆ PCA の構造（クーデックシリンジェクター 120PCA セット）
（文献1を参考に作成）

表1 ◆ PCAによる静脈内使用薬剤の指針

薬剤（濃度）	1回投与量（mg）	ロックアウト時間（分）
モルヒネ（1mg・mL^{-1}）	0.5〜2.5	5〜10分
ペチジン（10mg・mL^{-1}）	5〜25	5〜10分
フェンタニル（0.01mg・mL^{-1}）	0.01〜0.02	3〜10分
ペンタゾシン（10mg・mL^{-1}）	5〜30	5〜15分
ブプレノルフィン（0.03mg・mL^{-1}）	0.03〜0.1	8〜20分

（文献2を参考に作成）

- 総投与量が少なく合併症も減少する．鎮痛効果が得られるまでの時間が短縮され，患者満足度も高まる．

＜副作用と注意点＞

- **呼吸抑制と過鎮静は注意が必要**である．
- 意識レベル変化，呼吸回数，いびき増加を観察．
- 高齢者は，呼吸抑制効果の感受性が高い上にクリアランスが悪く，作用延長や副作用が強く現れやすい．
- 若年女性は嘔気・嘔吐が出やすい．
- **静脈内注射に局所麻酔薬の使用は禁忌**のため，血管内誤投与には注意する．

肋間神経ブロック

- 側開胸アプローチでは，肋間神経の根本付近の操作を行うため，肋間神経の根本を切断したり，圧挫したりすることがあり，創痛が増強する．
- 神経ブロックは，**神経に直接作用することで全身への副作用が少ないことが最大のメリット**．オピオイドの静脈投与（全身投与）では，鎮痛以外にもオピオイドの効果（弱い鎮静，呼吸抑制，嘔気・嘔吐，消化管抑制など）が現れることがある．
- 肋間神経ブロックは**末梢神経ブロックのため，脊髄周辺の重大な合併症が少ない**．

硬膜外PCA

- 硬膜外PCAには，局所麻酔薬とオピオイドの混合液投与が推奨される．

- カテーテルを硬膜外腔（目的の麻酔域レベル）に留置し，長時間に及ぶ持続的な薬液投与が可能．
- 安静時，体動時ともに鎮痛効果が高い．
- 倦怠感や呼吸機能の低下が少ない．
- 交感神経活動の遮断効果により消化管機能の回復が促進されるが，低血圧を起こしやすい．

＜合併症と注意点＞
- 神経学的合併症を生じうる（硬膜外血腫や膿瘍）．
- 下肢の運動神経障害，尿閉．
- カテーテルのクモ膜下腔の迷入による合併症．
- 抗凝固療法の制限がある．
- 術後早期に抗血小板薬や抗凝固薬を開始する心臓血管外科患者にはリスクが高く，カテーテル抜去前後の抗凝固療法のコントロールが必要．

観察のポイント

- 術後は手術侵襲度を見極め，合併症などの異常徴候の有無，バイタルサインの変化，患者の表情や態度を詳細に観察する．
- 痛みの部位・性質・強度や頻度などをモニタリングし，痛みの原因や増強因子を含め包括的にアセスメントを行う．
- 痛みの評価は，院内で統一した痛みのスケールやスコアを活用し，チームで合意した痛み管理を行う．

◆文献
1) クーデックシリンジェクター PCA セット取扱説明書：大研医器．
   http://daiken-iki.co.jp/iryo/trs/SJ/00204508-02_sjPCAset_100304.pdf より 2019 年 9 月 30 日閲覧
2) In : Ready LB Edwards WT (ed) : Task force on Acute Pain, International Associate for the Study of Pain．Management of acute pain．A practical guide, p.17, IASP, Seatle, 1992．

周術期管理

術後感染管理

目的

* 手術部位感染を防止する.
* 創部感染徴候を早期に発見する.
* 術後感染症を防止する.

術後感染管理の概要

- 最も注意すべき術後感染症である手術部位感染症(SSI)は,手術中の細菌汚染を主な原因として起こる(p.293参照).
- 手術部位感染が発生すると,入院期間が延長することにより,患者・家族の負担,医療コスト,医療スタッフおよび病院経営の負担が増大する.
- 質の高い医療を提供するためにも術後感染の発生率を低下させることが必要であり,そのためには,**病院全体で徹底した手指衛生(手術部位感染の対策)を遵守**しなければならない.

ケアの実際

- 手指衛生を確実に実施する.

手指衛生を行う5つのタイミングとその目的[1]

- **①患者に触れる前**:手指を介して伝播する病原微生物から,患者を守るため.
- **②清潔・無菌操作の前**:患者の体内に微生物の侵入を防ぐため.
- **③体液に触れた・曝露された可能性がある場合,④患者に触れた後,⑤患者周辺の物品や環境に触れた後**:患者の病原微生物から看護師や医療環境を守るため.

創部管理
- 創部:**皮膚の色調・発赤・疼痛・熱感・腫脹**などの炎症徴候の有無の確認.
- ドレーン刺入部:**発赤・疼痛・熱感・腫脹・排液の性状**などの炎症徴候の有無の確認.
- ドレープ:ガーゼ部分の汚染の有無と程度.
- 血液データの所見(WBC,CRPなど),発熱の有無を確認する.
- ガーゼ交換などの処置前後には,必ず手指衛生を実施する.
- 処置時は,清潔操作を遵守する.
- 創部に異常が認められた場合は,医師へ報告する.

周術期の体温管理
- **低体温(深部体温が35℃以下の状態[2])** になると,体温を維持しようと末梢血管が収縮し,皮下組織の酸素分圧が減少するため好中球の貪食能が低下し,**手術部位感染が生じやすい**.
- 低体温を防ぐために,加温装置などで体温維持を行う.

術後の栄養管理
- **栄養不良のある患者は,術後合併症の発生率が高い**といわれており,手術部位感染予防にとって栄養管理は重要である.
- 栄養管理を徹底することで,創部癒着,術後合併症の減少,入院期間の短縮等が期待される.

周術期血糖コントロールの厳重化
- 手術後の高血糖は,白血球の接着能・貪食能・殺菌能の低下を来し白血球の活動を低下させる.
- 手術後の血糖が高くなればなるほど,縦隔炎の発生頻度が上昇するといわれている.
- **厳密な血糖コントロールにより,手術部位感染を予防**する.

周術期管理

ドレーン管理
- ドレーンは，術後出血および縫合不全を早期発見する目的で留置されている．
- **ドレーン挿入部は，観察できるように透明なドレープで固定をする．**
- 排液バッグは，排液の逆流で逆行感染を防ぐため，**刺入部・挿入部位よりも低い位置に設置**する．
- ドレーンの排液の性状を確認する．

予防的抗菌薬の投与 [3]
- 手術時の汚染菌に対する十分な抗菌力を有していることが重要であり，心臓血管手術領域での細菌は，グラム陽性球菌が多い．
- 予防的抗菌薬の投与期間は，術後24時間以内が推奨されているが，**心臓血管手術では48時間の投与が推奨**されている．種類は，セフェム系抗菌薬（セファゾリン：CEZ）が推奨されている．
- 血液データの所見（WBC，CRPなど），発熱の有無などの炎症所見によって，抗菌薬の使用が長期化する場合がある．

手術部位感染サーベイランス [4]
- 手術部位感染サーベイランスの継続的な実施により，手術部位感染が減少する．
- 手術部位感染を防止するためには，手術部位感染の実態を把握して原因および要因を推測し，的確な対策を講じることが重要である．
- 手術部位感染に対する対策をPDCAで検討しながら，医療の質を改善していく必要がある．

術後感染症に関連したデバイス感染
＜尿道留置カテーテル関連感染症（CAUTI）＞
- 尿路感染は，急性期病院で最も頻繁に発生する医療関連感染であるとされ，CAUTIの発生が多い．

- 心臓血管手術では，尿道留置カテーテルを挿入するためCAUTIの発生リスクは高く，リスクの高い患者では，膀胱炎，腎盂炎，さらに敗血症に至ることがある．**CAUTIの予防には，できる限り早期にカテーテルを抜去**することが重要である．

<血管内留置カテーテル関連血流感染症>

- 血管内留置カテーテルは，輸液や薬剤投与をするルートである．
- 中心静脈ラインや末梢静脈ラインは直接患者の血管に挿入するため，感染予防が不十分だと微生物が体内に侵入し，**菌血症や敗血症に至り，感染性心内膜炎の発症もあるため，確実な予防に努める**．

<人工呼吸器関連肺炎（VAP）>

- 気管挿管下の人工呼吸器使用患者に，人工呼吸開始48時間以降に新たに発生した肺炎である．
- VAP発症症例では，ICU滞在期間や入院期間の延長，死亡率の上昇，医療費の増大などがみられるため，バンドル（特定の疾病プロセスに関して，個別にもケアを改善するが，一緒に実施された場合に，より改善につながる可能性のある項目が束になっていること）やガイドラインを参考にした対策を実践することが重要である．

洗浄・消毒・滅菌

- **洗浄，消毒は重要なケアであり，洗浄工程が最も重要**である．
- 器材の適切な洗浄，消毒，滅菌工程を実施し，再生処理を通して，院内の効率的・経済的な運営を可能とし，患者や医療従事者の安全と健康を守るため感染管理の礎となっている．
- 滅菌法には，さまざまな種類があり，中でも高圧蒸気滅菌（オートクレーブ）は，一定の温度と圧力の飽和水蒸気で加熱することにより，微生物のタンパク質を変性させて殺滅する滅菌法である．

術後感染症発症時

- 術後感染症発症時には，持続陰圧管理システムも検討する．
- 感染創部に対しては，陰圧閉鎖の開始前に抗菌薬の投与を開始し，治療システムを開始する．
- 導入の目的：創部離開および感染創部における創部閉鎖，創部のサイズ縮小．
- 適応：外科手術後創部離開など．

観察のポイント

- 創部の大きさ（長さ，幅，深さ）．
- 滲出液の有無や程度．
- 汚染創の有無．
- 感染徴候：異臭・排膿，発熱，創部の圧痛の有無，皮膚組織面の変調など．
- 腫脹の有無．
- 疼痛の有無・程度，範囲．

◆ 文献
1) WHO Guidelines on Hand Hygiene in Health Care, 2009.
2) 日本救急医学会：医学用語解説集．
http://www.jaam.jp/html/dictionary/dictionary/word/0508.htm より 2019 年 10 月 10 日検索
3) 日本化学療法学会・他（編）：術後感染予防抗菌薬適正使用のための実践ガイドライン．日本化学療法学会 / 日本外科感染症学会，2016．
http://www.chemotherapy.or.jp/guideline/jyutsugo_shiyou_jissen.pdf より 2019 年 10 月 1 日検索
4) 日本手術医学会：手術医療の実践ガイドライン（改訂版）．日本手術医学会，2013．
5) 日本外科感染症学会（編）：周術期感染管理テキスト．診断と治療社，2012．

Memo

周術期管理

弁膜症術後のケア

目的

* 開心術と経カテーテル治療では，予想される合併症やケアも異なるため，的確な知識に基づく観察と迅速なケアが必要である．

人工心肺を使用する場合のケアの概要

- 弁膜症の治療方法として，心臓を直接切開する心臓外科手術では，人工心肺の使用が不可欠である．
- 人工心肺により，重要臓器への血液循環の維持と手術操作中の無血視野の確保が可能であるが，人工心肺の使用で術後に起こる様々な影響を考慮しなくてはならない．

心臓合併症

低心拍出量症候群（LOS）

- LOSとは，**心拍出量の低下により引き起こされる様々な病態**であり，心筋収縮や心筋拡張障害により末梢および全身の主要臓器循環が障害され，組織への酸素供給が低下し，酸素需給バランスが崩れた状態．

＜LOSの診断＞

- 循環血液量不足がない状態で，心係数（CI）が2.0L/分/m^2以下，かつ収縮期血圧80mmHg以下，または十分なカテコラミンや大動脈バルーンパンピング（IABP）による補助にもかかわらず，CIが2.2L/分/m^2以下かつ収縮期血圧90mmHg以下．
- 併せて組織への循環障害を示す末梢冷感，中枢温と末梢温との較差，冷汗，尿量減少，乳酸値上昇や高値遷延，意識障害などの有無で診断される．

<観察ポイント>

- バイタルサインを確認する.
  - 持続的な血圧低下.
  - 著明な心拍数の上昇.
- 中心静脈圧（CVP）の上昇.
- スワン・ガンツカテーテルや動脈圧心拍出量モニタが挿入されている場合，以下を確認する.
  - 肺動脈楔入圧（PCWP）の上昇.
  - CI の低下（2〜2.2L/分/m^2 以下）.
  - 混合血酸素飽和度（SvO$_2$）や中心静脈血酸素飽和度（ScvO$_2$）の低下.
- 尿量の減少，末梢冷感や冷汗，チアノーゼの有無.
- 中枢温と末梢温の温度差（3℃以上）.

<予防のためのケア>

- 急変時に備え，いつでも救急カートが使用できるように準備しておく.
- 安定した血圧，洞調律を維持し，適切な心拍数を保つ.
- 各種データ以外に，患者の訴えや表情，末梢冷感などの所見からも異常を読み取る.

<発症後のケア>

- スワン・ガンツカテーテルを挿入している場合，CI と PCWP の値を元にフォレスター分類[1]（p.381 参照）にあてはめ，治療法を選択する.
- 輸液療法や，心収縮力維持や補助のためのカテコラミンや利尿薬の投与，後負荷軽減のための血管拡張薬や鎮静薬の投与を，医師の指示の下に状態に合わせて行う.
- **ラインの整理を心がける**．接続不良，カテーテルの事故抜去を予防する.
- 薬剤投与でも十分な心拍出量が得られない場合，IABP や経皮的心肺補助装置（PCPS），循環補助用心内留置型ポンプカテーテル（IMPELLA 補助循環用ポンプカテーテル）などの補助循環装置を使用.

術後出血

<術後出血の原因>
- 手術中は,血液が異物である人工心肺回路に触れて凝血するのを防ぐため,抗凝固薬であるヘパリンを大量に投与する.
- 閉胸時にはプロタミン硫酸塩を投与してヘパリンを中和するが,体内に蓄積されたヘパリンが遅れて遊離し,再度出血しやすくなることがある.
- 血液が人工心肺装置のフィルターを通ることで,凝固因子や血小板が破壊されてしまうため,術後は出血しやすくなる.
- これらの原因以外では,手術中の手技により特定の部分(吻合部や動脈・静脈の側枝,胸骨裏の軟部組織,胸骨ワイヤー縫合線,胸骨切開断端の骨髄など)から出血する場合が多い.

<観察ポイント>
- 心嚢・胸骨下ドレーンの場合,以下を確認する.
  - 1時間当たりの出血量と経時的な増減変化.
  - 性状の変化:特にドロドロとした凝血塊,血液が温かくドレーン内が結露する,などは要注意.
  - 吸引圧が正しいか.
  - エアリークの有無.
- 胸腔ドレーンの場合,以下を確認する.
  - 1時間当たりの出血量と経時的な増減変化.
  - 性状の変化:血性,膿性,白色混濁液など.
  - 吸引圧が正しいか.
  - エアリーク,皮下気腫の有無.
- X線検査によるドレーンの先端位置の確認.
- 循環動態を確認する.
  - 脈拍の増加.
  - 脈圧の低下.
  - 血圧の低下.

- 血液データを確認する.
- 貧血の有無：Hb.
- 代謝性アシドーシスの増悪.
- 乳酸値の上昇，凝固機能.
- 尿量の減少.
- 末梢冷感，チアノーゼ，冷汗の有無.
- 低体温の有無.

<予防のためのケア>
- 高血圧を避け，適切な血圧管理を行う.
- 鎮静状態を適切に保つ.
- 活性凝固時間（ACT）の測定や凝固機能の評価を適宜行う.
- ドレーンが閉塞しないように管理し，ミルキング時は丁寧に行う.

<発症後のケア>
- ドレーン出血の持続，または急激に増えた場合はすぐに医師に報告．**施設ごとに基準を決めておく．**

> 例：心嚢，胸骨下ドレーンから 4mL/kg/ 時以上の出血で血性の色調が濃くなった，時間出血が 200mL/ 時以上など.

- 医師の指示の下，輸血製剤を投与する.
- 体温管理を行う：低体温状態は出血傾向を助長させるため，体温を 36℃台まで加温する.
- 血圧管理を行う.
- 高血圧：出血量が増えるため降圧する.
- 出血による低血圧：輸液や輸血による前負荷，昇圧薬の投与で対応する.
- 緊急再開胸止血に備え，開胸セットや医療資材などを準備．手術室に移動し再開胸を行う場合があるため，手術室スタッフなどへ情報共有する.

心タンポナーデ

- 詳細は「心タンポナーデ」を参照（p.344）.

呼吸不全

人工心肺使用による呼吸不全

- 手術自体の侵襲による影響により,体内に水分を蓄積しやすい状態に加えて,人工心肺を使用する手術では血液を希釈しなければならず,また術中の輸液や輸血使用で,術前と比べて体重が1～3kgほど増加する.
- 人工心肺使用による炎症反応として,サイトカインによる血管内膜の透過性亢進が起こるため,血管内に投与された輸液が血管外の間質(サードスペース)に移動しやすい状態となり,浮腫が起こる.
- 一般的には心機能の回復,炎症反応の鎮静化,血管透過性亢進の改善により,術後3～5日頃には間質に逃げていた水分が血管内に戻るリフィリングが起こり,尿量が増加し全身の浮腫が改善.
- リフィリングが生じると,急激な容量負荷に心臓が耐えられなくなり心不全を起こし,さらに肺水腫を来して呼吸不全となる場合もあるため,**周術期のどの段階でも呼吸不全に注意**する.
- 術後は,心臓手術とその後の仰臥位による長期臥床により,無気肺を起こしやすい.
- 術後の胸水貯留により肺が圧迫され,酸素飽和度の低下や頻呼吸などがみられることがある.

<観察ポイント>

- 呼吸状態の異常の有無を確認する.
- **呼吸数**と深さ,胸郭の動き,リズムの異常,自発呼吸の有無.
- 聴診による呼吸音の異常.
- 人工呼吸器の1回換気量,気道内圧.
- 喀痰の量と性状・臭気を確認する.
- 喀痰が少ない場合:量が少ないのか,量が多くても喀出できていないのかを判断する.
- 酸素飽和度,血液ガスデータ(PaO_2,$PaCO_2$,酸塩基平衡,電解質バランス)を確認する.

- 胸部X線検査,CT検査で術前と比較し,変化はないかを確認する.
- 意識レベル,脳機能障害の有無.
- 鎮痛コントロールを行う.

<発症後のケア>
- 肺うっ血の場合:循環動態の安定が図れた後,利尿薬の投与.
- 肺水腫の場合:利尿薬の使用,喀痰吸引.
- 肺炎の場合:抗菌薬の投与.
- 無気肺の場合:体位ドレナージ,喀痰吸引(人工呼吸器中の肺胞の虚脱を防ぐため,なるべく回路を外さず閉鎖式で行う).
- 胸水の貯留の場合:軽度では経過観察,酸素化不良がある場合は胸水穿刺,持続吸引.

<予防のためのケア>
- **早期抜管に努め,非侵襲的陽圧換気法(NPPV)を併用**する.
- 人工呼吸器離脱に関する3学会合同プロトコル[2]を参照し,医療チームが協働して人工呼吸器からの離脱を推進することが重要.
- **無気肺を予防**する.
- 喀痰,深呼吸の促し.
- 安静度を確認し可能ならベッドアップ,坐位の保持.
- 疼痛のコントロール,咳嗽訓練を行う.
- **人工呼吸器関連肺炎(VAP)バンドル(表1)**[3]を施行し,**肺炎を予防**する.
- 離床の促進,心臓リハビリテーションを早期に開始.

表1 ◆ VAPバンドル2010改訂版

- 手指衛生を確実に実施する
- 人工呼吸器回路を頻回に交換しない
- 適切な鎮静・鎮痛を図る
- 人工呼吸器からの離脱ができるかどうか,毎日評価する
- 人工呼吸器中の患者を仰臥位で管理しない

(文献3を元に作成)

脳合併症

- 心臓外科手術後の脳合併症は，**脳卒中，認知機能障害，脳症（せん妄，けいれん，昏睡）**に分類される．この分類の境界ははっきりしないことも多く，互いに一部がオーバーラップすることもある．
- 心臓血管外科手術後の脳卒中のほとんどは脳梗塞であり，脳梗塞は手術の成功にもかかわらず死亡リスクを3～6倍に上昇させる[4]とされる．
- 脳梗塞は，**手術終了後に意識障害が続く**ことや，**片麻痺やけいれんの出現**などの症状から疑われる．その場合，MRI検査やCT検査の画像診断で裏づけされる．
- 術中の脳梗塞の原因は，人工心肺使用における上行大動脈の遮断や遮断解除，送血管のカニュレーション時に起こることが多い．
- 術後の脳梗塞の原因としては，心房細動による心原性脳梗塞や低血圧が挙げられる．
- 術後の認知機能障害とは，手術に伴って発症する新たな認知機能障害である．術後早期に発症するものや，術後数か月して就業時に患者本人が気づくことがある．症状としては手術前後の記憶，注意，言語，学習，動作などの認知能力などの低下．

<観察ポイント>

- 意識状態を確認する．
- JCSやGCSを使用する．
- 鎮静薬使用時はRASSなどの鎮静スケールを使用し，鎮静評価を行う．
- 瞳孔所見を確認する．
- 瞳孔の大きさ，左右差，対光反射の有無．
- 眼球の位置，眼振の有無．
- 運動麻痺の有無を確認する．
- 感覚障害（しびれの有無，感覚鈍麻や温度覚の違いなど）の有無を確認する．

周術期管理

- 頭蓋内圧亢進症状（頭痛，吐き気，嘔吐など）の有無を確認する．
- 言語障害（構音障害，失語症）の有無を確認する．

＜予防のためのケア＞
- 鎮静薬使用中は神経サインの観察が困難だが，毎日経時的に行う．
- ドレーンからの出血が落ち着いたら，抗凝固療法を開始する．
- 水分出納バランスの管理：過度の利尿薬使用は血圧低下や血栓ができやすくなるため，注意が必要．

＜発症後のケア＞
- 抗脳浮腫薬，脳保護薬，抗けいれん薬の投与．
- 脳血流維持のために過度な血圧低下は避けるなど，血圧の維持を図る．
- 低体温療法は脳神経・脳血管保護に有用であるため，体温のコントロールを行う．
- 二次的合併症予防のため，循環動態の安定を確認し心臓リハビリテーションを開始する．

MRに対する僧帽弁形成術の術後ケア

基礎疾患MRによる左心不全

- 最近では，左室収縮能が極端に低下する前に手術することも増えてきたため，手術前の心臓の障害の程度は患者により異なる．患者の**術前の心不全の状態をしっかりと把握**する．
- 手術後は僧帽弁逆流の消失により，収縮期に前方へ血液を送り出す左室圧負荷が増大し，左心不全が表在化することがある．**術前の左室駆出率（LVEF）が低い患者（LVEF＜40％）は要注意**．

＜観察ポイント＞
- 肥大した左室の拡張程度が大きいほど心臓のポンプ力は低下しており，十分な心拍出量を確保するために輸液負荷が必要となるが，過剰な輸液負荷は右心不全の悪化を招く．

- **CVPやPAPなどのバイタルサインの注意深い観察，調整**を行う．

<発症後のケア>
- 術後急性期は，**適切な心拍出量の維持が重要**．
- 左室の容量不足に対しては，輸液負荷により血行動態を維持する．
- ポンプ力補助のため少量のカテコラミンサポートや，血管拡張薬使用の準備を行う．
- 左心不全で肺うっ血を来し，呼吸状態が悪化する場合がある（後述の「呼吸不全の術後ケア」参照）．

<予防のためのケア>
- 洞調律と心拍数の維持による適切な心拍出量．
- 利尿期におけるLOSを避けるために，毎日の体重測定の実施や利尿薬の投与状況，腎機能悪化や電解質異常の有無を確認し，体内水分量の適切な維持に努める．

弁形成後の逆流の再発

- MRに対する主な術式は僧帽弁形成術であり，僧帽弁の弁輪・弁尖・腱索・乳頭筋のいずれかを形成，再建することで僧帽弁を修復する．
- 術後早期に逆流が再発・悪化し，溶血が起こることがある．

<観察ポイント>
- 聴診で僧帽弁領域の収縮期逆流性雑音を聴取．
- 溶血尿の出現の有無を確認する．
- 血液ガスデータ上の貧血の進行を確認する．

<発症後のケア>
- 僧帽弁逆流の再発原因を検索するため，心臓超音波検査の準備を行う．
- 再手術が検討された場合，手術室スタッフなどへ情報共有を行う．
- 患者や家族の不安が増大するため，精神面のケアに努める．

周術期管理

＜予防のためのケア＞
- 術後の高血圧は弁形成部に余計な負担をかけ、弁尖縫合部の不全や人工腱索断裂を招く。そのため、**カテコラミンの減量、適宜血管拡張薬や降圧薬の使用による血圧コントロールが重要**。

不整脈

- 僧帽弁疾患では、術前より心房細動を合併していることが多い。
- 心臓手術後の患者には、しばしば**発作性心房細動（PAF）が出現**する。
- 僧帽弁へのアプローチ方法が右心房切開し心房中隔を切開、左房から僧帽弁へ到達する方法の場合では、洞結節動脈が障害され、房室接合部補充調律や房室ブロックを生じる可能性がある。

＜予防のためのケア＞
- 脱水傾向が過剰とならないように、利尿薬の使用状況や水分出納バランス、体重・心拍数・電解質異常に注意する。

＜発症後のケア＞
- PAFに対してβ遮断薬の投与準備を行う。
- PAFが頻脈性で低血圧となる場合は、心拍数のコントロールや除細動を検討する。
- 洞調律が保てない場合は、心外膜ペーシングによる心拍数確保が行われるため、次の点に注意する。
- センシング不全やペーシング不全。
- 体動によるリード外れやペースメーカ本体のトラブルを防ぐ。

血栓塞栓症

- 心房細動などの不整脈により、血液のうっ滞が起こり血栓を生じる。手術で用いたリングや弁などの人工物は、血栓を生じる原因となる。

- 血栓による重要臓器の塞栓症を防ぐために，術後早期から抗凝固療法を開始する．

＜観察ポイント＞
- 心臓超音波検査にて左房内血栓を確認する．
- 他臓器の梗塞症状や末梢循環障害の有無を確認する．

＜発症後のケア＞
- 左房内に血栓が形成されると，それが脳血管に運ばれ脳梗塞を起こす可能性があるため，ワルファリンによる抗凝固療法の効果を確認し，不十分な場合は速やかにヘパリンの投与を検討する．
- 塞栓症が生じた部位に応じた治療を行う．

＜予防のためのケア＞
- 抗凝固療法[5]を行う．PT-INR 2.0 ～ 2.5 を目標にしたワルファリンの投与を通常 3 か月間継続（患者指導は，「服薬指導」を参照 [p.125]）．

僧帽弁置換術の術後ケア

基礎疾患MRによる左心不全
- 「MR に対する僧帽弁形成術の術後ケア」の項を参照（p.320）．

基礎疾患 MS による心不全
- 僧帽弁狭窄症（MS）は，左心房から左心室への流入が阻害されている疾患で，左室容積が小さいが左心室自体の機能は正常なことが多い．
- 左室容積が小さいため，**術後適切な容量が維持できないと，すぐに LOS へと移行**してしまう．
- 左心室への流入障害により左房に血液が残り，左房圧や肺静脈圧が上昇するため，**肺高血圧症による右心不全に注意**する．

＜観察ポイント＞
- 適切な容量維持のため，心拍出量，心係数，CVP，PAP，尿量の観察を行う．

- 利尿期には血管内へ過剰な水分が移行するため，前負荷過多による心不全症状の出現に注意する．利尿状態を把握する．

<発症後のケア>
- 左心不全か右心不全かを判断し，前負荷・後負荷の管理や心収縮力の適切な補助を行う．
- 肺高血圧の軽減のため肺血管拡張が必要な場合は，肺血管拡張薬の使用や一酸化窒素の吸入が行われることもある．

<予防のためのケア>
- 過剰な輸液は右心不全を増悪させるため，**輸液管理を注意**して行う．
- カテコラミンによる両心室の収縮力補助を行う．
- ペーシングによる心房収縮，心拍出量維持を行う．

左室破裂

- 弁輪にかけた縫合糸が深いと左室筋にかかってしまい，左室破裂を起こすと考えられている．**非常に救命が困難な合併症**である．手術直後以外にも，退院間近に突然発症することがある．

<観察ポイント>
- 縦隔，胸腔ドレーンからの出血量の急激な増加と，循環動態の破綻の有無を確認する．

<発症後のケア>
- **速やかに医師に連絡**し，各臓器の機能障害に対する迅速な対処を行う．
- 再度人工心肺を使用した緊急手術となるため，手術室や人工心肺技師，麻酔科医師へ連絡し情報を共有する．

<予防のためのケア>
- 手術において，僧帽弁尖（特に後尖）や腱索などの弁下組織が温存されていると，左室破裂を予防できるといわれている．

- 後尖の石灰化などによりやむなく切除した場合は，左室破裂のリスクも高いと考えられるため，手術内容の詳細な把握に努める．
- 高血圧は左室破裂を招くので**適切な血圧コントロール**を行い，カテコラミンは積極的に減量する．

血栓塞栓症
- 原因・観察ポイント・発症後のケアは，p.322「MRに対する僧帽弁形成術の術後ケア」の血栓塞栓症の項を参照．

＜予防のためのケア＞
- 抗凝固療法[5)]を行う．
  - 生体弁の場合：PT-INR目標値2.0～3.0になるように，ワルファリンの投与を通常3か月継続．心房細動，血栓塞栓症の既往，左心機能の低下，凝固亢進状態のいずれかに該当する場合はPT-INR目標値2.0～2.5で，ワルファリン投与を継続．
  - 機械弁の場合：PT-INR目標値2.0～3.0になるように，ワルファリン投与を無期限に継続（患者指導は，「服薬指導」を参照［p.125］）．

ASに対する大動脈弁置換術の術後ケア

基礎疾患ASに伴う心不全
- 大動脈弁狭窄症（AS）は，弁尖や弁輪の石灰化により，大動脈弁から大動脈への血液の出口が狭くなっている疾患である．
- 左室は出口の狭さに対して，さらに強い力で血液を駆出するために心筋を厚くして，代償する．そのため左室の内腔は狭く，拡張障害を伴う．
- 術後弁置換術により出口が広がっても，左室の形態はそのままであるため1回拍出量が不十分で，LOSに陥ることがある．

周術期管理

- 心拍出量不足に対して十分な輸液負荷で左室内腔を保つが，一転して容量オーバーになりやすい．**適正幅が狭いので注意**する．

＜観察ポイント＞
- スワン・ガンツカテーテルやフロートラックセンサーによる心拍出量の観察を行う．
- 輸液負荷による適正幅が狭いため，**CVPやPAPを参考に容量オーバーによる左心不全に注意**．
- 洞調律の維持が非常に大切であり，**心電図モニタによる頻脈や心房細動などの早期発見**に努める．

＜発症後のケア＞
- 左心不全の原因に対して，前・後負荷の管理やカテコラミンによる心収縮力の補助を行う．

＜予防のためのケア＞
- 利尿薬による過剰な脱水や電解質異常補正により**心房細動や頻脈を予防し，洞調律を維持**する．

不整脈
- ASの患者では，特に**心房細動の発生に注意**する．
- 心房細動の発生により心房からの十分な拍出がなされず，1回拍出量が低下し血圧が低下する．

＜観察ポイント＞
- 術後すぐに12誘導心電図による解析を行う．**急性期では常に心電図モニタリングを実施して，心電図変化を早期発見**する．

＜発症後のケア＞
- 「MRに対する僧帽弁形成術の術後ケア」の不整脈の項を参照（p.322）．

血栓塞栓症
- 原因・観察ポイント・発症後のケアについては，「MRに対する僧帽弁形成術の術後ケア」の血栓塞栓症の項を参照（p.322）．

<予防のためのケア>
- 抗凝固療法[5]を行う.
- 生体弁の場合:PT-INR 目標値 2.0〜3.0 になるように,ワルファリン投与を通常 3 か月継続.心房細動,血栓塞栓症の既往,左心機能の低下,凝固亢進状態のいずれかに該当する場合は PT-INR 目標値 2.0〜2.5 で,ワルファリン投与を継続.
- 機械弁(二葉弁または Medtronic Hall 弁)の場合:PT-INR 目標値 2.0〜2.5 になるようにワルファリン投与を無期限に継続.
- 機械弁(他のディスク弁または Starr-Edwards 弁)の場合:PT-INR 目標値 2.0〜3.0 になるように,ワルファリン投与を無期限に継続.
- 患者指導については,「服薬指導」を参照(p.125).

AR に対する大動脈弁形成術の術後ケア

基礎疾患ARに伴う心不全

- 大動脈弁閉鎖不全症(AR)は,左房から左室に血液が流入する左室拡張期に,駆出した血液が大動脈側から左室内に逆流して戻ってきてしまう疾患.
- 戻ってくる血液に対応するために左室は拡張し,時には肥大するため,心収縮力は低下する.

<観察のポイント>
- 手術適応となる時点で,左室機能が低い場合が多い.特に LVEF が 40% 以下の低心機能患者は,カテコラミンの使用により適切な心拍出量を維持できているかを観察する.
- AR が改善されることで,術前から拡張した左室に十分な容量を確保するために輸液負荷を行った場合,術前から肺高血圧を伴う心機能低下を認める患者の場合には,過剰な容量負荷となる場合があるため注意する.

- 肥大した心室で適切な心拍出量を維持するには，洞調律の維持が大切であるため，心拍数や電解質バランスも併せて経時的にモニタリングする．

弁形成後の逆流の再発

- 近年は，ARに対して大動脈弁形成術を行うことが多くなり，長期成績は不明な点が多いが，術後の抗凝固療法が不要となるため，若年者の患者や挙児希望のある女性患者にはメリットが大きい．
- 大動脈弁尖の障害の程度が大きければ形成術の成功率は低く，術前の十分な検査や術中の直接的な弁尖の計測，観察により慎重に術式が選択される．
- 形成方法は逆流の原因によって異なる．大動脈弁の形態異常や様々な逆流原因があるので，形成方法も様々である．

＜観察ポイント＞
- 僧帽弁形成術に比べると，相対的に術後の早期逆流再発のリスクが高いといえる．
- 聴診で，**大動脈弁領域に拡張期逆流性雑音が出現していないか頻繁に確認**する．
- 溶血尿の出現．
- 血液ガスデータ上の貧血の進行．

＜発症後のケア＞
- 「僧帽弁閉鎖不全症（MR）に対する僧帽弁形成術の術後ケア」の弁形成後の逆流の再発の項を参照（p.321）．

＜予防のためのケア＞
- 術後の高血圧は弁形成部に余計な負担をかけ，早期に逆流を再発させる可能性がある．
- 術後は降圧薬による血圧管理が重要である．

Memo

経カテーテル的大動脈弁植込み術(TAVI)

- TAVIは,胸痛,息苦しさや失神など,症状がある重症ASの患者に対して,また重篤な併存疾患がある,高齢などの理由から開胸手術による大動脈弁置換術をすることができない患者,もしくはハイリスクと考えられる患者が対象である.
- カテーテルを使って患者の大動脈弁に人工弁を圧着させ,留置する低侵襲な治療法である.
- TAVIに使う人工弁は専用の経カテーテル生体弁であり,バルーン拡張型と自己拡張型の2種類が日本で主に使用されている[6].
- 弁を入れる経路として,現在4つのアプローチ方法(直接大動脈,経鎖骨下動脈,経大腿動脈,経心尖部)が行われているが,より低侵襲な経大腿動脈アプローチが選択されることが多い.

TAVIの合併症

- TAVIの合併症は少なからず報告されており,**時には致命的なもの**となる.もともとの患者背景が開心術のできない,もしくはハイリスクとされるため,合併症を起こすと重篤となりやすい.
- デバイスの改良と術者の習熟度が増すにつれ合併症は減少し,現在のデバイスでは死亡率が2%程度に下がってきている[6].

脳梗塞合併症

- TAVIによる脳梗塞合併症は3.07%に起こり,脳梗塞を起こすと30日死亡が4倍のリスクとなると報告されている[7].
- 石灰化を伴う硬化した大動脈弁に対して,バルーンの拡張やデバイスの留置をするため脳梗塞が起こる可能性がある.

<術後のケア>
- 術後の体力低下は開心術と比べると低いが,高齢者では術後早期に起こりやすいため,**心臓リハビリテーションを早期から実施し,二次的脳合併症の発生を予防**することが大切である.
- 高齢者には早期のリハビリテーションに不安を抱く患者も少なくないため,不安な気持ちに寄り添い,リハビリテーションの必要性を十分に説明し,退院へつなげることが重要である(p.319「脳合併症に対する看護ケア」の項を参照).

<観察のポイント>
- 意識状態は,JCS や GCS を使用して確認する.
- 鎮静薬使用時は RASS などの鎮静スケールを使用して,鎮静評価を行う.
- 瞳孔所見.
  - 瞳孔の大きさ,左右差,対光反射の有無.
  - 眼球の位置,眼振の有無.
- 運動麻痺の有無.
- 感覚障害の有無:しびれの有無,感覚鈍麻や温度覚の違いなど.
- 頭蓋内圧亢進症状の有無(頭痛,吐き気,嘔吐など).
- 言語障害の有無(構音障害,失語症).

<予防のためのケア>
- 術後の体力低下は開心術と比べると低いが,高齢者では術後早期に起こりやすい.そのため,心臓リハビリテーションを早期から実施し,二次的脳合併症の発生を予防することが大切である.
- 高齢者には早期のリハビリテーションに不安を抱く方も少なくないため,気持ちに寄り添い,リハビリテーションの必要性を十分に説明し,退院へとつなげることが重要である.

弁周囲逆流

- 術者の留置技術の進歩やデバイスの進化により，弁周囲逆流は減少傾向にあるが，発生頻度は外科的 AVR に比べ依然高いことが報告されている[7]．
- 弁周囲逆流が残存すると左室に容量負荷がかかり，加えて重症 AS により心筋自体の拡張障害が生じ，心不全の悪化と死亡率増加につながる．
- 術後の看護は，「AS に対する大動脈弁置換術の術後ケア」の項を参照 (p.325)．

<観察ポイント>

- 心臓超音波検査で弁周囲逆流の残存を確認する．
- 溶血尿の有無を確認する．
- 溶血を示唆するデータ (カリウム，LDH，AST などの高値) や，黄疸などの症状に注意する．
- 血液ガスデータ上の貧血の進行はないか確認する．

房室ブロック

- 刺激伝導系は大動脈弁直下の心室中隔を走行しており，心室中隔にあるヒス束から右脚・左脚へと電気刺激が伝わり，心室の収縮が起こる．
- TAVI では，弁が固定される場所を走行する左脚枝を圧迫し，伝導路障害を起こす可能性がある．
- 特に術前から右脚ブロックの既往がある患者は，TAVI の留置により両脚ブロックに進展し，完全房室ブロックを生じやすくなる．

<発症後のケア>

- 一時的ペースメーカを留置するため，**ペースメーカの取り扱いと心電図モニタの管理が必要**である．
- 恒久的ペースメーカを留置する場合，患者の入院期間が延長し，ADL を低下させ，退院後の QOL も著しく低下させる．患者や家族の TAVI 治療への期待と相まって，不満や不安を増幅させかねない．

周術期管理

- 看護師は患者や家族の**思いの傾聴，不安の軽減に努め，退院後の生活における注意点や支援体制を丁寧に説明する必要**がある．

<観察ポイント>
- 心電図によるモニタリングの実施，心電図変化を早期発見する．
- 必要時には12誘導心電図による解析を行う．

血管合併症，出血

- 経大腿動脈アプローチ時，大腿動脈から外径5〜6mm程度ある大口径のシースを挿入する．
- 患者自身の血管径が小さかったり，内膜に石灰化があると大腿動脈の解離，閉塞が起きたり，術後の止血が不十分な場合は大腿動脈瘤形成もある．その場合はステントの留置，バルーン拡張，外科的に血栓除去や血管形成術が必要となる．
- 出血量が増えれば輸血が必要となる場合がある．
- 経心尖部アプローチでは，拍動した左心室の心尖部へ直接シースを挿入するため，より出血量が増える可能性がある．

<観察ポイント>
- 経大腿動脈アプローチでは次の点を確認し，**大腿動脈の閉塞や塞栓，大腿動脈瘤の早期発見**に努める．
  - 足背動脈の確認．拍動の有無，左右差や拍動の強さ．
  - 下肢の痛み，冷感の有無．
  - 色調の変化．
- 経心尖部アプローチの場合，**出血量の増加や心タンポナーデに伴う循環動態変動の早期発見**に努める．「心臓合併症；術後出血，心タンポナーデ」の項参照（p.315）．

<予防のためのケア>
- 経大腿動脈アプローチでは，刺入部の十分な止血を行う．

◆ 文献

1) 山口直樹:循環管理④スワンガンツカテーテル. ハートナーシング 31:28, 2018.
2) 人工呼吸器離脱に関する3学会合同プロトコル.
https://www.jsicm.org/pdf/kokyuki_ridatsu1503a.pdf,
https://www.jsicm.org/pdf/kokyuki_ridatsu1503b.pdf
より 2019 年 10 月 1 日検索
3) 日本集中治療医学会 ICU 機能評価委員会:人工呼吸関連肺炎予防バンドル 2010 改訂版.
https://www.jsicm.org/pdf/2010VAP.pdf より 2019 年 10 月 1 日検索
4) 藤澤美智子・他:脳合併症―患者の危険因子評価に基づく総合的な予防戦略を―. INTENSIVIST 8:169, 2016.
5) 日本循環器学会:循環器疾患における抗凝固・抗血小板療法に関するガイドライン(2009 年改訂版).
http://www.j-circ.or.jp/guideline/pdf/JCS2009_hori_h.pdf より 2018 年 11 月 28 日検索
6) 目黒健太郎:第 4 章 新しいカテーテル治療 2. TAVI って何ですか? すごくわかる!心臓カテーテル. HEART nursing 2018 年秋期増刊, p.220-226, 2018.
7) 荒木基晴:TAVI は AS 治療の第一選択となりうるのか:内科医の視点から. SHD(心構造疾患)治療 UPDATE(林田健太郎編). 別冊医学のあゆみ 263:391-396, 2018.
8) 渡邊 隼・他:TAVI は AS 治療の第一選択となりうるのか:外科医の視点から. SHD(心構造疾患)治療 UPDATE(林田健太郎編). 別冊医学のあゆみ 263:41, 2018.
9) 夜久 均・他:第Ⅱ章 各論 /1. 大動脈弁形成術の変遷,方法,成績 b. 3 尖弁. 大動脈弁形成術のすべて(國原孝・他編). p.40, 文光堂, 2015.

Memo

周術期管理

冠動脈疾患術後のケア

目的

* 術後合併症を早期に発見する.
* 冠動脈疾患以外の合併症(糖尿病, 動脈硬化など)に注意する.
* 心電図の異常に注意する.

ケアの実際

- 冠動脈疾患をもつ患者は, 全身の動脈硬化進行や糖尿病の合併が多いため, **特に心筋虚血や脳梗塞, 創部感染などに注意**する.
- 冠動脈バイパス手術後に起こる主な合併症として, **低心拍出量症候群**(LOS), **周術期心筋梗塞**(PMI), **脳合併症**が挙げられる.

低心拍出量症候群(LOS)

- LOSは, 心臓からの血液供給低下により生じる全身臓器の低酸素, 低栄養状態であり, それに伴い多様な症状を呈する症候群である.
- **全身倦怠感, めまい, 頭痛, 四肢冷感, チアノーゼ**などの全身症状を認める. これらの症状を呈する疾患は, 冠動脈疾患だけでなく, 弁膜症, 心筋症など心機能を低下させる全ての疾患である.
- 出血や不整脈, 周術期心筋梗塞などの心血管系の術後合併症は, 心拍出量を規定する因子を障害する.
- 人工心肺を使用する場合, 血管透過性の亢進, 膠質浸透圧の低下, 肺毛細血管圧が亢進し, サードスペースに体液が移行することなども原因となる.

- CABG 術後管理では，グラフトの冠血流を維持できる循環動態を維持するため，心係数（CI）が 2.2L/分/m^2 以下になり，心拍出量の低下（LOS による循環動態破綻）を回避する必要がある．

ケアのポイント

- 心拍出量（CO）は，「心拍数×一回拍出量」で決定する．一回拍出量は，「前負荷」，「心収縮力」，「後負荷」によって規定する．
- 循環動態のアセスメントにあたり，スワン・ガンツカテーテルから得られる値から，末梢循環と肺うっ血を評価する．その代表的なものがフォレスター分類（p.380 参照）である．フォレスター分類は治療方針としても使用される．
- スワン・ガンツカテーテルを挿入していない場合は，ノーリア-スティーベンソン分類（p.382 参照）でも評価が可能である．
- 心拍出量を規定する**4つの因子**である，「**心拍数**」「**前負荷**」，「**心収縮力**」，「**後負荷**」のどこに異常を来しているかをアセスメントし，LOS の原因を探索して対応する（**表1**）．

表1 ◆ 心拍出量の評価に用いる情報

	モニタから得られる情報	フィジカルイグザミネーションからの情報
心拍数の異常	心拍数	脈拍
前負荷	● 心拍数 ● 中心静脈圧（CVP） ● 肺動脈圧（PAP） ● 肺動脈楔入圧（PCWP） ● 左室拡張末期量（LVEDV） ● 一回拍出量変化量（SVV）	● 頸静脈の怒張や浮腫 ● 泡沫状の分泌物，湿性ラ音など ● 尿量 ● 口渇，皮膚の乾燥 ● 出納バランス
後負荷	● 全身血管抵抗（SVR） ● 全身血管抵抗係数（SCRI） ● 肺動脈圧（PAP） ● 肺血管抵抗（PVR） ● 肺血管抵抗係数（PVRI）	● 四肢末梢の温度 ● 皮膚の色調

（文献1より改変引用）

周術期心筋梗塞（PMI）

- PMIとは，術中や術後に生じる心筋梗塞である．
- 術中の低血圧や人工心肺使用時であれば，不十分な心筋保護，空気や脂肪などの組織が血管内に迷入し，塞栓を起こすなどの原因が挙げられる．
- 急性のグラフトトラブルは内胸動脈，橈骨動脈，右大網動脈といった動脈グラフトの攣縮（スパスム）でも起こる．動脈グラフトの攣縮が起きるとグラフト流量が不足して心筋虚血を惹起し，グラフト早期閉塞にもつながるため注意する．
- PMIにより心筋虚血が起こると，局所または壁全体の運動異常を認める．
- 術中の心筋虚血による壁運動異常の確認に，感度が高いとされる経食道超音波検査を用いて評価することもある．
- PMIによる壁運動低下から心不全となる場合もあるため，肺動脈圧の上昇や四肢末梢の湿潤，心不全徴候の出現にも注意する．

ケア・観察のポイント

- 術後，ICUに入室直後に12誘導心電図を測定し，術前の心電図と比較して，**ST上昇や異常Q波**（p.423参照），**房室ブロック**（p.417参照）などの心電図変化，血液データ（CPK，CK-MBの上昇）がないかを確認する．
- STの推移を経時的に観察・記録し，変化を認めた際には，再度12誘導心電図を測定して，医師に報告する．
- 患者と意思疎通が図れる場合は，**胸部症状の有無などの問診**を行う．

Memo

脳梗塞

- 術中の血圧低下による脳の低灌流，人工心肺使用時のカニュレーションや大動脈遮断に伴う血栓や粥腫による塞栓が原因となり，脳梗塞を起こすと考えられる．
- 人工心肺を使用しないオフポンプ冠動脈バイパス手術（OPCAB）については，脳梗塞のリスクは低くなるが，完全に回避することはできない．
- 冠動脈バイパス手術（CABG）後の患者は，心房細動（p.412参照）を起こしやすい．心房細動により心拍出量が減少するだけではなく，血液が心房でうっ滞し，血栓が形成されやすくなる．利尿期には血液の粘稠度が高まるため，血栓形成のリスクが高まる．

ケア・観察のポイント

- **意識の混濁，意識変容などの意識レベル，四肢運動の左右差，けいれん**など神経学的所見の**経時的変化を評価**する．
- 脱水状態の観察を行う（循環血液量不足のアセスメント）．
- ヘモグロビン（Hb），ヘマトクリット（Ht）値の確認を行う．
- 心電図で心房細動の有無を確認する．

◆文献

1) 宇佐美知里：気づきの感性が高まるフィジカルアセスメント―モニタの波形・数値だけで判断してもよい？ アセスメントを統合するためのポイントを知ろう！ 重症集中ケア 13：27-36，2014．
2) 高橋知彦：徹底ガイド 心臓血管外科術後管理・ケア．重症集中ケア 14：291-302，2015．
3) 天野 篤（監訳）：心臓手術の周術期管理．メディカル・サイエンス・インターナショナル，2008．

周術期管理

大血管術後のケア

目的

* 大動脈の解剖学的な理解が必要である.
* 術式による合併症を理解する.
* 合併症に伴う症状を理解する.

ケアの実際

- 大動脈の手術は, 大動脈のどの位置に病変があるかにより症状や術式が異なるため, 解剖学的な理解が必要である.
- 心臓から全身に向かって出る順に, 大動脈基部, 上行大動脈, 弓部大動脈, 下行大動脈となる. 心臓から横隔膜までの部分が胸部大動脈となり, 横隔膜から下が腹部大動脈となる.

大動脈基部置換術後

- 大動脈基部置換術では, 冠動脈の再建により**冠動脈狭窄による狭心症状を合併**する可能性がある.
- 冠動脈の再建による狭窄は, 手術手技に関することであり, 遅発的に発生しないため, **ICU入室直後の心電図に注意**する.

ケア・観察のポイント

- 12誘導心電図のST変化(冠動脈バイパス手術[p.430])の有無を確認する.

Memo

上行大動脈置換術・弓部大動脈置換術後

- この2つの術式で最も重要なことは，**脳合併症の早期発見**である．
- 上行大動脈および弓部大動脈置換術ともに，脳保護として，低体温による酸素消費量の低下を図ることに加え，脳分離体外循環を行う．
- 脳分離体外循環には，上大静脈から酸素化された血液を動脈側に送る逆行性脳灌流法と，弓部3分枝動脈（腕頭動脈，左総頸動脈，左鎖骨下動脈）より酸素化された血液を送る選択的脳灌流法がある．そのため，脳合併症を生じる可能性がある．
- 大動脈置換術は術操作の対象が動脈であり，動脈性の出血を来しやすい．
- 低体温による凝固能の低下や，人工心肺使用による血小板機能の低下により，より出血傾向に陥るため，術後出血に注意する．
- 弓部大動脈置換術の場合は，解剖学的位置から術操作により左反回神経麻痺が出現する可能性がある．左反回神経麻痺を生じると，左声帯の動きが悪くなり嗄声や誤嚥の原因となる．

ケア・観察のポイント

- 脳合併症．
  - 覚醒状況，四肢麻痺・けいれんの有無を確認．
  - アイサイン（瞳孔径，偏位・瞳孔不同・対光反射の有無）を確認する（**表1**）[1]．

- 術後出血．
  - ドレーンの性状や量を確認し，心タンポナーデの徴候（ベックの三徴：頸静脈の怒張，動脈圧の低下，心音減弱）の有無を確認する．
  - ドレーン排液の粘稠性が高い場合は適宜ミルキングを行い，ドレーン閉塞を予防する．
  - ACTが正常範囲（90〜130秒）かを確認．

周術期管理

表1 ◆瞳孔の見方

		瞳孔の特徴, 原因
正常		• 3〜4mm • 左右の大きさが同じ • 対光反射（＋）
両側縮瞳 （軽度）		• 2〜3mm • 対光反射（＋） • 低血糖などの代謝異常，または間脳障害
両側縮瞳 （重度）		• 2mm以下 • 橋出血，脳幹部梗塞，麻薬などの中毒
中間位		• 4〜5mm，不正円形 • 対光反射（－） • 中脳障害
両側散瞳		• 5〜6mm • 対光反射（－）：重度の低酸素状態 • 対光反射（＋）：交感神経作動薬の可能性
瞳孔不同		• 左右差が0.5mm以上 • 動眼神経麻痺

瞳孔に左右差がある場合や，はっきり測定できない場合は，左右ともに測定．
（文献1より引用）

Memo

- 左反回神経麻痺.
- 誤嚥から,誤嚥性肺炎を併発する可能性があるため,反復唾液嚥下テスト(RSST)(図1)[2]や改訂水飲みテスト(MWST)(表2)[3]などを用いて,嚥下機能の評価を行う.

胸部下行大動脈置換術・胸腹部大動脈置換術後

- この2つの術式は,横隔膜近傍部が病変となるため,脊髄を栄養する動脈(アダムキュービッツ動脈)を分枝するTh8〜L1レベルの肋間動脈分枝部が瘤に巻き込まれている場合,再建を行う術中操作により脊髄の虚血を生じることがある.
- 両下肢の自動運動が認められず,対麻痺の可能性がある場合には,脊髄液のドレナージや平均血圧を高めに保つなど,早期の対応が必要となる.

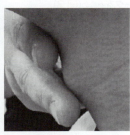

図1 ◆ 反復唾液嚥下テスト
(文献2を参考に作成)

テストの実施・評価方法

嚥下運動を30秒間に可能な限り反復し,その回数で嚥下評価を行う
- 30秒以内に3回以上:正常
- 30秒以内に3回未満:嚥下障害疑い

テストの注意点

- 甲状軟骨に示指・中指を当て,甲状軟骨が1横指以上挙上するのを確認し,1回と数える
- 慌てて確実に飲み込めない患者もいるので,しっかり飲み込んでもらうように説明する
- 口腔内が乾燥していると嚥下しにくいので,必要時に含嗽してもらう

表2 ◆ 改訂水飲みテスト

判定基準	嚥下	呼吸	むせ
1	なし	呼吸切迫ないし,むせる	
2	あり		
3	あり	良好	むせ,湿性嗄声
4	あり		むせない
5	判定基準4に加え,追加嚥下が30秒以内に2回可能		

- 冷水3mLを口腔前庭に注ぎ,嚥下を命じる
- 判定基準が4点以上なら最大3回繰り返し,最も悪い場合を記載

(文献3を参考に作成)

- 解剖学的に左開胸での手術となるため，分離肺換気での呼吸管理となる．
- 動脈瘤と肺が癒着している場合もあり，剥離時に肺を損傷する可能性があるため，肺機能の低下や術後血痰が出る可能性がある．

ケア・観察のポイント

- 対麻痺．
  - 脊髄液の性状や量を観察し，10mL/時以上の排液がある場合は0点（圧測定の基準点の高さ）を確認し，医師へ報告する．
  - 術後覚醒時には，意識の確認と同時に両下肢の動きを観察する．

- 呼吸器合併症．
  - 呼吸音や複雑音の有無を確認．
  - 痰の性状や量を観察する．
  - ドレーンからのエアリークを確認（図3）．

腹部大動脈置換後

- **大動脈瘤の中では腹部大動脈瘤が最多**である．
- 人工心肺を用いず，腹部大動脈を単純遮断し人工血管置換が可能なため術後出血のリスクは低いが，動脈操作のため出血のリスクはある．

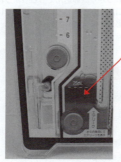

肺の損傷などにより，エアリークがあれば，この部分に気泡が出る

図3 ◆ エアリークの確認（カラー口絵：p.vii）

- 経腹腔アプローチで行う人工血管置換術の場合，腸管圧排や大動脈周囲の自律神経切断など術中操作により腸管蠕動運動低下，腸管浮腫，腸管癒着などが生じ，術後イレウスとなることがある．
- 手術時に下腸間膜動脈を閉止した場合，側副血行路の存在により腸管虚血に陥ることはまれであるが，十分な側副血行路がない場合には，左側横行結腸以下の大腸虚血を生じる．
- 人工血管吻合部の狭窄や瘤内粥腫からの塞栓によって，下肢血流障害を来す場合がある．

ケア・観察のポイント

- イレウス．
  - 腹部膨満，嘔気，嘔吐の有無を観察する．
  - 胃管からの腸液逆流の有無を確認する．
  - 蠕動運動音を確認する．

- 腸管虚血．
  - 粘血便，アシドーシスの進行の有無を確認．
  - 血清乳酸値の上昇の有無を確認する．
  - 腹痛の訴えがないかを確認する．

- 下肢虚血．
  - 下肢の皮膚温，色調，しびれの有無を確認．
  - 足背動脈の拍動の有無を確認する．動脈拍動が触知できない場合は，経皮的酸素飽和度モニタもしくはドプラによる聴診を行う．

◆ 文献
1) 山口庸子：徹底ガイド 心臓血管外科術後管理・ケア．重症患者ケア 4：331-345, 2015.
2) 小口和代・他：機能的嚥下障害スクリーニングテスト「反復唾液嚥下テスト」の検討―妥当性の検討．リハ医学 37：383-388, 2000.
3) 才藤栄一・他：平成11年度厚生科学研究費補助金（長寿科学総合研究事業）「摂食・嚥下の治療・対応に関する総合的研究」総括研究報告書．p.1-18, 1999.

周術期管理

心タンポナーデ

目的

* 心臓外科手術に起こる可能性が高い心タンポナーデの発症を防止する.
* 心タンポナーデの徴候に注意し,早期発見に努める.

心タンポナーデの概要

- 生理的に心囊内には,15〜50mLほどの心囊液が存在しているが,何らかの原因で心囊内に液体が貯留することを心囊液貯留という.
- 心囊液貯留により心膜腔内圧が上昇し,心室拡張障害を起こす.そのため,**静脈圧の上昇,心拍出量の低下,血圧低下,脈圧の狭小化,頻脈を来す「病態」を心タンポナーデ**という(図1).
- 心臓外科手術後は,低体温・人工心肺装置の使用などから凝固因子,血小板が破壊され,易出血状態であり,**出血した血液が心臓周囲に貯留し,心タンポナーデを起こす可能性がある**.
- 術後は心囊ドレーンを留置し,血液や滲出液の貯留を予防する.

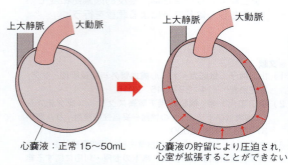

図1 ◆ **心囊液貯留による心室拡張障害**

病因

- 急性：心臓手術後の合併症，大動脈解離，急性心筋梗塞における心破裂，外傷など．
- 慢性：悪性腫瘍の心膜浸潤や転移，さまざまな要因の心膜炎など．
- **急激に心嚢液が貯留すれば，100～200mL程度の少量でも心膜腔内圧は上昇し，症状が出現**する．
- **慢性であれば**，心膜はゆっくりと伸展するため**500～1,000mLの貯留があっても，症状が出ないことがある**．

症状

- **ベックの三徴**：静脈圧上昇，血圧低下，心音微弱．
- 奇脈：吸気時の収縮期血圧が呼気時に比べ，10mmHg以上低下した状態．
- 頻脈，呼吸困難，脈圧減少（拡張期上昇），意識レベル低下．
- 右房圧上昇による中心静脈圧上昇，頸静脈怒張，肝腫大，腹水貯留．
- 自覚症状として，呼吸数上昇，四肢冷感，乏尿，胸痛，食欲低下など．

···Column···

奇脈

　吸気時に静脈還流量が増加し，右室が拡張されることで左室が圧排され，全身に送る血液量が減少する．その結果，血圧（収縮期圧）が低下する．この呼吸性変化が10mmHg以上になると，奇脈と呼ぶ．

Memo

診断

- 胸部X線検査：きんちゃく型の心陰影拡大（図2）．
- 心臓超音波検査：心膜腔にエコーフリースペース（図3）．拡張早期に右室の内方運動（虚脱），収縮早期に右房の内方運動（虚脱），僧帽弁流入血流速度の呼吸性変動あり．
- 心電図：電気的交互脈，全誘導での低電位．
- CT検査・カテーテル検査も診断の参考になる（図4）．

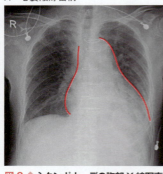
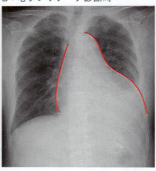

図2 ◆ 心タンポナーデの胸部X線写真

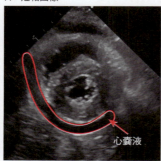
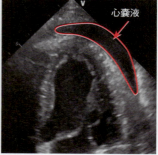

図3 ◆ 心臓超音波画像におけるエコーフリースペースの例

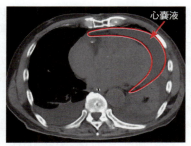
図4 ◆ CT画像

治療

- **心嚢液の排除が必要不可欠であり，唯一の治療法**である．
- 心嚢穿刺法：経皮的に針を刺し，貯留した心嚢液を排出する．
- 心嚢開窓術：手術により心膜を切開し心嚢ドレナージを行う．

ケア・観察のポイント

- バイタルサインのチェックに努める．
- **心タンポナーデ徴候や自覚症状の変化を見落とさない**よう，十分な観察を行う．

···Column···

エコーフリースペース

　超音波画像上，エコー源となるものが全く存在しないスペースのこと．心嚢液が貯留すると，臓側心膜と壁側心膜の間に描出される．

電気的交互脈

　心電図上，QRS波が1拍または数拍ごとに高低する現象．心嚢に液体が貯留して，心臓が浮遊状態となって振子運動をするために起こる．

- 周術期において，ドレーン排液，バイタルサインの変化を併せて観察し，心タンポナーデ徴候を見落とさないようにする．
- 開心術後は**ドレーン排液が 100mL/ 時以上の状態が持続する場合は，再開胸止血術の適応**となるため，ドレーン排液量に注意する．
- **急激な排液量減少はドレーン閉塞を疑い，ミルキングをこまめに行い，心タンポナーデ徴候に注意．**
- **排液の性状が血性へ移行**している場合は，**心タンポナーデの可能性**を考える．
- 開心術後は抗凝固薬の内服開始などにより，遅発性に心タンポナーデを来す可能性があるため，ドレーン抜去後も注意する．
- 陽圧管理を行うと胸腔内圧が上がり，静脈還流量が低下し，心拍出量の低下が助長されるため注意．

···Column···

ミルキング

ドレーンの排液を促し，閉塞を予防するために，ミルキングローラーを使用しドレーンをしごくこと．

◆文献

1) 医療情報科学研究所（編）：病気がみえる vol.2 循環器．第 2 版．p.208-215, メディックメディア, 2009.
2) 赤石　誠（編）：新 目でみる循環器病シリーズ 2 心エコー図．p.220-227, メジカルビュー社, 2006.
3) 落合慈之（監）：循環器疾患ビジュアルブック，第 1 版．p.206-208, 学研メディカル秀潤社, 2010.
4) 小川　聡・井上　博（編）：標準循環器病学．p.312-315, 医学書院, 2001.
5) 日本救急医学会．
www.jaam.jp/html/dictionary/word/0120.html より
2018 年 12 月 10 日検索

心肺蘇生法（CPR）

目的

* 心停止の患者に対して，呼吸および循環の補助により救命を行う．
* 質の高いCPRを実施することで，生存の可能性を高める．

ケアの実際

質の高い心肺蘇生法（CPR）

- 強く，速い胸骨圧迫．
- 胸部中央，胸骨下半分の位置．
- 成人の場合は，少なくとも5cmの深さ．
- 100〜120回/分のテンポ．
- 圧迫するたびに，胸の位置を完全に元に戻す．
- 胸骨圧迫の中断は最小限にする．
- 過換気を避ける．

成人に対する一次救命処置（BLS）

＜反応の確認，救急対応システムへの通報（図1）＞
- 周囲の安全を確認する．
- 肩を軽く叩き，大声で呼びかける．
- 反応がない場合，その場から離れず大声で応援を呼び，ナースコールまたは緊急ボタンなどを押すか，院内の救急対応システムへ通報して支援を求める．
- 周囲の人に，救急通報と，自動体外式除細動器（AED）の手配を依頼する．

＜10秒以内に，呼吸と脈拍を同時に確認＞
- 呼吸の確認．
- 胸と腹部の動きを観察し，上下しているかどうかを確認し，普段通りの動きがなければ「呼吸なし」と判断する．

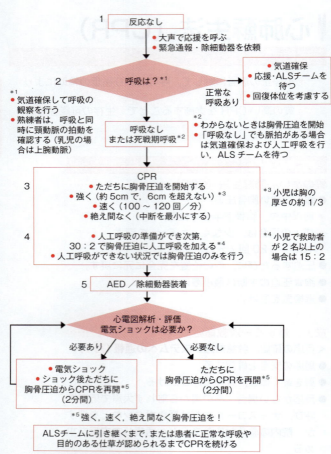

図1 ◆ 医療用 BLS アルゴリズム
(文献1より転載)

- 死戦期呼吸（しゃくりあげるような，不規則な呼吸）の場合は，胸と腹部の動きがみられても「呼吸なし」と判断する．

- 脈拍の確認.
- 頸動脈の拍動を確認する.
- 2本もしくは3本の指で,(自分に近い側の)気管の位置を確認する.
- 気管と胸鎖乳突筋の間にある溝に,指を滑り込ませた位置で頸動脈が触知できる.
- 正常な呼吸がない,あるいは死戦期呼吸のみで,**明確に脈拍触知できない場合は,直ちにCPRを開始**する.

<30回の胸骨圧迫>
- 固い平らな表面に,傷病者を仰臥位に寝かせ,救助者は傷病者の胸の横に位置する.
- 傷病者の着衣は脱がせる,またははだけさせる.
- 胸部中央,胸骨下半分の位置に,片方の手の平の付け根を当て,その上に,もう一方の手の平の付け根を重ねる.
- 救助者の腕は真っすぐに伸ばして,手の真上に肩がくるようにする.
- 胸骨圧迫の深さは,少なくとも5cmの深さとし,6cmを超えないようにする.
- 1分あたり100〜120回のテンポで胸骨を圧迫.
- 胸骨圧迫を行うたびに,胸は元の位置に戻す.
- 胸骨圧迫の中断は最小限にする(10秒未満).

<2回の人工呼吸>
- 頭部後屈―あご先挙上法による気道確保.
- フェイスシールドやポケットマスク,バッグバルブマスクなどの感染防護器具を用いて人工呼吸を行う.
- 注意点.
- 感染防護器具がない場合は,胸骨圧迫のみのCPRを実施する.
- 感染防護器具が準備でき次第,**胸骨圧迫30回:人工呼吸2回のCPR**を実施する.

心肺蘇生法

- 1回の人工呼吸は1秒かけて行い，胸の上がりを確認できる程度とする．
- 10秒以内に胸骨圧迫を再開する．

＜AEDの使用＞
- AEDが到着したら，速やかに使用する．
- AEDの電源を入れる（ふたを開けると，自動で電源が入るタイプのAEDもある）．
- AEDの**音声指示に従い**，行動する（図2）．
- メーカーにより異なるが，AEDの操作手順は基本的に同じである．自施設で使用するAEDについて，設置場所や操作方法などは熟知しておく．
- ショック施行，もしくはショックが不要な場合は，速やかに胸骨圧迫からのCPRを再開する．

＜BLSの継続＞
- CPRを約2分間実施した後，AEDの音声指示に従い，解析を繰り返す．
- 二次救命処置（ALS）チームに引き継ぐまで，もしくは傷病者に正常な呼吸や目的のある仕草が認められるまでは，CPRを継続する．

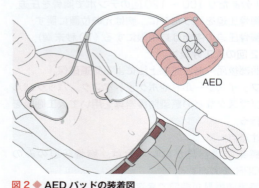

図2 ◆ AEDパッドの装着図
パッドを直接肌に貼って（心臓を挟むように）コネクタを差し込む．
（文献2より引用，文献3を参考に作成）

成人に対する二次救命処置（ALS）（図3）

- ALSにおいても、**絶え間ない質の高いCPRの継続は絶対条件**である。
- 質の高いCPRは勉強するだけでは、スキルの習得はできない。蘇生処置スキルを習得するためにも、日頃からマネキンなどを用いたトレーニングでの学習が必要不可欠である。

＜可逆的な原因の検索と是正＞

- 質の高いCPRを継続しながら、心停止の原因の検索と是正が求められる。
- 心停止に至った状況や既往歴、身体診察等や動脈血液ガス分析、電解質の検査結果から原因の検索を行う。

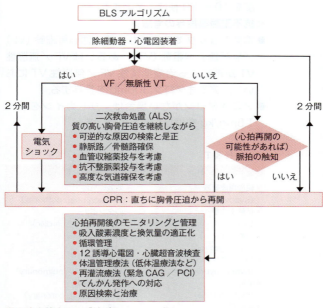

図3 ◆ 心停止アルゴリズム
（文献4より転載）

- 可逆的な原因として,H & T と呼ばれる病態・疾患がある(**表1**).

<静脈路・骨髄路確保>
- CPR を継続しながら,速やかに静脈路の確保を行う(**CPR の中断はしない**).
- 中心静脈路がすでに確保されている場合を除き,末梢静脈路が第一選択となる.

<血管収縮薬投与の考慮>
- アドレナリンを 3〜5 分ごとに 1mg 静脈内投与する.
- ショック非適応のリズムの場合には,**アドレナリンをできるだけ速やかに投与**する.
- 末梢静脈路から薬剤を投与後,20mL の静脈内輸液をボーラス投与し,静脈路が挿入されている腕を 10〜20 秒ほど挙上する.

<抗不整脈薬投与の考慮>
- 電気ショックで停止しない難治性心房細動(VF)/無脈性心室粗動(VT),あるいは VF /無脈性 VT が再発する治療抵抗性 VF /無脈性 VT において,アミオダロン 300mg を投与する.
- アミオダロンがない場合は,リドカインを 1〜1.5mg/kg を投与してもよい.

表1 ◆ H & T

H	T
● 循環血液量減少 (hypovolemia)	● 緊張性気胸 (tension pneumothorax)
● 低酸素血症 (hypoxia)	● 心タンポナーデ (tamponade, cardiac)
● 水素イオン (hydrogen ion)	● 毒物 (toxins)
● 高・低カリウム血症 (hyper-/hypokelemia)	● 肺塞栓症 (thrombosis, pulmonary)
● 低体温 (hypothermia)	● 急性冠症候群 (thrombosis, coronary)
● 低血糖 (hypoglycema)	● 外傷 (trauma)

<高度な気道確保の考慮>
- 気管挿管を行う場合,胸骨圧迫の中断はできる限り短くするべきである.
- CPR中の気管チューブの位置確認には,身体所見の他に,波形表示呼気CO_2モニタなどを使用する.

<自己心拍再開(ROSC)後のモニタリングと管理>
- ROSC後は,体温管理療法,経皮的冠動脈インターベンション,循環管理,呼吸管理,血糖管理などが含まれる.

ケアのポイント
- 胸骨圧迫を中断すると,脳や心臓の血流が止まるため,胸骨圧迫の中断は最小限にする.
- 複数救助者の場合,胸骨圧迫担当をCPR 5サイクル(約2分間)ごと,または疲れた場合にはすぐに交代する.

◆文献
1) 日本蘇生協議会(監):JRC蘇生ガイドライン2015. p.49, 医学書院, 2016.
2) 甲田英一・菊地京子(監):Super Select Nursing 循環器疾患―疾患の理解と看護計画―. p.121, 学研メディカル秀潤社, 2011.
3) フクダ電子ホームページ.
   https://www.fukuda.co.jp/aed/info/flow.html より
   2019年6月13日検索
4) 日本蘇生協議会(監):JRC蘇生ガイドライン2015. p.48, 医学書院, 2016.

Memo

胸腔穿刺

目的

* 胸腔内に貯留した空気や体液（血液，乳び，膿など）を胸腔外に排液する．
* 排液した一部を検体提出し，診断に役立てる．

適応

- 胸腔内に貯留した空気・液体を体外に排出する場合：緊張性血気胸，気胸，胸水など．
- 診断に役立てる場合：胸膜生検など．

実際

必要物品

- 当院での必要物品を表1に示す．

表1 ◆ 胸腔穿刺の必要物品例

- 滅菌ガウン，滅菌手袋，キャップ（感染予防策に準じる）
- 防水シート
- 消毒用物品：ポビドンヨード液，綿球，ガーゼ
- 麻酔用物品：局所麻酔薬（**キシロカイン注ポリアンプ1%**），10cc注射器，カテラン針23G
- 滅菌術野確保の物品：穴あきドレープ，覆布など
- アスピレーションキット，トロッカーカテーテル：一回穿刺のみでは**ハッピーキャス，サーフロー針**を使用する場合もある
- 三方活栓，延長チューブ
- 20ccシリンジ
- 滅菌ガーゼ
- 固定ドレープ・固定テープ
- 検体提出用：滅菌スピッツ
- 間欠的ドレナージの場合：延長チューブ，シリンダー，排液ボトル（バッグ）
- 持続的ドレナージの場合：低圧持続排液の場合では電動式低圧吸引器（メラサキューム[図1]），チェストドレーンバッグ（図2）など
- マーキング用サインペン
- SpO_2モニタ（必要時には心電図モニタ）
- 超音波検査（医師）

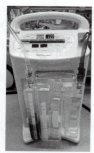
図1 ◆ 電動式低圧吸引器

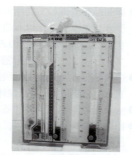
図2 ◆ チェストドレーンバッグ
（文献1より引用）

胸腔穿刺の流れ

- 患者に必要性を説明し，同意を得る．
- 医師の指示に従い，患者の体位を整える．可能であれば起坐位にし，オーバーテーブルに両上肢を挙上，または半坐位にして穿刺側の上肢を挙上する．側臥位の場合は，健側を下にした体位とする．
- モニタを装着する：心電図モニタ，SpO_2モニタ，血圧計．
- 防水シーツを下に敷く．
- 医師が超音波検査で穿刺部を確認し，マーキングする．
- 気胸：中鎖骨線第2～3肋間．
- 胸水（図3）：中腋窩線または後腋窩線第6～8肋間，後腋窩線第8～9肋間．

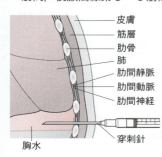
図3 ◆ 胸水における胸腔穿刺
（文献2より引用）

- 穿刺部を消毒し，局所麻酔の施行後，アスピレーションキットまたはトロッカーカテーテルを挿入する．一時的な穿刺のみの場合は**ハッピーキャス**，**サーフロー針**を留置する．
- 排液を認めたら，三方活栓を接続しシリンジで排液する．必要時，一部を検体として提出する（図4）．
- 排液量の測定を開始する．
- 持続排液を行う場合は，低圧吸引器へ接続し吸引圧を設定する．
- 刺入部を縫合し，透明フィルムにて刺入部を保護し，ドレーンと体幹をテープで固定する．

ケア・観察のポイント

穿刺前

<ケアのポイント>
- ベッドサイドはスペースを確保し，清潔野の確保を行う．
- 患者に処置の説明を行い，不安の除去に努める．

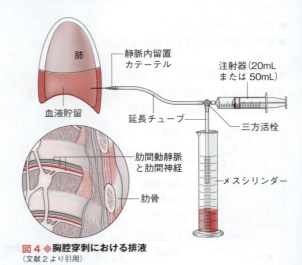

図4 ◆ 胸腔穿刺における排液
（文献2より引用）

- 穿刺しやすく，かつ患者にとって安楽な体位をとるようにする．
- 患者の不安が強い場合や，体動により処置に支障を来すような場合は鎮静薬の使用を検討する．
- 清潔野の確保を行いながら，できるだけ身体の露出を避けて体温管理を行う．
- 清潔野への必要物品は無菌操作で取り扱う．

<観察のポイント>
- 胸部X線検査，心臓超音波検査で胸水貯留を確認する（左右どちらかの胸腔を穿刺するかなど）．
- バイタルサインの確認：血圧，呼吸，脈拍，不整脈の有無，体温．

穿刺中

<ケアのポイント>
- 穿刺時の痛みや過度の緊張により**迷走神経反射**が生じやすいため，患者の側で声をかけて不安・苦痛の軽減に努める．
- 処置中は同じ体位を強いられることによる身体の痛みや，苦痛の緩和を行う．
- 穿刺しやすく，かつ患者にとって安楽な体位をとるようにする．
- 穿刺部の疼痛，苦痛の緩和（必要時は鎮痛薬を検討する）．
- 状態悪化時は応援スタッフを呼び，医師の指示の下で速やかに対応する．

<観察のポイント>
- 迷走神経反射：血圧低下，徐脈，冷汗，顔面蒼白，意識消失など．
- 呼吸状態の変化：肺音の左右差，呼吸数，咳嗽，呼吸苦・呼吸困難感の有無，SpO_2モニタを装着して呼吸状態・循環動態の確認，肺音の聴取．
- 胸水の排液量や性状．

- 気胸の場合:脱気音(エア音)の有無,呼吸状態,循環動態に注意して異常時は速やかに医師に報告する.

> **処置による合併症**
> - 穿刺針による肺損傷,大気注入:感染,気胸,血胸,咳,呼吸困難,胸痛.
> - ショック:肋間神経穿刺による疼痛,過度の精神的緊張,大量排液後の循環虚脱.
> - 出血:穿刺針挿入による肋間静脈損傷,臓器損傷.
> - 再膨張性肺水腫.

穿刺後

<ケアのポイント>
- 処置の終了を患者へ説明し,労いの言葉をかける.
- ドレーン挿入後は,体動によりドレーンが抜去しないよう患者の体幹部への固定を確実に行う(患者の行動範囲を考慮した固定を行う).固定時は,ドレーンの屈曲やねじれにも注意する.また移動時は,体位変換後もドレーンの走行に注意する.
- **排液バッグは,常に患者より低い位置に設置**する.
- 患者移送時,清潔ケア時(体位変換時)も常にドレーンは開放するが,患者より上の位置に排液バッグがある時は,逆行性感染予防のためにクランプする.
- 排液バッグ交換時は,外気の吸引や排液の逆流予防のための2か所でクランプし,清潔操作で実施する.

···Column···

再膨張性肺水腫

　虚脱していた肺の再膨張が一気に起こると,肺血流の再灌流と血管透過性の亢進により,肺水腫を来す.虚脱時間が長く,虚脱率が大きいほど発生しやすい.

- 排液の量や性状変化に注意する．**血性排液が100mL/時以上続く場合は，胸腔内の血管，組織の損傷を疑う．**
- 排液の性状により**ドレーン閉塞が疑われる場合は，適宜ミルキングを行う．**

<観察のポイント>
- バイタルサイン，呼吸状態の変化．
- ドレーン内の呼吸性移動の有無：呼吸性移動とは，患者の呼吸に合わせてドレーン内の排液移動や水封部の液面の上下の動きがみられること．
- 排液量：再膨張性肺水腫予防のため**排液量は1,000mL/日程度**とする．
- 胸部X線検査でドレーンの位置を確認する．
- ドレーン接続部の緩み，皮下気腫の有無，エアリークの有無とその程度．
- 穿刺部の皮膚状態：発赤，腫脹，穿刺部からの胸水の漏れ．
- 排液の性状，および性状変化と排液量．

◆文献
1) 百村伸一（監）：循環器ビジュアルナーシング．p.183，学研メディカル秀潤社，2014．
2) 落合慈之（監）：呼吸器疾患ビジュアルブック．p.61, 349，学研メディカル秀潤社，2011．
3) 佐藤憲明（編）：ドレナージ管理＆ケアガイド，初版．p.64-67，中山書店，2008．
https://hospital.tottori.tottori.jp/files/20170411090408.pdf
4) 医療情報科学研究所（編）：病気がみえる vol.4 呼吸器，第2版．p.287，メディックメディア，2017．
5) 池田秀明：胸腔ドレナージについて，2017．
https://hospital.tottori.tottori.jp/files/201704110 90408.pdf より2018年12月21日検索
6) 榊原記念病院看護部：胸腔穿刺．榊原記念病院看護マニュアル（2017年4月）．

心嚢穿刺

目的

* 心嚢液を排除し,心嚢内の血液貯留を防ぐことで,血行動態の安定を図る.
* 心嚢液の性状を観察・検査し,心嚢液貯留の原因を検索する.

適応

- 急性期疾患:大動脈解離,心筋梗塞合併症における心臓破裂など.
- 慢性疾患:心膜炎,悪性腫瘍など.

実際

必要物品

- 心膜排液用カテーテルのキット内容を図1に示す.
- 当院での必要物品を図2,表1に示す.

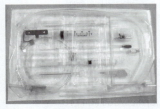

図1 ◆ 心膜排液用カテーテル(アスピレーション セルジンガーキット)
キット内容:カテーテル,スタイレット,カニューラ針,金属穿刺針,ガイドワイヤ,ダイレータなど.

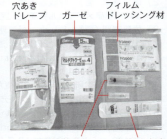

図2 ◆ 心嚢穿刺の必要物品例(一部)

表1 ◆ 心囊穿刺の必要物品例

- 滅菌ガウン,滅菌手袋,キャップ(感染予防策に準じる)
- 防水シート
- 消毒用物品:ポビドンヨード液,綿球,ガーゼ
- 麻酔用物品:局所麻酔薬(キシロカイン注ポリアンプル1%),10cc注射器,カテラン針23G
- 滅菌術野の確保物品:穴あきドレープ,覆布など
- アスピレーションキット(ガイドワイヤー,シリンジなど)
- 滅菌エコーカバー
- 滅菌ガーゼ
- 20cc注射器,50cc注射器
- 三方活栓
- マーキング用サインペン

<検体提出用>
- 滅菌スピッツ,検体提出スピッツ(生化学検査・血球計数検査)

<間欠的ドレナージ>
- 三方活栓,延長チューブ,シリンダー,排液ボトル

<持続的ドレナージ>
- 低圧持続排液の場合:電動式低圧吸引器(メラサキューム),チェストドレーンバッグ,閉鎖式低圧ドレナージシステム(マルチチャネルドレナージセットなど)
- 持続排液のみ:三方活栓,延長チューブ,排液バッグ

※医師が超音波検査の準備を行う

心囊穿刺の流れ

- 患者に処置の必要性を説明し,同意を得る.
- 患者の体位を30〜45°の半坐位に固定する.
- 心電図モニタ,SpO$_2$モニタを装着,血圧計を準備.
- 医師が穿刺部を消毒する.消毒部位は,鎖骨の高さから臍まで(剣状突起を中心に清潔野となる).
- 医師が穿刺(図3)を行う.
  - 心囊穿刺部位には,剣状突起下,左第4・左第5肋間胸骨左縁,心尖拍動部(左第5肋間)がある.
  - 剣状突起と左肋骨弓の交差点より0.5〜1cm程下方から,30〜45°の角度でシースを留置し,カテーテルを心囊まで進めていく(エコー下).
- 心囊液の流出を確認し,排液量の測定を開始する.必要時,一部を検体として提出する.
- 持続排液の場合は,ドレーンチューブとドレーンを接続しテープ固定する.

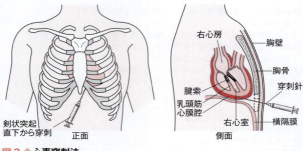

剣状突起直下から穿刺　正面

右心房／胸壁／胸骨／穿刺針／腱索／乳頭筋／心膜腔／右心室／横隔膜　側面

図3 ◆ 心囊穿刺法
(文献1より引用)

ケア・観察のポイント

穿刺前

＜ケアのポイント＞

- 急変時の対応ができるように準備する（救急カート，挿管セット，除細動等の準備）．
- 穿刺中に薬剤投与が行えるように，静脈ラインを確保する．
- 声かけを行い，患者の不安・苦痛の軽減に努める．
- 体動が激しく，協力が得られない場合は安全管理のため，患者に説明し，体動の抑制を考慮する（必要時は鎮静薬の使用を検討する）．
- 清潔野の確保を行いながら，できるだけ身体の露出を避けて体温管理を行う．
- 清潔野への必要物品は無菌操作で取り扱う．

＜観察のポイント＞

- バイタルサインの確認：血圧，脈拍（心電図変化や不整脈の有無），呼吸（呼吸回数，呼吸パターン，SpO_2），意識レベル，ショック状態の有無を確認し必要時に医師に報告する．
- 抑制施行時は，抑制による皮膚損傷，末梢神経障害などに注意し施行．
- 身体の露出による低体温．

穿刺中
＜ケアのポイント＞
- 清潔野確保の覆布により患者の顔が覆われるので，頻繁に表情等を確認し異常の早期発見に努める．
- 穿刺時の痛みや過度の緊張により**迷走神経反射**が生じやすいため，患者の側で声をかけ不安・苦痛の軽減に努める（痛みが強い時は鎮痛薬を検討）．
- 処置中は同じ体位を強いられることによる身体の痛みや，苦痛の緩和を行う．
- 穿刺時やドレーン留置時は呼吸性の変動と陰圧がかかるので，逆行性感染に注意する．
- 急変時は医師の指示に従い，応援スタッフを招集し速やかに対応する．

＜観察のポイント＞
- 清潔野を保持する．
- 患者の自覚症状（動悸・胸痛の有無，呼吸困難感，息切れ）．
- バイタルサインの変化に注意し，異常時は速やかに医師に報告する．
- 処置による合併症：損傷（心筋，冠動脈，横隔膜，肝臓），不整脈，感染，空気塞栓，消化管穿孔，気胸，血腫，穿刺部の出血，迷走神経反射（徐脈，低血圧）．
- 心嚢液の排出量，性状．

穿刺後
＜ケアのポイント＞
- ドレーン挿入部を清潔に保護し，固定する（ドレーン挿入時）．
- ドレーンの屈曲に注意し，抜去しないように固定．
- 速やかに患者の皮膚に付着した消毒薬を拭き取り，病衣を着てもらう．

心嚢穿刺

- 心嚢液の排出量，性状変化に注意する．**排液量2ml/kg/時が3時間以上持続する場合は，開胸止血術を行う可能性がある**．
- 急激な排液量減少は**ドレーン（カテーテル）閉塞を疑い，ミルキングを行って排液を促す**．

＜観察のポイント＞
- バイタルサイン．
- 穿刺部位の出血や血腫，発赤，消毒薬によるスキントラブルの有無．
- ドレーンの抜去や位置ずれに注意して，定期的に観察する．
- 心嚢液の排出量，性状．
- 血性排液への移行：心損傷の可能性を考え，直ちにバイタルサインの測定を行い医師へ報告する．
- 排液が濁っている：感染の可能性を考慮する．
- 排液量の減少：心タンポナーデ所見の有無を観察．
- 持続排液時：ドレーンリークの有無を確認する．
- 採血データの確認：貧血の進行，感染徴候に注意．
- 心電図検査，心臓超音波検査，胸部X線検査の変化に注意する．

◆**文献**
1) 甲田英一・菊地京子（監）：Super Select Nursing 循環器疾患―疾患の理解と看護計画―．p.235，学研メディカル秀潤社，2011．
2) 佐藤憲明（編）：ドレナージ管理＆ケアガイド，初版．p.74-77，中山書店，2008．
3) 医療情報科学研究所（編）：病気がみえる vol.2 循環器，第2版．p.208-215，メディックメディア，2009．
4) 看護のお仕事 ハテナース．
https://kango-oshigoto.jp/hatenurse/article/1473/ より2019年8月11日検索
5) 榊原記念病院看護部：心嚢ドレナージ．榊原記念病院看護マニュアル（2017年4月）．

急変対応

目的

* 心停止を予防回避する.
* 実践的なアプローチにより早期治療介入の一助となり,全身状態の悪化を防ぐ.

ケアの実際

急変時の対応アルゴリズム（図1）

状態変化
↓

迅速評価（パッとみて得られる所見. 数秒で行う）
- 意識：意識レベル
- 呼吸：呼吸の有無・死戦期呼吸
- 循環：チアノーゼ・顔面蒼白

意識がなく, かつ呼吸がない or 死戦期呼吸の状態か

いいえ　　　はい　→　BLS, ALSに進む（p.349参照）
↓

報告・人員確保
一次評価：バイタルサイン測定を含むABCDE評価（表1）
ABCDEアプローチに沿った, 迅速で, 実践的な評価
- A (Airway)：気道
- B (Breathing)：呼吸
- C (Circulation)：循環
- D (Disability)：中枢神経
- E (Exposure)：全身評価

↓

二次評価：一次評価で, 適切な介入実施後に行う評価
病歴・情報聴取：SAMPLEを活用（表2）
身体診察：一次評価を元に, 焦点を絞り診察を行う
診断的検査：一部の診断的検査は, 一次評価に実施してもよい
- 採血：血算・生化学・凝固・静脈血ガス・動脈血ガス
- 12誘導心電図
- 超音波検査
- X線検査：胸部単純・腹部単純X線検査
- 観血的動脈圧モニタリング
- 中心静脈圧モニタリングなど

図1 ◆ 急変時の対応アルゴリズム
（文献1を参考に作成）

表1 ◆ 急変対応：ABCDE評価

	評価項目				必要に応じて行う処置
Airway：気道	開通している	開通を維持できる	開通を維持できない		・気道確保：頭部後屈ーあご先挙上・エアウェイの選択 ・用手換気：バッグバルブマスク・ジャクソンリース ・高度な気道確保：気管チューブ、ラリンジアルマスクなど ・気道確保器具の適正位置確認
Breathing：呼吸	呼吸数とパターン ・速い・遅い ・浅い ・無呼吸 ・不規則 ・異常呼吸パターン	呼吸努力と胸郭の動き ・下顎呼吸 ・鼻翼呼吸 ・奇異性呼吸 ・起坐呼吸 ・陥没呼吸 ・呼吸補助筋の過緊張 ・胸郭の左右非対称の挙上	肺音と気道所見 ・連続性ラ音：rhonchi, wheezes ・断続性ラ音：coarse crackles, fine crackles ・吸気性喘鳴 ・いびき ・嗄声 ・咳嗽の性状	酸素飽和度 ・正常値からの逸脱 ・測定不能	・酸素投与 ・NPPV・IPPVの選択 ・SpO₂・CO₂のモニタリング ・必要に応じて、二次評価前に動脈血ガス評価 ・安楽な呼吸体位の選択
Circulation：循環	脈拍とリズム ・頻脈・徐脈 ・不規則	毛細血管充満時間 ・2秒以上の延長	皮膚色・皮膚温 ・蒼白・網状 ・ノーリア-スティーベンソン分類など	血圧 ・異常値	・心電図モニタリングの開始 ・静脈路経の確認と確保 ・適切な薬物投与 ・必要に応じて、除細動器の準備と実施
Disability：中枢神経	意識レベル ・GCS ・JCS ・AVPU	瞳孔径と対光反射 ・縮瞳・散瞳 ・左右差 ・対光反射の消失・減弱	眼球所見 ・偏位 ・充血	血糖 ・正常値からの逸脱	
Exposure：全身評価	体温 ・高値・低値	皮膚 ・発疹 ・紫斑 ・外傷			・全身観察のための脱衣 ・観察後の保温

（文献1を参考に作成）

表2 ◆ 急変対応：SAMPLE（サンプル）

S (Signs and symptoms)：自覚症状	発症初期の症候
A (Allergies)：アレルギー	薬物、食事、ラテックス等
M (Medications)：薬物	薬物、最終投与（服用）の薬剤・量・時間
P (Past medical history)：病歴	特に現在の疾患に関連するもの
L (Last meal)：最後に摂取した食事	最後に食べた食事の時間・内容
E (Events)：イベント	現在の疾患につながるイベント、疾患の発生から評価までの間に行った治療

（文献2を参考に作成）

必要物品

- 急変時に使用する**必要物品は定位置を決め，就業時点検等を行い，常時使用できる状況**にする．
- 救急カートの中身は，病院内で共通とし，いつでも，誰でも，どこにいても，使用できるように整備しておく．
- 救急カート（**表3**）．
- 除細動器もしくは AED．

表3 ◆ 救急カート内物品一覧（例）

薬剤	• 付録（p.533）参照		
用手人工換気	• ジャクソンリース • 酸素用チューブ	• バッグバルブマスク • 経鼻・経口エアウェイ	• フェイスマスク
気管挿管	• 喉頭鏡 • 10mLシリンジ • バイトブロック • 舌鉗子	• 挿管チューブ • 潤滑剤（ゼリー・スプレー） • 開口器	• スタイレット • 固定テープ • マギール鉗子 • $PETCO_2$ モニタ
気管吸引	• 吸引カテーテル • 滅菌蒸留水	• 吸引ボトル	• コネクティングチューブ
酸素吸入	• 酸素流量計 • リザーバー付き酸素マスク	• 経鼻カニューレ • 酸素用コネクティングチューブ	• 酸素マスク • 酸素ボンベ
血管確保器具	• 静脈留置針 • 生理食塩水20mL • 固定用ドレッシング材 • 三方活栓	• 翼状針 • 駆血帯 • 輸液ルート • 延長チューブ	• ヘパリン加生理食塩水 • 消毒用アルコール綿 • 輸血ルート • 針捨てボックス
個人用防護具（PPE）	• 使い捨て手袋 • 帽子	• 滅菌手袋 • エプロン	• マスク • アイガード
その他	• シリンジ • 胃管カテーテル • ガーゼ • 背板（バックボード） • ペンライト	• 注射針 • カテーテルチップ • 閉鎖式蓄尿バッグ • 聴診器 • 記録用紙 • ストップウォッチ	• カテラン針 • 舌圧子 • 膀胱留置カテーテル • ビニール袋 • ストップウォッチ • ヤンカーサクションチューブ

急変対応

急変時の報告

- **SBAR を用いて，医師や他のスタッフへ状況をわかりやすく伝える（表4）**．スタッフ同士では，常に「明確にメッセージを伝える」ことを意識．
- 「クローズドループコミュニケーション」を心がけて，指示された内容を自分が理解し，それを言葉で相手に伝えることも重要である．

> 例：医師「酸素流量を8Lに増量してください」．
> →看護師「酸素流量を8Lに増量しました」．

急変時の記録

＜記録の目的＞
- 患者に提供された医療行為，ケアの根拠の明示．
- 患者状態の情報源．
- 情報共有の手段．
- 医療行為の法的証拠．
- 診療請求のための証明．

＜記録のポイント＞
- 急変前の患者の状態と，急変に至った事実を客観的に，簡潔で正確に記録する．
- 観察内容，処置・治療のたびに経時的に記録する．
- チームメンバーと情報共有しながら，全体を把握．
- 患者・家族への説明や反応も記録する（家族への連絡，説明内容，意思決定・治療方針等も記録）．

表4 ◆ SBAR（エスバー）

S（Situation）：状況	患者の状態・状況
B（Background）：背景	臨床的背景・経緯・病態
A（Assessment）：考察	問題に対する自分の考察・評価
R（Recommendation）：提案	具体的な要望・提案，依頼

（文献3, 4を元に作成）

急変時の家族が抱えるストレス

- 家族も危機的状況に陥る可能性があるため，精神的支援を考慮する．

観察・ケアのポイント

- 患者の背景に応じた急変の可能性を常に意識する．
- バイタルサインや症状，徴候の変化などから急変の予兆に気付き，急変の予防や早期対応につなげる．
- 全身状態の悪化が疑われる場合には迅速に行動し，心停止の予防回避に努める．
- 急変時にはコミュニケーションエラーが生じやすいことを認識し，何をどのように伝えるべきかを意識する．

◆文献
1) American Heart Association：ACLS プロバイダーマニュアルー AHA ガイドライン 2015 準拠．p.39，シナジー，2017．
2) American Heart Association：ACLS EP マニュアル・リソーステキスト．p.19，バイオメディスインターナショナル，2014．
3) 河上ひとみ：机上シミュレーションを活用したスキルアップ．急変 ABCD＋呼吸・循環ケア 38：47，2017．
4) 山下 亮：何か変？の察知と院内急変時の報告・対応．急変 ABCD＋呼吸・循環ケア 39：8，2018．

Memo

心臓リハビリテーション

目的

＜急性期〜前期回復期＞
* 合併症の予防，身体機能や日常生活活動能力の早期回復，早期退院を目指す．

＜後期回復期〜維持期＞
* 身体機能，運動耐容能の維持・改善，社会復帰，復職，二次予防に向けた疾患管理能力の獲得，生活の質（QOL）の向上を図る[1]〜[3]．

ケアの実際

● 心臓リハビリテーションは，**急性期，（前期・後期）回復期**および**維持期**のものに分類される．

急性期のリハビリテーション

● 急性期リハビリテーションが実施可能か否かを，**離床開始基準に準じて評価**する（表1）[1]．

表1 ◆ 心臓外科手術後の離床開始基準
以下の内容が否定されれば離床が開始できる．

低（心）拍出量症候群（LOS）により ● 人工呼吸器，IABP，PCPS などの生命維持装置が装着されている ● ノルアドレナリンやカテコラミン製剤など強心薬が大量に投与されている ●（強心薬を投与しても）収縮期血圧 80 〜 90mmHg 以下 ● 四肢冷感，チアノーゼを認める ● 代謝性アシドーシス ● 尿量：時間尿が 0.5 〜 1.0mL/kg/hr 以下が 2 時間以上続いている
スワンガンツカテーテルが挿入されている
安静時心拍数が 120bpm 以上
血圧が不安定（体位交換だけで低血圧症状が出る）
血行動態の安定しない不整脈（新たに発生した心房細動，Lown Ⅳ b 以上の PVC）
安静時に呼吸困難や頻呼吸（呼吸回数 30 回／分未満）
術後出血傾向が続いている

（日本循環器学会：心血管疾患におけるリハビリテーションに関するガイドライン［2012年改訂版］）．
http://www.j-circ.or.jp/guideline/pdf/JCS2012_nohara_h.pdf（2018 年 11 月 27 日閲覧）

- リハビリテーション開始後は，リハビリテーション中止基準（表2）[2]を遵守することが安全管理上重要である．
- 離床困難な場合，離床準備として，ベッド上での他動・自動関節運動やレジスタンストレーニングを実施．
- 心拍数，血圧などのバイタルサイン，体重に加え，ノーリア-スティーベンソン分類（p.382参照）などのフィジカルアセスメントから呼吸循環動態を評価し，段階的に離床や身体活動範囲の拡大を図る．

表2 ◆ リハビリテーションの中止基準

絶対的禁忌

項目	基準値
心拍数（HR）	・HR < 40回/分 ・HR > 130回/分
血圧	・平均動脈圧（MAP）< 60mmHg ・MAP > 110mmHg
酸素飽和度（SpO_2）	SpO_2 ≦ 90%
人工呼吸器設定	・吸入酸素濃度（FiO_2）≧ 0.6 ・呼気終末陽圧（PEEP）≧ 10cmH_2O
呼吸回数（RR）	RR > 40回/分
意識レベル	RASSスコア：-4，-5，3，4
薬剤投与量	・ドーパミン ≧ 10mcg/kg/分 ・ノルアドレナリン ≧ 0.1mcg/kg/分
体温	・≧ 38.5℃ ・< 36℃

相対的禁忌

項目	基準値
医学的観点	・意識レベルの低下 ・発汗 ・顔色不良 ・疼痛 ・疲労
骨折後安定していない状態	
動作を安全に行えない位置にある点滴ライン	
神経学的に不安定な状態：頭蓋内圧（ICP）≧ 20mmHg	

（文献2を参考に作成）

- 連続歩行距離を拡大することに加えて、歩行速度を段階的に漸増させ、運動強度の増加に対する呼吸循環動態の変動を評価する.
- 活動範囲の拡大や運動強度の漸増は、ステップアップの基準に該当するような変化が生じないかを確認しながら実施する (**表3**)[1].
- 理学療法士と実施するリハビリテーション以外にも、病棟での身体活動を促すため、看護師や患者家族とともに実施するリハビリテーションプログラムを立案するなどの工夫を行う.
- 身体機能が低下している場合、食事環境ではベッド上から椅子坐位への変更、排泄ではポータブルトイレから一般トイレへと、離床時間や離床機会を漸増させていく.

前期回復期のリハビリテーション

- 運動耐容能の改善を目的に、心臓リハビリテーション室での自転車エルゴメータやトレッドミルを用いた有酸素運動を開始する.
- 運動強度は自覚的運動強度も参考にし、11(楽である)〜13(ややきつい)程度を目安に、15〜20分程度から開始し、段階的に30分程度まで運動時間を延長する (**表4**)[3].

表3 ◆ 運動負荷試験の判定基準(ステップアップの基準)

- 胸痛、強い息切れ、強い疲労感(Borg指数>13)、めまい、ふらつき、下肢痛がない
- 他覚的にチアノーゼ、顔面蒼白、冷汗が認められない
- 頻呼吸(30回/分以上)を認めない
- 運動による不整脈の増加や心房細動へのリズム変化がない
- 運動による虚血性心電図変化がない
- 運動による過度の血圧変化がない
- 運動で心拍数が30bpm以上増加しない
- 運動により酸素飽和濃度が90%以下に低下しない

(日本循環器学会:心血管疾患におけるリハビリテーションに関するガイドライン[2012年改訂版]).
http://www.j-circ.or.jp/guideline/pdf/JCS2012_nohara_h.pdf (2018年11月27日閲覧)

表4 ◆ 自覚的運動強度（ボルグスケール）

指数 （Scale）	自覚的運動強度 RPE (Ratings of Perceived Exertion)	運動強度 （%）
20	もう限界	100
19	非常につらい（very very hard）	95
18		
17	かなりつらい（very hard）	85
16		
15	つらい（hard）	70
14		
13	ややつらい（somewhat hard）	55（ATに相当）
12		
11	楽である（fairly light）	40
10		
9	かなり楽である（very light）	20
8		
7	非常に楽である（very very light）	5
6		

（文献3を参考に作成）

- 心肺運動負荷試験（CPX）の実施が可能な施設では，CPXから算出した嫌気性代謝閾値（AT）レベルでの運動処方が望ましい（p.177参照）．
- 運動療法以外にも二次予防や心不全による再入院を予防するため，患者ならびに患者家族とともに生活習慣の見直しを実施する．
- 生活習慣の是正に向けた具体的な取り組みを，患者や家族と一緒に決定することが望ましい．

後期回復期〜維持期のリハビリテーション……

- 回復期〜維持期に行う運動療法を中心とする包括的心臓リハビリテーションにより，表5[1]に示すような多角的な効果が得られる．
- 運動療法は有酸素運動に加えて，レジスタンストレーニングの併用が有用であり，推奨されている[4]．
- 最近では，有酸素運動，レジスタンストレーニングに加えて，インターバルトレーニングが運動様式として用いられることもある．

表5 ◆ 運動療法の効果

運動耐容能:改善	

心臓への効果
- 左室機能:安静時左室駆出率の不変または軽度改善,運動時心拍出量の増加反応改善,左室拡張の早期機能改善
- 冠循環:冠動脈内皮機能改善,運動時心筋灌流改善,冠側副血行路増加
- 左室リモデリング:悪化させない(むしろ抑制),BNP低下

末梢効果
- 骨格筋:筋量増加,筋力増加,好気的代謝改善,抗酸化酵素発現増加
- 呼吸筋:機能改善
- 血管内皮:内皮依存性血管拡張の反応改善,一酸化窒素合成酵素(eNOS)の発現増加

神経体液性因子
- 自律神経機能:交感神経活性抑制,副交感神経活性増大,心拍変動改善
- 換気応答:改善,呼吸中枢 CO_2 感受性改善
- 炎症マーカー:炎症性サイトカイン(TNF-α など)低下,CRP低下

QOL:健康関連QOL改善

予後:心不全入院減少

(文献1を参考に作成)

<有酸素運動>
- CPXから算出した嫌気性代謝閾値(AT)レベルでの有酸素運動が望ましい.
- CPXに基づく運動処方の代替手段として,心拍数を利用したカルボーネン法や自覚的運動強度を用いた方法がある.
- カルボーネン法:心拍数を用いた運動処方の方法で,次の式を用いて得られた心拍数を基準に運動強度を決定する[1].

[(予測最大心拍数(220-年齢)-安静時心拍数] ×(0.4~0.6)+安静時心拍数.

- 自覚的運動強度:11(楽である)~13(ややきつい)程度を目安に,運動強度が適切かどうかを確認し,必要があれば調整する.
- 運動時間は1回30~60分程度を基本とし,運動の頻度は週3~5回が推奨される[1].

<レジスタンストレーニング>

- 実施する際には,必ず適応と禁忌(**表6**)[4],ならびに適切な開始時期を確認する.
- 胸骨正中切開による心臓大血管外科手術後は,胸骨が骨癒合するまで(約2〜3か月)上肢のレジスタンストレーニングを控えることが望ましい[1].
- 運動強度は1回最大負荷量(1RM)を測定し,それに対する割合(%1RM)で運動強度を決定する.
- 治療目的に応じて運動強度40〜60%1RM,反復回数8〜15回にて,自覚的運動強度で11(楽である)〜15(きつい)程度で運動処方を行う[4].

表6 ◆ レジスタンストレーニングの禁忌

絶対禁忌
- 不安定な冠動脈疾患
- 非代償性心不全
- コントロールされていない不整脈
- 重症肺高血圧症(平均肺動脈圧 > 55mmHg)
- 重症かつ症候性大動脈狭窄症
- 急性心筋炎,心内膜炎,心膜炎
- コントロールされていない高血圧(> 180/110mmHg)
- 急性大動脈大動脈解離
- マルファン症候群
- 活動性増殖性網膜症,または中等度から悪化傾向の非増殖性糖尿病性網膜症患者に対する高強度(1RMの80〜100%)のレジスタンストレーニング

相対的禁忌(実施前に医師への相談が必要)
- 冠動脈疾患の主要なリスクファクター
- 糖尿病
- コントロールされていない高血圧(> 160/100mmHg)
- 低運動耐容能(> 4METs)
- 筋骨格系の制限
- ペースメーカや除細動器植込み患者

(文献4を参考に作成)

Memo

術前リハビリテーション指導・評価

- 待機的に心臓血管外科手術を施行される患者では，術前に術後のリハビリテーションについて説明・指導を実施することが勧められる．

＜術前説明・指導内容＞

- 術後合併症の予防，身体機能・日常生活活動能力の早期回復のために，術後早期から術後リハビリテーションを実施する重要性や，その流れ．
- 創部や胸骨保護目的のベッドからの起き上がり方．
- 呼吸器合併症予防の深呼吸や排痰方法など．

＜評価＞

- 退院目標の一つの基準として，身体機能，日常生活動作レベル，認知機能などの包括的な評価．

◆文献

1) 日本循環器学会：心血管疾患におけるリハビリテーションに関するガイドライン（2012年改訂版）．
   http://www.j-circ.or.jp/guideline/pdf/JCS2012_nohara_h.pdf より 2018年11月27日検索
2) Juultje Sommers, et al：Physiotherapy in the intensive care unit：an evidence-based, expert driven, practical statement and rehabilitation recommendation. Clinical Rehabilitation, 1-13, 2014.
3) Borg GA：Perceived excertion. Exerc Sport Sci Rev 2：131-153, 1974.
4) Williams MA, et al：Resistance exercise in individuals with and without cardiovascular disease: 2007 update: a scientific statement from the American Heart Association Council on Clinical Cardiology and Council on Nutrition, Physical Activity, and Metabolism. Circulation 116：572-584, 2007.
5) 日本循環器学会・他：急性心不全・慢性心不全診療ガイドライン（2017年改訂版）．
   http://www.asas.or.jp/jhfs/pdf/topics20180323.pdf より 2019年10月1日検索
6) 日本循環器学会・他：急性心不全治療ガイドライン（2011年改訂版）．
   http://www.j-circ.or.jp/guideline/pdf/JCS2011_izumi_h.pdf より 2018年10月1日検索

第2章

循環器内科・心臓血管外科領域の主な疾患とその治療

1. **心不全**
   - 心不全
   - 心不全に関連する病態
     - ショック
     - 気胸
     - 胸水
     - 無気肺
2. **不整脈(致死性不整脈)**
3. **虚血性心疾患**
   - 急性心筋梗塞
   - 不安定狭心症
   - 労作性狭心症
   - 冠攣縮性狭心症
4. **心筋疾患**
   - 心筋炎(急性心筋炎)
   - 心筋症(拡張型・肥大型心筋症)
5. **心膜疾患**
   - 感染性心内膜炎
6. **弁膜症**
   - 僧帽弁狭窄症
   - 僧帽弁閉鎖不全症
   - 大動脈弁狭窄症
   - 大動脈弁閉鎖不全症
7. **血圧異常**
8. **動脈疾患**
   - 大動脈瘤
   - 大動脈解離
   - 急性動脈閉塞症
   - 閉塞性動脈硬化症
   - 閉塞性血栓血管炎
9. **肺高血圧症**
10. **静脈疾患**
    - 深部静脈血栓症・静脈血栓塞栓症
    - 肺血栓塞栓症
    - 下肢静脈瘤
11. **母体心疾患の管理(先天性心疾患を含む)**

心不全

心不全(HF)の概要

- 心不全とは，何らかの心臓機能障害であり，「心臓に器質的および/あるいは機能的異常が生じて心ポンプ機能の代償機転が破綻した結果，呼吸困難・倦怠感や浮腫が出現し，それに伴い運動耐容能が低下する臨床症候群」と定義される[1].

分類

- 心不全は，その程度や病状の進行具合，重症度や運動耐容能を示す分類など，その分類基準は多数存在する．このため，**何を評価するかによって適切な分類を選択することが重要**である．

進行ステージによる分類

- 心不全の病期の進行については，ACCF/AHAの心不全ステージ分類が用いられることが多い(p.148参照).

左室駆出率(LVEF)による分類(表1)

- 心不全の多くの症例においては，左室機能障害が関与しており，臨床的にも左室機能によって治療や評価方法が変わってくる．
- そのため，**LVEFによる心不全分類に則った定義，分類をする**必要がある．

フォレスター(Forrester)分類(図1)

- この分類は，重症度を示す指標として血行動態により分類されている．
- 病型の進行に伴い，死亡率増加が示されている．

表1 ◆ LVEF による心不全の分類

定義	LVEF	説明
LVEF の低下した心不全（HFrEF）	40% 未満	・収縮不全が主体 ・現在の多くの研究では，標準的心不全治療下での LVEF 低下例が HFrEF として組み入れられている
LVEF の保たれた心不全（HFpEF）	50% 以上	・拡張不全が主体 ・診断は，心不全と同様の症状を来す他疾患の除外が必要である．有効な治療が十分には確立されていない
LVEF が軽度低下した心不全（HFmrEF）	40% 以上 50% 未満	・境界型心不全 ・臨床的特徴や予後は研究が不十分であり，治療選択は個々の病態に応じて判断する
LVEF が改善した心不全（HFrecEF）	40% 以上	・LVEF が 40% 未満であった患者が，治療経過で改善した患者群 ・HFrEF とは予後が異なる可能性が示唆されているが，さらなる研究が必要である

（文献1，2を参考に作成）

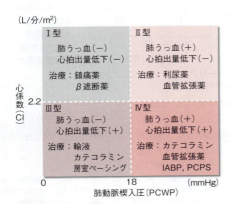

図1 ◆ フォレスター分類
（文献3より引用）

Memo

ノーリア - スティーベンソン（Nohria-Stevenson）分類（図2）

- この分類は，身体所見から簡便に病態を評価するために頻用されている．

クリニカルシナリオ（CS）分類（表2）

- 循環器専門医以外の医師が，救急外来での初期対応導入を迅速に行えるよう作成された分類である．

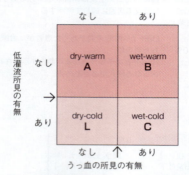

図2 ◆ ノーリア - スティーベンソン分類
（文献3より引用）

表2 ◆ クリニカルシナリオ（CS）分類

分類	CS 1	CS 2	CS 3	CS 4	CS 5
主病態	肺水腫	全身性浮腫	低灌流	急性冠症候群	右心機能不全
収縮期血圧	> 140 mmHg	100 ～ 140 mmHg	< 100 mmHg	ー	ー
病態生理	・充満圧上昇による急性発症 ・血管性要因が関与 ・全身性浮腫は軽度 ・体液量が正常または低下している場合もある	・慢性の充満圧／静脈圧／肺動脈圧上昇による緩徐な発症 ・臓器障害／腎・肝障害／貧血／低アルブミン血症 ・肺水腫は軽度	・発症様式は急性あるいは緩徐 ・全身性浮腫／肺水腫は軽度 ・低血圧／ショックの有無により2つの病型あり	・急性心不全の症状・徴候 ・トロポニン単独の上昇ではCS 4に分類しない	・発症様式は急性あるいは緩徐 ・肺水腫なし ・右室機能障害 ・全身的静脈うっ血徴候

（文献4を参考に作成）

NYHA 心機能分類（表3）

- 日常生活の身体活動に基づいた重症度分類であり，簡便で，患者の QOL を反映している．
- 定量性・客観性に乏しい点が欠点であり，特に心不全の病歴の長い患者は自らの活動を制限していることがあり，注意が必要．

表3 ◆ NYHA 心機能分類

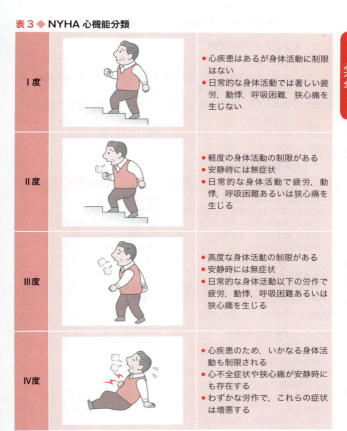

Ⅰ度		・心疾患はあるが身体活動に制限はない ・日常的な身体活動では著しい疲労，動悸，呼吸困難，狭心痛を生じない
Ⅱ度		・軽度の身体活動の制限がある ・安静時には無症状 ・日常的な身体活動で疲労，動悸，呼吸困難あるいは狭心痛を生じる
Ⅲ度		・高度な身体活動の制限がある ・安静時には無症状 ・日常的な身体活動以下の労作で疲労，動悸，呼吸困難あるいは狭心痛を生じる
Ⅳ度		・心疾患のため，いかなる身体活動も制限される ・心不全症状や狭心痛が安静時にも存在する ・わずかな労作で，これらの症状は増悪する

（文献5より引用）

キリップ（Killip）分類（表4）

- 急性心筋梗塞の他覚的所見から分類され，肺野の聴診所見を主体とする重症度が予後に関連することが示されている．

<心不全の原因疾患（表5）・増悪因子>

- 心不全の原因疾患は多岐にわたる．全身性の内分泌・代謝疾患，炎症性疾患など，心不全の根本原因が心臓以外に存在する場合もあるので注意する．
- 心不全の増悪因子を表6に示す．

表4 ◆ キリップ（Killip）分類

1型	心不全なし
2型	軽度から中等度心不全（肺ラ音聴取域＜全肺野の50％，Ⅲ音聴取，軽度から中等度の呼吸困難）
3型	重症心不全（肺ラ音聴取域＞全肺野の50％，肺水腫，重度の呼吸困難）
4型	心原性ショック（チアノーゼ，意識障害，血圧90mmHg以下，乏尿，四肢冷感）

（文献6より引用）

表5 ◆ 心不全の原因疾患

左心不全	右心不全
・心筋疾患（心筋症・心筋炎） ・虚血性心疾患（心筋梗塞・心筋虚血） ・不整脈（頻脈依存性心筋症など） ・弁膜症（大動脈弁・僧帽弁） ・高血圧性心疾患など	・肺動脈性肺高血圧 ・肺血栓塞栓症 ・心筋疾患（右室心筋症など） ・右室梗塞 ・弁膜症（肺動脈弁・三尖弁） ・心房中隔欠損症など

<心疾患以外>	
・甲状腺機能低下症・甲状腺機能亢進症 ・慢性呼吸器疾患（肺性心）	・重症貧血 ・脚気

（文献6より引用）

表6 ◆ 心不全の増悪因子

- 薬物の中断
- 飲水過多，塩分過剰摂取
- 感染症（上気道感染，肺炎，消化管感染，尿路感染など）
- 原因疾患の悪化（上記疾患）
- 発作性徐脈，発作性頻脈
- 寒冷刺激
- 精神および肉体的ストレス　など

（文献7より引用）

診断

- 心不全の診断では，**自覚症状，既往歴，家族歴，身体所見，心電図，胸部X線検査**をまず検討する．

症状・身体所見

- 急性心不全を呈すると，左室拡張末期圧や左房圧の上昇に伴う肺静脈のうっ血，または右房圧の上昇に伴う体静脈のうっ血，さらには心拍出量減少に伴う症状が認められる．
- フラミンガム研究における心不全の診断基準（表7）は，左心不全，右心不全，低心拍出量の症状が混在しているため，これらを分けて考えることが患者の病態把握に有用である（表8）．
- 心不全の自覚症状は，いずれの患者でも等しく認められるものではなく，**症状を自覚していないことも多い**ので，注意が必要である．

<心音の聴診>

- Ⅲ音によるギャロップ，すなわち拡張早期性ギャロップが特徴的である．

表7 ◆ フラミンガム研究における心不全の診断基準

大基準	大または小基準	小基準
発作性夜間呼吸困難	治療に反応して5日間で4.5kg以上の体重減少（これが心不全治療による効果なら大基準1つ，それ以外ならば小基準1つとみなす）	下肢浮腫
頸静脈怒張		夜間咳嗽
肺ラ音		労作性呼吸困難
胸部X線検査での心拡大		肝腫大
急性肺水腫		胸水貯留
拡張早期性ギャロップ（Ⅲ音）		肺活量減少（最大量の1/3以下）
中心静脈圧上昇（>16cmH$_2$O）		頻脈（≧120回/分）
循環時間延長（25秒以上）		
肝・頸静脈逆流		
（剖検での肺水腫，内臓うっ血や心拡大）		

2つ以上の大基準，もしくは1つの大基準と2つ以上の小基準を満たす場合に心不全と診断する．
（文献8を参考に作成）

表8 ◆ 心不全の自覚症状，身体所見

うっ血による自覚症状と身体所見		
左心不全	自覚症状	呼吸困難，息切れ，頻呼吸，起坐呼吸
	身体所見	水泡音，喘鳴，ピンク色泡沫状痰，Ⅲ音やⅣ音の聴取
右心不全	自覚症状	右季肋部痛，食思不振，腹満感，心窩部不快感
	身体所見	肝腫大，肝胆道系酵素の上昇，頸静脈怒張，右心不全が高度なときは肺うっ血所見が乏しい

低心拍出量による自覚症状と身体所見	
自覚症状	意識障害，不穏，記銘力低下
身体所見	冷汗，四肢冷感，チアノーゼ，低血圧，乏尿，身の置き場がない様相

(日本循環器学会・日本心不全学会（編）：急性・慢性心不全診療ガイドライン（2017年改訂版）
http://www.j-circ.or.jp/guideline/pdf/JCS2017_tsutsui_h.pdf（2019年8月30日閲覧））

- 疾患の病態を反映してⅠ音やⅡ音の異常，心房性ギャロップ（Ⅳ音），さらに収縮期雑音あるいは拡張期雑音などが聴取される．

＜肺の聴診＞
- 軽症では坐位にて吸気時に下肺野の水泡音（coarse crackles）を聴取し，心不全の進展に伴い肺野全体で聴取される．

＜急性肺水腫＞
- 経静脈怒張，チアノーゼ，冷汗を伴う喘鳴，ラ音を伴う起坐呼吸，ピンク色・血性の泡沫状喀痰を認める．

＜心原性ショック＞
- 収縮期血圧90mmHg未満，もしくは通常血圧より30mmHg以上の低下がみられ，意識障害，乏尿，四肢冷感，チアノーゼがみられる．

＜低心拍出量＞
- 末梢循環障害が著明なほど，四肢冷汗・湿潤，血色が悪く蒼白，口唇や爪床にチアノーゼを認める．
- 尿量の減少，チェーン・ストークス呼吸や意識障害を伴うこともある．
- 脈拍は微弱で頻脈となり，しばしば交互脈や上室性および心室性不整脈，頻脈性および徐脈性不整脈による脈拍異常を認める．

<浮腫,静脈圧の推定法>
- フィジカルアセスメントの項(p.15, 16)参照.

バイオマーカー
- 血漿BNP・血清NT-proBNP,血漿ANP,心筋トロポニン(T, I),血漿ノルアドレナリン,アルドステロン,血漿レニン活性などがある(図3).

胸部X線検査
- 心不全の存在と重症度診断に有用であり,特に**左心不全における肺うっ血像が重要**である(図4).
- 肺うっ血の重症度判断.
- 軽症(肺静脈圧15〜20mmHg):肺尖部への血流再分布所見.立位像で撮影するが,実臨床では,救急患者や重症例はポータブル撮影,臥位撮影が行われることが多く,十分な息止めができないことから正確な評価が難しいことがある.

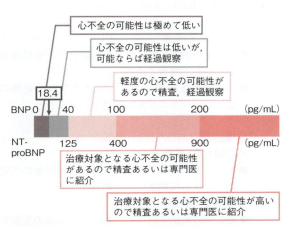

図3 ◆ BNP, NT-proBNP値の心不全診断へのカットオフ値
(日本心不全学会:血中BNPやNT-proBNP値を用いた心不全診療の留意点について.
http://www.asas.or.jp/jhfs/topics/bnp201300403.html (2019年8月30日閲覧))

左心不全患者の胸部X線写真

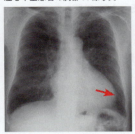
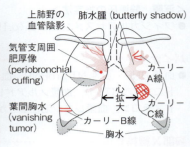

左室拡大(→),肺うっ血を認める.

図4 ◆ 心不全の胸部X線写真とシェーマ
(文献6より引用)

- 間質性肺水腫(肺静脈圧20～30mmHg):肺気管周囲(peribronchial)や肺血管周囲(perivascular)の浮腫(cuffing sign)やカーリーA, B, C線が出現する.
- 肺胞性肺水腫(肺静脈圧30mmHg以上):蝶形像(butterfly shadow)がみられる.

心臓超音波検査
- 心不全の診療において,心臓超音波検査は最も重要な診断的検査である.
- 心臓超音波検査により,心機能や血行動態の評価,原因疾患の検索と重症度判定を行う.

画像診断(MRI, CT, 核医学検査)
<心臓MRI検査>
- 左右心室の形態と駆出率,左室心筋重量の測定において最も信頼度の高い検査である.

<心臓CT検査>
- 冠動脈の解剖学的形態に加えて,心臓の形態や機能も評価することができる.

<核医学検査>

- 核医学検査の中で以下のものは,推奨度が最も高いクラスIとなっている.
  - 塩化タリウムまたはテクネシウム標識製剤を用いた,単一光子放射コンピュータ断層撮影(SPECT):虚血性心疾症における心筋虚血,心筋バイアビリティの評価.
  - ^{123}I-MIBGシンチグラフィ:拡張型心筋症における薬物治療の忍容性・効果予測,効果判定.
  - 心プールシンチグラフィ:他の検査で評価が困難な場合,LVEFの評価.

運動耐容能

- 心不全患者の**活動能力を規定する最も重要な因子は,運動耐容能**である.運動耐容能の低下は,心不全の重症度を反映するだけでなく,日常生活の活動度の低下や生活の質の悪化とも密接に関係する.
- **運動耐容能改善は,心不全治療の主要目的の一つ**であり,運動耐容能の改善によって予後の改善も期待される.
- 身体活動能力.
  - 運動耐容能の指標には,身体活動能力指標(SAS),6分間歩行試験,心肺運動負荷試験(p.174参照)などがある.

Memo

治療

- 心不全の治療目標は，心不全の各ステージの表を参照 (p.148).
- 心不全治療アルゴリズムを図5に示す．

薬物療法

< LVEFの低下した心不全(HFrEF) >

- HFrEFの薬物療法を表9に示す．

< LVEFの保たれた心不全(HFpEF) >

- HEpEFの薬物療法として，死亡率や臨床イベント発生率の低下効果が明確に示された研究はない．
- したがって，現段階では原疾患に対する基本的治療を基本とし，心不全症状を軽減させることを目的とした負荷軽減療法（うっ血に対する介入，高血圧に対する介入など），心不全増悪に結びつく併存疾患に対する治療を行うことが基本である．

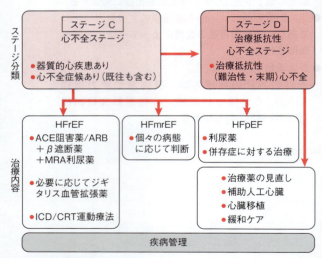

図5 ◆ 心不全治療アルゴリズム
(日本循環器学会・日本心不全学会（編）：急性・慢性心不全診療ガイドライン（2017年改訂版）
http://www.j-circ.or.jp/guideline/pdf/JCS2017_tsutsui_h.pdf（2019年8月30日閲覧))

表9 ◆ HFrEFにおける推奨クラスごとの治療薬

推奨クラス Ⅰ	
ACE阻害薬	禁忌を除くすべての患者に対する投与（無症状の患者も含む）
ARB	ACE阻害薬に忍容性のない患者に対する投与
β遮断薬	有症状の患者に対する予後の改善を目的とした投与
MRA	ループ利尿薬，ACE阻害薬がすでに投与されているNYHA心機能分類Ⅱ度以上，LVEF＜35％の患者に対する投与
ループ利尿薬，サイアザイド系利尿薬	うっ血に基づく症状を有する患者に対する投与

推奨クラス Ⅱa	
β遮断薬	無症状の左室収縮機能不全患者における投与
β遮断薬またはジギタリス	頻脈性心房細動を有する患者へのレートコントロールを目的とした投与
バソプレシン受容体拮抗薬	ループ利尿薬をはじめとする他の利尿薬で効果不十分な場合に心不全における体液貯留に基づく症状の改善を目的として入院中に投与開始
ジギタリス（血中濃度0.8 ng/mL以下に維持）	洞調律の患者に対する投与
経口強心薬	QOLの改善，経静脈的強心薬からの離脱を目的に短期投与
アミオダロン	重症心室不整脈とそれに基づく心停止の既往のある患者における投与

推奨クラス Ⅱb	
ARB	ACE阻害薬との併用
硝酸イソソルビドとヒドララジンの併用	ACE阻害薬，あるいはARBの代用としての投与
経口強心薬	β遮断薬導入時の併用
炭酸脱水素酵素阻害薬・浸透圧利尿薬など	ループ利尿薬，サイアザイド系利尿薬，MRA以外の利尿薬

推奨クラス Ⅲ	
経口強心薬	無症状の患者に対する長期投与
カルシウム拮抗薬	狭心症，高血圧を合併していない患者に対する投与
Vaughan Williams分類Ⅰ群抗不整脈薬の長期経口投与	
α遮断薬の投与	

（日本循環器学会・日本心不全学会（編）：急性・慢性心不全診療ガイドライン（2017年改訂版）
http://www.j-circ.or.jp/guideline/pdf/JCS2017_tsutsui_h.pdf（2019年8月30日閲覧））

非薬物療法
- 植込み型除細動器（p.249参照），呼吸補助療法（p.411参照），運動療法（心臓リハビリテーション）（p.372参照）がある．

基礎疾患に対する治療
- 心不全を管理する際には，常に2つの柱，①心不全という状態への介入，②心不全をもたらす原因への介入を意識する．

> **ケアのポイント**
>
> - 心不全では，**心不全に加えて原因疾患への治療が必要**であることを考慮する．
> - 心不全は，進展ステージにより治療目標が異なるため，ステージや目標を確認しながらケアを行う．
> - **患者の適切なセルフケアが心不全増悪の予防に重要**な役割を果たし，セルフケア能力を向上させることで，生命予後やQOL改善が期待できる．
> - 他職種と協力して，患者のセルフケアが適切に行われているかを評価する．また，患者および家族への教育，相談支援により患者のセルフケア向上，意思決定支援に努める．

Memo

◆文献

1) Yancy CW, et al：2013 ACCF/AHA guideline for the management of heart failure：a report of the American College of Cardiology Foundation/American Heart Association Task Force on practice guidelines．Circulation 128：e240-e327，2013．
2) Ponikowski P, et al：2016 ESC Guidelines for the diagnosis and treatment of acute and chronic heart failure：The Task Force for the diagnosis and treatment of acute and chronic heart failure of the European Society of Cardiology (ESC)．Developed with the special contribution of the Heart Failure Association (HFA) of the ESC．Eur J Heart Fail 18：891-975，2016．
3) 落合慈之（監）：循環器疾患ビジュアルブック，第2版．p.166，学研メディカル秀潤社，2017．
4) Mebazaa A, et al：Practical recommendations for prehospital and early in-hospital management of patients presenting with acute heart failure syndromes．Crit Care Med 36：S129-S139，2008．
5) 百村伸一（監）：循環器ビジュアルナーシング．p.32，学研メディカル秀潤社，2014．
6) 百村伸一（監）：循環器ビジュアルナーシング．p.284-286，学研メディカル秀潤社，2014．
7) 甲田英一・菊地京子（監）：Super Select Nursing 循環器疾患―疾患の理解と看護計画―．p.129，学研メディカル秀潤社，2011．
8) Mckee PA, et al：The natural history of congestive heart failure：the Framingham study．N Engl J Med 285：1441-1446，1971．
9) 日本循環器学会・日本心不全学会（編）：急性・慢性心不全診療ガイドライン（2017年改訂版）．
http://www.j-circ.or.jp/guideline/pdf/JCS2017_tsutsui_h.pdf（2019年8月30月検索）
10) 日本心不全学会：血中BNPやNT-proBNP値を用いた心不全診療の留意点について．
http://www.asas.or.jp/jhfs/topics/bnp201300403.html（2019年8月30日検索）

心不全に関連する病態
ショック

ショックの概要

- ショックとは，生体侵襲あるいは侵襲に対する生体反応の結果，重要臓器の血流が維持できなくなり，細胞の代謝障害や臓器障害が起こり，生命の危機に至る急性の症候群である．
- 一般的には，交感神経系の緊張を伴い，**頻脈，顔面蒼白，冷汗**などの症状がみられる．
- 循環障害の要因により新しいショックの分類で，以下の4つに分類される（表1）．
- **循環血液量減少性ショック**：出血，脱水など体内の循環血液量が直接減少することで起こる．
- **血液分布異常性ショック**：敗血症やアナフィラキシー，神経原性に起こる．
- **心原性ショック**：心筋梗塞や不整脈など心臓自体のポンプ機能障害により起こる．
- **心外閉塞・拘束性ショック**：急性大動脈解離，肺血栓塞栓症，緊張性気胸や心タンポナーデなど心臓のポンプ機能には異常がなく，心・血管系の閉塞や周囲からの圧迫により心拍出量が低下することで起こる．

表1 ◆ ショック時の血行動態の変化

	心拍出量	左室充満圧（前負荷）	全身血管抵抗
循環血液量減少性ショック	著明な低下	低下	上昇
血液分布異常性ショック	上昇，または変化なし	著明な低下，または変化なし	著明な低下
心原性ショック	低下	上昇	上昇
心外閉塞・拘束性ショック	著明な低下	著明な低下	上昇

（文献1を参考に作成）

症状

- ショックの共通症状として，**蒼白，虚脱，冷汗，脈拍触知不能，呼吸不全**があり（**ショックの5徴候**），いずれかを認めた場合，組織灌流障害を惹起し，全身レベルの致死的な症状に発展する．
- その他，意識障害，尿量減少，脈拍異常，消化器症状，血圧低下などがショックの症状として散見される．

診断

- ショックには様々な原因があるため，全てに適応できる診断基準はないが，血圧低下や臨床所見（表2）より，おおよその判断が可能である．
- 出血性ショック時は，ショック指数を用いて初期評価を行うことができる（表2）．

$$\text{ショック指数} = \frac{\text{心拍数}}{\text{収縮期血圧}}$$

- 基本的には，**収縮期血圧が90mmHg以下**，または**通常の血圧より30mmHg以上の低下を来した場合にショックを疑う**．
- **血圧低下に加え，ショックの5徴候や毛細血管充満時間の延長，意識障害，尿量低下，発熱のうち3項目以上該当すればショックと診断される**．

表2 ◆ 出血性ショックの重症度分類とショック指数

	正常	軽度	中等度	重症
ショック指数	0.5	1.0	1.5	2.0
推定出血量 (mL)	750未満	750〜1,500	1,500〜2,000	2,000以上
推定出血量 (%)	15未満	15〜30	30〜40	40以上
症状＋所見	●なし ●軽度の不安	●頻脈，蒼白 ●冷汗	●呼吸促迫 ●乏尿	●意識障害 ●無尿

（文献2を参考に作成）

治療

原因疾患の検索と治療

- 意識レベルの確認,ショックの5徴候および臨床所見からショックの可能性を推定し,体位の確保と酸素投与を行う.
- 静脈路の確保,補助呼吸を行いながら,気管挿管・人工呼吸管理の適応を判断する.
- 重症不整脈の場合,同期電気ショック・除細動の適応を判断する.
- 鑑別診断を行うために,問診,身体所見の再評価,血液検査,心電図検査,超音波検査,X線検査を行い,解除可能なショックの診断を行う.
- 胸部聴診,打診所見より緊張性気胸が疑われる場合,胸腔ドレナージを行う.
- 超音波検査で心タンポナーデが疑われれば,ドレナージを行い介助する.
- 心電図検査,X線検査,超音波検査,血液検査(トロポニンT,Dダイマー)から心筋梗塞,肺塞栓が疑われればカテーテル治療を行う.

VIPルールに基づく治療

- ショック治療の基本はVIP(ventilation:換気,infusion:補液,pump:循環)を元に行う.
- 換気のサポートでは,血液ガスのモニタリングを行う.ショックの進展があれば速やかに気管挿管を行い,アシドーシスを予防する.
- 血圧低下を伴う典型的なショックには,**頭部を低く,下肢を挙上する**などの処置を行う.
- **循環血液量減少性ショックや血液分布異常性ショックでは輸液が重要**で,急激な出血や外傷があれば輸血を追加する.初期には,収縮期血圧上昇や尿量増加を指標に,晶質液の大量投与を行う.
- 循環血液量を補充しても血圧が維持できない場合は,カテコラミン類の投与で心機能を増強させる.

- 敗血症が疑われた場合は，培養検査の実施と広範囲スペクトルの抗菌薬の投与を行う．

その他の治療
- 薬剤抵抗性の重症ショックでは，循環動態の破綻を考慮し，補助循環を用いることがある．

> **観察のポイント**

- 循環不全だけに集中せず，**多臓器障害症候群への移行を早期発見できるように常に多臓器を評価**する．
- 通常のショックでは，低血圧や過呼吸，頻脈を認める場合が多い．**ショックを疑ったら，まず呼吸障害の有無を確認**する．
- 脈圧が小さく，四肢が冷たい場合は，心拍出量の減少を考える．脈圧が大きく，四肢が温かい場合は，血管抵抗の減少と心拍出量の増加が示唆される．
- 循環血液量減少については，皮膚のツルゴール反応（脱水時は皮膚の緊張度が低下し，手背をつまむと元に戻るまでに時間を要する状態）や頸静脈の虚脱を観察する．
- 原因検索のための一助として，患者の水分出納バランスを併せて観察しておく．
- 人工呼吸器やその他の治療を行う場合，鎮静や鎮痛薬の使用が考慮される．
- 看護師はノーリア−スティーベンソン分類で状態変化を早期発見し，医師と共通の認識で管理を行う．
- 医師に患者の目標とする血行動態やパラメータを確認し，目標の達成状況を常に評価し，看護を行う．

> **ケアのポイント**

- 血圧の変動や心拍数，不整脈など**モニタリングデータの変化・推移に注意して循環動態を観察し，評価**する．

心不全に関連する病態

- 呼吸管理では，適切な酸素供給だけでなく，頻呼吸に伴う呼吸仕事量を軽減させるため，人工呼吸器管理を行うべきかを常に検討する．
- 敗血症によるショックの場合は，**敗血症バンドル（表3）**を実施する．
- 患者がコミュニケーションを取れる場合は，症状を確認し，苦痛の軽減に努め，目標の鎮静・鎮痛状態を維持する．
- ショックの治療を継続しても目標が達成できない場合は，次に行う治療戦略を医師と共有する．
- ICU退室後も身体や認知機能の低下を認め，患者のQOLが低下していることがある．**リハビリテーションを早期に検討**し，深鎮静を避け，**急性期から予後を意識したケア**を行う．

表3 ◆ 敗血症バンドル

項目	内容
3時間バンドル	・抗菌薬投与前に血液培養を採取 ・乳酸値測定 ・広域抗菌薬投与を開始する ・30mL/kgの急速等張輸液負荷
6時間バンドル	・輸液蘇生に反応しない低血圧の場合，MAP≧65mmHgとなるように血管収縮薬を投与 ・CVPまたは$ScvO_2$測定 ・乳酸値の再測定

（文献3を元に作成）

◆ 文献
1) 集中治療医療安全協議会（監）：FCCSプロバイダーマニュアル，第2版．p.73，メディカル・サイエンス・インターナショナル，2013.
2) Jeremy W, et al：Hemorrhagic Shock（Review Article）．N Engl J Med 378：370-379，2018.
3) Dellinger RP, et al：Surviving sepsis campaign: international guidelines for management of severe sepsis and septic shock：2012．Crit Care Med 41：580-637，2013.

心不全に関連する病態

気胸

気胸の概要

- 肺から胸腔内に空気が漏れて,臓側胸膜(肺側)と壁側胸膜(皮膚側)との間に空気が入り,肺が虚脱する病態である.
- 原因による分類(表1)と,肺の虚脱率による分類(図1)がある.

病態

- 肺は通常,胸腔内圧(大気圧に比べて約-5~-8cmH$_2$O)に引っ張られて膨らんでいる.

表1 ◆ 原因による分類

分類		原因・機序
自然気胸	原発性気胸	胸膜直下に存在するブレブ,肺内に存在するブラの破裂
	続発性気胸	基礎疾患(COPD,肺がん,肺結核など)に伴う
外傷性気胸		交通事故や鈍的外傷
医原性気胸		医療行為に伴う偶発的アクシデント(中心静脈カテーテル,胸腔穿刺,手術など)

自然気胸の好発年齢は20歳代(原発性,細長体型男性),50~60歳代(続発性が多い)の2峰性を示す.
(文献1を参考に作成)

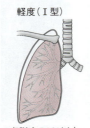

軽度(Ⅰ型)
- 虚脱率20%以内
- X線写真で肺尖部が鎖骨より上にある

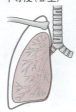

中等度(Ⅱ型)
- 虚脱率20~50%
- X線写真で肺尖部が鎖骨より下にある

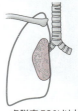

高度(Ⅲ型)
- 虚脱率50%以上
- X線写真で肺の虚脱が著しい

図1 ◆ 虚脱率による分類
(文献2より引用)

- しかし，胸腔内に空気が流入し胸腔内の陰圧が消失すると，肺自体の弾性によってしぼんでしまう．
- 損傷した部分が大きい場合や損傷部位が一方弁のようになると，空気の流入量が増大し，胸腔内圧が異常に上昇すると緊張性気胸となる．
- **緊張性気胸**の場合，胸腔に漏れ出した空気が反対の肺や心臓を圧迫し，静脈還流量が著明に低下すると**短時間でショック状態に陥る**．

症状

- 主な症状は，**胸痛，呼吸困難感，咳嗽**である．
- 自覚症状に乏しく，胸部X線検査で初めて指摘される場合もある．

診断

- 胸部X線写真で末梢の肺野に肺血管影がみられず，透過性が亢進する．また，虚脱した肺が認められる（図2）．

腹部大動脈瘤破裂の術直後，右気胸

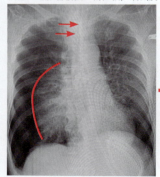

- 肺血管陰影がなく（−印），透過性が亢進している
- 縦隔は健側に偏位している（→）

トロッカー留置後

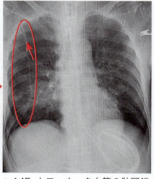

- 14Frトロッカーを右第2肋間鎖骨中線より留置している（→）
- 肺血管陰影が確認でき，肺が広がっている（○印）

図2 ◆ 右気胸の胸部X線写真

- 呼気時には胸郭の容積が減少することで，胸腔内の空気の占める割合が相対的に大きくなるため，軽度な気胸でも発見しやすい．

治療
- 治療方針は，虚脱度や基礎疾患，呼吸状態で異なる．
- 胸腔ドレナージは，トロッカーカテーテルまたはアスピレーションキットを胸腔に挿入し，持続ドレナージを行う．
- **急激に肺を再膨張させた場合，再膨張性肺水腫が生じる**ことがあり，肺の虚脱時間が長いほど発生しやすい．
- 高度な虚脱例：胸腔ドレーンを挿入後は持続吸引を行わず，24〜48時間後に陰圧を開始する．

ケアのポイント
- 経過中に血気胸や緊張性気胸，再膨張性肺水腫を発症すると全身状態が悪化する．
- そのため，呼吸状態だけではなく**頸静脈怒張，頻脈，頻呼吸，血圧低下などの早期発見が重要**である．

観察のポイント
- **肋間神経に由来する患側の側胸部痛**が特徴である．
- 患側に空気が貯留するため，打診では鼓音，聴診では肺胞呼吸音の減弱または消失，そして触診では声音振盪の減弱を認める．
- 胸腔ドレナージ中は合併症の早期発見に努め，刺入部，カテーテル，水封室の異常の有無を観察する．

◆文献
1) 荒井他嘉司・他：第12回3学会合同呼吸療法認定士講習会テキスト．p.128，3学会合同呼吸療法認定士認定委員会，2007．
2) 甲田英一・菊地京子（監）：Super Select Nursing 呼吸器疾患―疾患の理解と看護計画―．p.195-197，学研メディカル秀潤社，2013．

心不全に関連する病態
胸水

胸水の概要

- 胸水とは壁側胸膜から産生される液体で，呼吸運動に伴う臓側胸膜と壁側胸膜の摩擦を小さくする潤滑液の役割をもつ．
- 胸膜では常に胸水の産生と吸収が行われ，健常成人でも5〜10mLの胸水（生理的胸水）が貯留している．
- 一般的に，**滲出性と漏出性に分類**される（**表1**）．
- 胸水が貯留する機序には，①毛細管透過性の亢進，②静水圧の上昇，③膠質浸透圧の低下がある．

症 状

- 胸水は無症状の場合があるが，**最も多くみられるのは息切れと胸痛**である．胸痛は胸膜性胸痛と呼ばれ，炎症に随伴することが多い．

診 断

- 胸部X線検査（p.186参照）あるいは超音波検査で診断できる．立位像では200mL，側面像では50mLより存在が確定できる．
- 身体診察では，触覚振盪音の消失，打診上の濁音，呼吸音の減弱が，胸水の貯留側に認められる．
- 片側の胸水貯留では，体位による症状の緩和も診断の手がかりとなる．

表1 ◆ ライトの基準

1つ以上該当なら滲出性胸水
- 胸水タンパク／血清 TP ＞ 0.5
- 胸水 LDH ／血清 LDH ＞ 0.6
- 胸水 LDH ＞血清 LDH 上限値×2/3

（文献1より改変引用）

治療

症状・基礎疾患の治療

- 胸水自体は，多くの場合，基礎疾患が治癒すれば自然に再吸収されるため，**無症状であれば治療の必要はない**．
- 呼吸困難を訴える場合，適切な酸素投与を開始．
- 胸膜性胸痛を訴える場合，非ステロイド性抗炎症薬（NSAIDs）または，その他の鎮痛薬を投与．
- 症状のある胸水は，場合によりドレナージを行う（表2）．
- 胸水が急速に大量に貯留し，呼吸困難や呼吸不全状態が出現した場合，胸腔穿刺をして性状を調べるとともに，胸腔ドレナージにより胸水を除去する．

＜滲出性胸水＞

- 胸水が滲出性の場合，胸水細胞診検査を行う．
  - 結果が陰性の場合，細胞分画に基づき評価するなど，必要に応じた検査を追加する．

＜漏出性胸水＞

- 漏出性であれば，胸膜病変によるものではないと考えられ，原因疾患（うっ血性心不全，腎不全，ネフローゼ症候群，肝硬変など）についての追加検査と治療を行う．

その他の治療

- 悪性胸水や胸水が繰り返し貯留する場合，胸膜癒着術や人工呼吸管理を行う．

表2 ◆ 胸水（非悪性）の重症度分類

Grade 1	症状なし
Grade 2	症状があるが，利尿薬または≦2回の胸腔穿刺を要する
Grade 3	症状があり，酸素補給／＞2回の胸腔穿刺／胸腔ドレナージ／胸膜癒着術を要する
Grade 4	生命を脅かす（例：循環動態が不安定，または人工呼吸を要する）
Grade 5	死亡

（文献2を参考に作成）

観察のポイント

- 呼吸症状だけではなく，**原因に応じた症状の早期発見に向け，常に全身状態を評価**し看護を行う．
- 胸水の量と呼吸困難の程度は比例するとは限らず，**肺機能が悪ければ少量の胸水でも呼吸困難を来しやすい**．
- 利尿薬を使用する場合，水分出納バランスを確認．
- 胸腔ドレナージ中は，排液量と性状を観察する．
- 排液量が減少した場合，感染のリスクを鑑みて早期のチューブ抜去を心がける．
- 認知症やせん妄患者の場合は，計画外のチューブ抜去を予防するため，説明や声がけを行い，必要であれば体動制限を検討する．

ケアのポイント

- **体位による症状の変化を意識**する．
- 胸水では，体を大きく動かすと胸水が移動し咳が出やすいため，体位調整はゆっくりと行う．
- 可能であれば，坐位や頭位挙上を行うと，胸水が下に移動し，肺が膨らみやすく呼吸が楽になる．
- 片側胸水の場合は，側臥位で胸水貯留側を下にすると，上側の肺が膨らみやすくなる．
- 患者本人の呼吸苦や胸痛などを確認し，苦痛軽減を図るため，対症療法を医師と共有する．
- **ケアの前後に，呼吸数や呼吸パターン，酸素飽和度（SpO$_2$）など呼吸状態の変化を評価**する．
- 現在の治療を継続しても症状が緩和できない場合，次に行う治療戦略を医師と共有する．

◆文献
1) 落合慈之（監）：呼吸器疾患ビジュアルブック．p.61，学研メディカル秀潤社，2011．
2) Common Terminology Criteria for Adverse Events v3.0 (CTCAE), DCTD, NCI, NIH, DHHS March 31, 2003, Publish Date：August 9, 2006．

心不全に関連する病態

無気肺

無気肺の概要

- 無気肺とは,肺胞の含気が失われ,虚脱した状態である.
- **心臓血管外科術後や人工呼吸器管理中**の肺合併症としては,**比較的発生頻度が高い**.
- 無気肺を放置すると肺炎に移行し重症化するため,発症の予防と発見後の早急な対応が重要である.
- 発生機序による分類(表1)において,**最も多いのは気道内の分泌物貯留による気管支閉塞**である.上気道の狭窄や閉塞とは異なり,無気肺となるのは**主気管支より末梢の気道閉塞**である.
- 分泌物貯留の最大の原因は,呼吸抑制や咳嗽力低下,喀痰喀出困難であり,特に喀痰の粘稠度が高く,生産量が多い時に起こりやすい.

表1 ◆ 発生機序による分類

	閉塞性	非閉塞性		
	閉塞性無気肺	圧迫性無気肺	粘着性無気肺	瘢痕性無気肺
発生機序	太い気道(気管〜区域気管支)が閉塞し,末梢の肺が無気肺となる	何らかの病変によって肺胞が圧迫される	肺サーファクタントの減少により,肺胞が虚脱する	間質の線維化により,肺胞が膨らむことができなくなる
主な原因	・気道分泌物(術後無気肺) ・肺がん ・異物	・胸水 ・肺がん ・縦隔腫瘍	・高圧酸素療法 ・肺水腫 ・急性呼吸窮迫症候群(ARDS)	・肺線維症 ・気管支拡張症

(文献1より改変引用)

Memo

病態

- 比較的太い気管支（主気管支，葉気管支，区域気管支など）が閉塞すると，その支配領域が虚脱する．それに一致して一側肺，肺葉，肺区域が胸部X線写真で透過性の低下として現れる（図1）．
- 透過性の低下は部位により独特な形状を示すため，形状から閉塞部位を推測することができる．しかし，閉塞が不完全な場合や，閉塞部位が末梢の細い気管支の場合は，透過性が低下しないこともある．
- 気管支の閉塞が起こると肺胞内の換気が停止し，肺胞内のガスが吸収されて肺胞は虚脱する．虚脱した肺胞への血流は時間とともに減少するが，初めは換気が停止しても血流は残るので，この部分の血流はシャントとなり（**換気血流比不均等分布**），動脈血の酸素分圧は低下する．
- **人工呼吸器による陽圧換気**は，肺内に強制的に陽圧で送気されるため，重力の影響も加わり，胸部前側に空気が入りやすく，背側の肺は膨らみにくい特徴から，**背側に無気肺が生じやすい**．

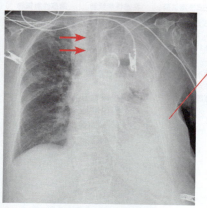

- 肺胞が虚脱→透過性低下
- シルエットサイン陽性（左1〜4弓の心陰影，横隔膜）
- 気管支の患側へのシフト（→）

図1 ◆ 無気肺（左肺）の胸部X線写真

- 右肺の中葉は解剖学的に，①上下葉の葉間隔壁によって隔離されている，②中葉気管支が細長く，鋭角に分岐している，③リンパ節が豊富にある，という特徴があるため，炎症に伴う分泌物が排出されずに無気肺を来しやすい．
- **右肺中葉に生じた無気肺や，慢性炎症による一群の症状を中葉症候群という**．

症状

- 症状は無気肺の範囲や発生からの経過時間，感染の有無などによって異なる．
- **慢性経過による無気肺では無症状が多いが，急性で広範囲に生じた無気肺では，呼吸困難感**が出現．
- 頻呼吸，発熱を認めることがある．

診断

- 胸部X線写真にて**肺葉，肺区域に一致した透過性の低下**が認められる．発生機序にもよるが，肺容積減少による正常肺の過膨張，患側への縦隔偏位，患側の横隔膜挙上を認める（**図2**）．
- 胸部CT検査であれば，胸部X線写真よりも明確に病変部を特定できる．

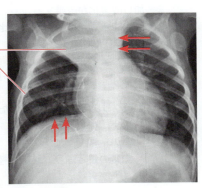

- 右上葉の透過性低下
- 正常肺の過膨張
- 患側への偏位（縦隔，横隔膜；→）

図2 ◆ 無気肺（右上葉）の胸部X線写真

治療

- **原因疾患の治療が基本**となるが，治療が困難な場合は，感染の治療と予防を行う．
- 低酸素血症に対しては酸素吸入を行う．注意点として，シャントが大きい場合，吸入酸素濃度を上げても動脈血酸素分圧は十分に上昇しない．
- 気道分泌物による閉塞性無気肺や，自己排痰が不十分な場合は，気管支鏡による吸引がきわめて有効である．
- これらの治療で改善が得られない場合は，気管挿管による気管内吸引，陽圧換気を行う．

観察のポイント

- 無気肺が発生した部位の打診で濁音，聴診で肺胞呼吸音の減弱，もしくは消失を認める．
- ケアによって無気肺が改善されれば，聴診所見に変化があるため，ケアの前後で確認する．

ケアのポイント

- 原因疾患の状態，安静度に応じて離床を進める．
- 上体を起こすことで横隔膜は下がり，胸郭の前後左右への動きがよくなるため，機能的残気量が増加し酸素化が改善する．
- 機能的残気量は，仰臥位に比べて坐位もしくは立位で20%増加する．
- 気道分泌物による**閉塞性無気肺では，気道クリアランスの維持**が，無気肺の予防や改善につながる．

気道クリアランスの維持のための呼吸ケア
- 重力：体位ドレナージ
- 痰の粘稠度：加温・加湿
- 空気の量と速度：咳嗽の補助

気道クリアランスの維持

<体位ドレナージ>

- 患者の体位を調整するポジショニングの中で,肺容量の増大,荷重側肺障害や無気肺の予防,無気肺による換気血流比不均等分布の改善を目的に実施される.
- 気道分泌物が貯留した末梢肺領域を高い位置に,相対的に中枢気道が低い位置になるような体位(図3)を利用し,重力の作用によって中枢気道へ分泌物の誘導排出を図る.
- 側臥位を実施する場合は,40〜60°以上の体位変換を行う必要がある.患者の体幹と頭頸部の安定性を保ち,人工呼吸器の回路や輸液ラインなど各種ルート類を整理しながら,安全に実施する.
- ドレナージ実施時間は3〜15分とされるが,実際は体位変換の煩雑さもあり,長時間になることが多い.
- 体位ドレナージ直後に,重力に伴う換気量や血流分布の変化,対側への気道分泌物の流入などで,呼吸状態が悪化することがあるため,**実施前後での変化をアセスメントすることが重要**である(図4).

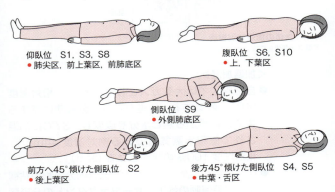

仰臥位 S1, S3, S8
- 肺尖区,前上葉区,前肺底区

腹臥位 S6, S10
- 上,下葉区

側臥位 S9
- 外側肺底区

前方へ45°傾けた側臥位 S2
- 後上葉区

後方45°傾けた側臥位 S4, S5
- 中葉・舌区

図3 ◆ 気道クリアランスの維持のための呼吸ケア
(文献2を参考に作成)

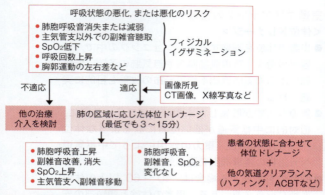

図4 ◆ 体位ドレナージのアセスメント
(文献3を参考に作成)

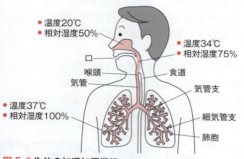

図5 ◆ 生体の加温加湿機能
(文献3を参考に作成)

＜加温加湿＞

- 自然呼吸では大気ガスとして，20℃，相対湿度50%を吸気する．気道から気管分岐部に達するまでに粘膜から熱と水分を吸収し，37℃に加温されて飽和水蒸気量である絶対湿度44mg/L，相対湿度100%の状態となる(図5)．
- **加温加湿が不十分になると**，気管内分泌物の粘稠化，線毛運動の低下，サーファクタントの分泌障害による肺胞虚脱が生じ，**無気肺が悪化**する．

<咳嗽の補助>

- 咳嗽機能が低下している患者に対して，中枢気道に貯留した分泌物の除去を目的に行う．
- 深呼吸の補助，ハフィング（図6）や自動周期呼吸法（ACBT）（図7）がある．

呼気流速を高めることで，痰を細気管支から気管支に集め，咽頭付近まで移動させる

- 最大呼気まで吐き出してもらうときの手の位置
- 呼気時に両手をやや下方へ向け，力を入れて支える

- 腕で胸郭を抱え込み，大きく吸気し，胸腔内圧を高める
- 口から「ハッ」と力強く呼気する

図6 ◆ ハフィング
（文献2を参考に作成）

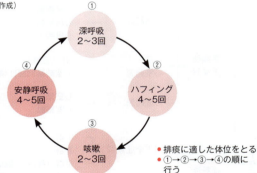

- 排痰に適した体位をとる
- ①→②→③→④の順に行う

図7 ◆ 自動周期呼吸法（ACBT）
（文献2を参考に作成）

◆ 文献

1) 医療情報科学研究所（編）：病気がみえる vol.4 呼吸器，第3版．p.74，メディックメディア，2018．
2) 千住秀明・他（監）：呼吸理学療法標準手技．p.40-59，医学書院，2008．
3) 日本クリティカルケア看護学会（監）：人工呼吸器離脱のための標準テキスト．p.112, 117-122，学研メディカル秀潤社，2015．

不整脈（致死性不整脈）

目的

* 心電図と患者の状況から，緊急性を判断する．
* 緊急性のある場合は，突然死を回避するため早急な治療を行う．

不整脈の概要

- 心臓の興奮発生や興奮伝導の異常を総称して，不整脈と呼ぶ．
- 不整脈は，**頻脈性不整脈**，**徐脈性不整脈**，脈拍からは分類が難しい**期外収縮**に分けられる（図1）．

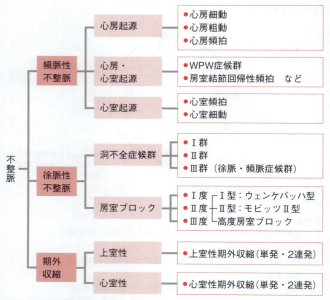

図1 ◆ 不整脈の分類
（文献1より引用）

頻脈性不整脈
- 心拍数が 100 回 / 分以上の不整脈を指す.

徐脈性不整脈
- 心拍数が 60 回 / 分未満の不整脈を指す.

致死性不整脈
- 不整脈の中で, 放置すると意識消失から突然死に至る危険性が高いものが致死性不整脈であり, 以下のものが挙げられる.
  - 頻脈性不整脈: **心室細動, 心室頻拍**.
  - 徐脈性不整脈: **洞不全症候群, 心房ブロック**.
- 致死性不整脈のうち頻脈性不整脈の方がより重症であり, 突然死の 8 〜 9 割[2] を占める. その中でも**心室細動が最も危険性が高い**.

心室細動(VF)

- 心室細動は, 全ての心疾患末期に生じる不整脈であり, 心室が無秩序に収縮し, 全く心拍出ができないことで心停止となる(表1).

表1 ◆ 心室細動の原因となる疾患

急性の原因	・急性心筋梗塞 ・急性心筋炎	・低体温 ・電解質異常
慢性の原因	・陳旧性心筋梗塞 ・拡張型心筋症 ・不整脈源性右室心筋症 ・サルコイドーシス	・アミロイドーシス ・先天性心疾患術後 ・閉塞性肥大型心筋症 ・大動脈弁狭窄
特発性 心室細動	**イオンチャネル病** ・ブルガダ症候群 ・カテコラミン誘発性多形性心室頻拍 ・QT延長症候群など **明らかな基礎心疾患なし** ・右室流出路起源多形性心室頻拍 ・副調律からの心室細動 ・Short-coupled variant of Tdp (Leenhardt)	

(文献3より引用)

- QT延長症候群から起こる**トルサード・ポワンツ**（一過性心室細動）は，心室細動一歩手前の状況であり，一瞬気を失うが，死に至らず意識を取り戻す場合が多い．しかし，心室細動に移行する場合もあるため，予断を許さない（図2）．
- WPW症候群を伴う心房細動は，心室細動に移行し突然死の原因となる．
- 症状として，突然の意識消失，けいれん，呼吸停止がみられる．
- 心電図では，P波，QRS波，ST部分，T波の区別ができない．波形が不ぞろいで，基線が不規則に揺れるのが特徴である．

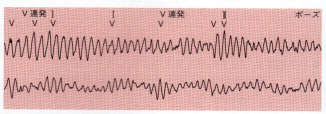

図2 ◆ QT延長症候群から起こるトルサード・ポワンツの心電図
（文献1より引用）

表2 ◆ 心室頻拍の原因となる心疾患

- 心筋梗塞
- 拡張型心筋症
- 肥大型心筋症
- 不整脈源性右室心筋症
- サルコイドーシス
- アミロイドーシス
- 心臓弁膜症
- 先天性心疾患術後
- イオンチャネル病：カテコラミン誘発性多形性心室頻拍，QT延長症候群など
- 明らかな基礎心疾患なし

（文献3より引用）

心室頻拍(VT)

- 心室頻拍は，心室から高頻度に刺激が出て頻拍となった状態で，リエントリー（房室結節回帰），自動能亢進，撃発活動が発生機序として考えられる．
- 主な原因を**表2**に示す．
- 症状として，動悸，息苦しさ，胸痛，血圧低下，めまいなどがあり，重度になると意識消失，けいれん，ショック，呼吸停止（心停止）などが起こる．
- 心電図は，**幅の広い一定したQRS波**が特徴で，RR間隔がほぼ一定である（**図3**）．

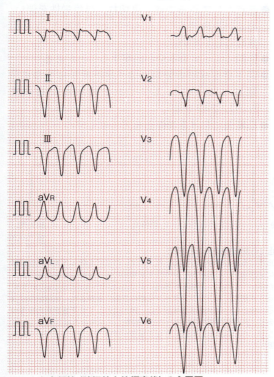

図3 ◆ 心室頻拍（陳旧性心筋梗塞後）の心電図
（文献4より引用）

洞不全症候群

- 洞結節の刺激生成と洞房伝導路の異常により慢性的な機能不全が引き起こり、著しい洞性徐脈、洞停止、洞房ブロックが発生する。
- 時に頻脈性不整脈を合併する**徐脈・頻脈症候群**がみられる。
- 90%が加齢に伴う洞結節細胞の減少などによる特発性で、基礎心疾患は伴わない。他に電解質異常、薬物（抗不整脈薬、ジギタリス）などにより生じることがある。
- 症状としてふらつき、息切れ、易疲労性を伴い、めまいや失神（**アダムス・ストークス発作**）を引き起こしやすい。
- 徐脈によって心不全が出現することがある。
- 洞不全症候群の分類には、進行度から3つに分類したルーベンスタイン分類が用いられる（p.51、242参照）。
- 心電図における洞停止を図4に示す。

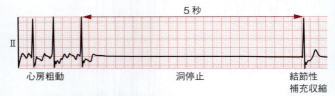

図4 ◆ 洞停止（心房粗動後）の心電図

心房粗動の停止後に5秒の洞停止が認められ、めまいの症状を伴った洞不全症候群で、このように心房細動・心房粗動・発作性上室頻拍の停止後には著明な洞停止がみられる場合が多い。これは、洞結節が頻拍によりoverdrive suppressionを受けるためである。本例は、ルーベンスタイン分類のⅢ型に分類され、徐脈頻脈症候群とも呼ばれる。さらに、徐脈頻脈症候群では、頻拍に対して抗不整脈薬の投与が必要な場合が多く、抗不整脈薬が洞結節をさらに抑制して洞停止を増悪させるため、治療上問題となり、ペースメーカの適応となる場合が多い。
（文献3より引用）

房室ブロック

- 心房, 心房結節の伝導遅延・途絶による伝導障害であり, 障害の程度によりⅠ～Ⅲ度に分類される.
- 基礎心疾患のない**特発性であることが多く**, 加齢による洞結節細胞の減少で出現することが多い. 心筋梗塞, 心筋症, 急性心筋炎, 膠原病などに伴うこともある.
- 心臓血管外科手術や薬物（抗不整脈薬, ジギタリス）などにより生じることもある.
- めまい, 失神, 易疲労性, 労作時呼吸困難などの症状を伴う**徐脈性不整脈**が出現する.
- 房室ブロックの心電図を図5に示す.

Ⅰ度房室ブロック

PQ間隔0.4秒と著明な延長を認める.

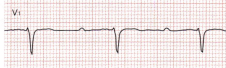

ウェンケバッハ型房室ブロック

PQ間隔が徐々に延長し, その後QRSが脱落している. その後は2:1の房室ブロックとなっている.

モビッツⅡ型房室ブロック

PQ間隔が一定で, 突如QRSが脱落している.

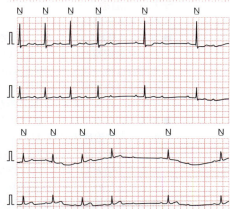

図5 ◆ 房室ブロックの心電図
（文献4より引用）

治療

- 突然死を回避するために緊急な治療が必要とされ，薬物療法，デバイス治療，カテーテルアブレーションに大別される．
- 心停止の場合は，直ちに胸骨圧迫，自動体外式除細動器（AED）などを用いて一次救命処置（BLS）を行う．

薬物療法

- 抗不整脈薬が用いられるが，心室細動と心室頻拍は，薬物療法のみでは発作を予防できないため，植込み型除細動器（ICD）が必須となる．
- 心室頻拍において，特に器質性心疾患に基づく持続性心室頻拍にはアミオダロン，ソタロール，β遮断薬を用いる．特発性心室頻拍にはβ遮断薬やベラパミルなどが有効である．

デバイス治療

＜ペースメーカ＞

- 洞不全症候群では，Ⅰ群，Ⅱ群で自覚症状がない場合は経過観察となることも多いが，自覚症状が伴う場合はペースメーカ植込みが必要となる．Ⅲ群の場合は自覚症状があまりなくても，二次性障害予防のためペースメーカ植込みが必須となる．
- 房室ブロックでは，Ⅰ度とⅡ度（ウェンケバッハ型）は通常治療の必要はない．Ⅱ度（モビッツⅡ型）やⅢ度では，自覚症状に乏しい場合も，二次性障害予防とQT延長から心室細動を発症することもあるため，ペースメーカ植込みが必要となる．

＜植込み型除細動器（ICD）・両心室ペーシング機能付き植込み型除細動器（CRT-D）＞

- ICDは，心室細動と心室頻拍に対して使用する（p.249参照）．患者の不整脈を体内で完治し，重症度に合わせて除細動や抗頻拍ペーシングを行う．

- ICDの適応は，致死性頻脈性不整脈の既往やリスク，基礎心疾患，ブルガダ症候群など突然死の危険がある場合である．
- CRT-Dの適応は，左心機能低下があり，さらに左室収縮の同期性が低下している場合である（p.253参照）．

カテーテルアブレーション

- カテーテルアブレーション（経皮的心筋焼灼術）は，心臓に挿入したカテーテルの先から高周波を流し，起源を焼灼し不整脈を根治する方法である．
- 頻脈性不整脈のほとんどが適応となるが，特に基礎心疾患のない**特発性心室頻拍では，根治療法として有効**である．

ケアのポイント

- 致死性不整脈は種類によって，治療の必要がないものから突然死の可能性があるものまで，対処法は多岐にわたる．心電図だけではなく，患者の状況をよく把握して，緊急性を判断する．
- 特に**ブルガダ症候群では，温度の急激な変化が心室細動を引き起こす**可能性があるため，注意する．
- 致死性不整脈の中でも特に危険性が高い**心室細動を予防するため，心筋梗塞にならない食事や運動など生活習慣の改善**を促す．

◆**文献**
1) 甲田英一・菊地京子（監）：Super Select Nursing 循環器疾患―疾患の理解と看護計画―．学研メディカル秀潤社，2011．
2) 日本循環器学会・他：心臓突然死の予知と予防法のガイドライン（2010年改訂版）．p.11，日本循環器学会，2010．
3) 落合慈之（監）：循環器疾患ビジュアルブック，第2版．学研メディカル秀潤社，2017．
4) 百村伸一（監）：循環器ビジュアルナーシング．学研メディカル秀潤社，2014．

急性心筋梗塞

急性心筋梗塞（AMI）の概要

- **心筋梗塞，不安定狭心症は，急性冠症候群（ACS）として一連の病態として認識されている．**
- 冠動脈プラークの破綻とそれに伴う血栓形成により，冠動脈内腔が急速に狭窄，閉塞し，心筋が虚血，壊死に陥る病態である．
- 心筋梗塞は，冠動脈が閉塞・狭窄することにより冠動脈血流が途絶えることで，支配領域の心筋が壊死した状態である．
- 一般的には，**冠動脈粥腫の破裂（プラークラプチャー）** が引き起こした血栓形成により閉塞することが多いが，**冠攣縮（スパスム）** が原因となる場合もある（図1）．

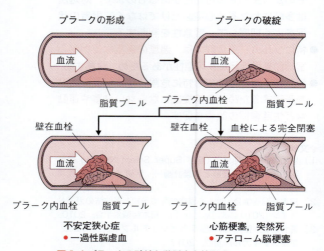

図1 ◆プラークの破綻と動脈内血栓形成
（文献1を参考に作成）

- 時間経過による分類.
- 急性心筋梗塞：発症〜72時間.
- 亜急性心筋梗塞：72時間〜1か月.
- 陳旧性心筋梗塞：発症1か月以降.
- 壊死部位による分類.
- 貫壁性梗塞：心内膜〜心外膜まで壊死が及んでおり，心電図で異常Q波が出現する.
- 非貫壁性梗塞：心外膜まで壊死が及んでおらず，心電図で異常Q波はみられない.

症状

- 20分以上**持続する胸部不快感・胸痛・圧迫感・絞扼感**．**顎・頸部・肩（特に左）・心窩部・背部・腕に痛みが放散**することがある（**放散痛**）．
- 失神・冷汗・嘔気・呼吸困難を伴うことがある．
- 重症度はKillip分類で判定される（p.384参照）．
- AMIに特徴的な所見はないが，**バイタルサインに注意**する．
- 下壁梗塞：一般的に迷走神経緊張による血圧低下と徐脈がみられる．
- 前壁梗塞：交感神経過緊張による頻脈がみられる．
- 90mmHg以下の低血圧：ショック状態であるため，昇圧薬や機械的補助（IABP等）が必要となることがある．
- **四肢血圧測定**は，**緊急カテーテル検査の動脈アクセス確認**として重要である．
- AMIの鑑別診断である急性大動脈解離の場合：血圧の左右差が重要である．

検査・診断

12誘導心電図

- 隣接する2つ以上の誘導で**ST上昇**がみられる．
- **胸痛患者でST低下がみられた際には，対側のST上昇を必ずチェック**する．

- 典型的な心電図を**図2，図3**に示す．
- 経時的な心電図変化を**図4**に示す．

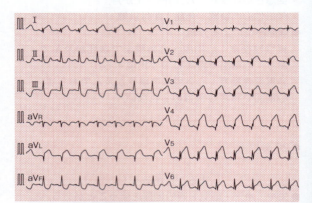

図2◆急性前壁心筋梗塞の心電図波形
前胸部誘導（V₂〜V₆）およびⅠ，aV_LでのST上昇と対側（Ⅱ，Ⅲ，aV_F）誘導でのST低下を認める．特にⅠ，aV_Lが上昇している場合は，左前下行枝近位部病変であることが多い（対角枝を含めた心電図変化のため）．

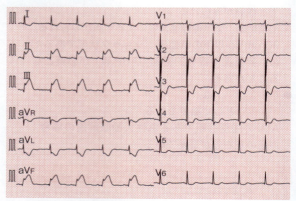

図3◆急性下壁心筋梗塞の心電図波形
下壁梗塞（Ⅱ，Ⅲ，aV_F）でのST上昇と対側（V₂〜V₆）誘導でのST低下を認める．

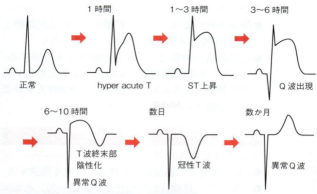

図4 ◆ 心筋梗塞発症後の経時的な心電図の変化
- hyper acute T：発症直後にみられるT波の尖高
- 冠性T波：ST上昇の前にみられることが多い
- ST上昇：発症して数分〜数時間以内に出現．再灌流により改善することがある
- 異常Q波：発症24時間以内に出現

表1 ◆ 心筋マーカーの経時的変化

	<2時間	2〜4時間	4〜6時間	6〜12時間	12〜24時間	24〜72時間	>72時間
ミオグロビン	○	○	○	○	○	△	×
H-FABP	○	○	○	○	○	△	×
心筋トロポニン	×	△	◎	◎	◎	◎	◎
CK-MB	×	△	◎	◎	◎	△	×
CK	×	△	○	◎	◎	△	×
ミオシン軽鎖	×	△	○	○	○	○	○

◎：感度・特異度とも高い　○：感度はよいが特異度に限界
△：感度・特異度ともに限界　×：有用でない
（文献1を参考に作成）

血液検査

- 発症直後には異常はみられないが，その後WBC，CK，CK-MB，LDHの上昇がみられる（**表1**）．

画像診断
- 胸部X線検査は，大動脈解離などとの鑑別診断と重症度評価（肺うっ血や胸水）に重要である．
- 心臓超音波検査は，局所壁運動異常を評価する．さらに，大動脈解離などの除外，心嚢液貯留や乳頭筋断裂による僧帽弁逆流，心室中隔穿孔を評価し，緊急手術が必要か判断する．

治療

プレホスピタルケア
- CCUを有する施設に，できるだけ速く搬送する．
- 安静にて，疼痛緩和，血圧コントロール，心電図モニタ監視，酸素吸入（2〜5L/分）を行う．
- ニトログリセリンを舌下投与する．

CCU入室後の治療
- 安静にて，**酸素吸入（2〜5L/分），心電図モニタ監視，血圧コントロール**を行う．
- **疼痛緩和**を行う．
- 塩酸モルヒネ：除痛と肺うっ血改善効果がある．
- 血栓形成予防と緊急カテーテル治療に備えるため，アスピリンを投与する（2〜3錠を噛み砕いて服用）．
- 経皮的冠動脈形成術（PCI）を行う場合：チエノピリジン系薬剤を同時に投与する．
- うっ血性心不全，広範囲前壁梗塞，持続もしくは再発する虚血性心疾患，血圧コントロールの際に，硝酸薬を静脈内投与する．
- 100mmHgを下回ると心筋虚血や心筋還流を増悪させる恐れがあるため，注意する．
- ヘパリン3,000単位を静脈内に投与する．
- 投与の目安：ACTまたはAPTTで1.5〜2倍の延長．

- **活動性の出血や最近の外科的処置の既往がある場合は禁忌**であるため，病歴聴取が重要となる．
- β遮断薬を投与する．
- 早期に投与することで，梗塞サイズの縮小および死亡，再梗塞，心破裂，不整脈が減少することが報告されているが，再灌流療法患者においては検討されていない．低心機能例での使用は注意が必要である．
- 慎重投与：中等症もしくは重症左心不全，収縮期血圧 100mmHg 未満，心拍数 60 回/分未満，Ⅱ度もしくはⅢ度房室ブロック，重症末梢血管疾患，重症慢性閉塞性肺疾患または気管支喘息の既往．
- 再灌流療法を行う．
- いかに発症早期に再灌流療法を実施するかが重要である．早期再灌流療法により梗塞範囲を最小限に抑え，心筋壊死を軽減させる．発症 12 時間以内の患者に対しては積極的に行うが，現在は PCI を選択することが多い．
- 血栓溶解療法：血栓溶解薬を経静脈的投与（IVCT），または冠動脈投与（ICT）しフィブリンを溶解．出血性素因がある患者には使用しない．
- PCI：血栓溶解療法と比較し，PCI の方が再灌流率や死亡率を有意に低下させ，早期退院も得られる．
- 冠動脈バイパス手術（CABG）：多枝病変をもつ患者に対して選択されるが，責任血管は早期に PCI で再灌流させてから，CABG を行った方がよい．
- 血行動態を評価する．
- 観血的動脈圧のモニタリングやスワン・ガンツカテーテルにより，血行動態の評価が必要な場合がある．
- 血行動態の評価として Forrester の分類がある（p.381 参照）．

急性心筋梗塞

合併症

心筋梗塞後の不整脈

<心室性不整脈>
- 心室細動・心室頻拍が起きた場合は，速やかに電気的除細動を行う．
- 血清カリウム＞4.0mEq/L，血清マグネシウム＞2.0mg/dLを維持するように補液する．
- 徐脈やQTが延長している場合は，一時ペーシングにより心拍数を増加させる．
- 心室頻拍が再燃を繰り返す場合は，アミオダロンを静注する．挿管管理が必要な場合がある．
- 再灌流後に認める頻脈性心室調律（AIVR）や房室接合部調律は，経過観察で改善することが多い．

<上室性不整脈>
- 心房細動により血行動態が悪化する場合は，直ちに電気的除細動を行う．一方，血行動態が落ち着いている場合は，薬物による心拍数調節を行う．

<徐脈性不整脈>
- 心静止の場合は，心肺蘇生，アドレナリン，硫酸アトロピン，一時ペーシングを速やかに行う．
- 下壁心筋梗塞では，洞性徐脈や房室ブロックを伴うことがある．下壁心筋梗塞に伴う房室ブロックはほとんど改善するため，1〜2週間程度は一時ペースメーカを挿入し経過をみた方がよい．

機械的合併症

<左室自由壁破裂（狭義の心破裂：ST上昇型心筋梗塞［STEMI］の1〜6％に発症）>
- 穿孔破裂型（blow out），滲出型（oozing）に分類される．いずれも心嚢液貯留による心タンポナーデがみられる．
- 穿孔破裂型は突然の意識低下，血圧低下，無脈性電気活動（PEA）となり，急激に循環不全に陥り，緊急手術をしても救命はきわめて困難となる．

- 滲出型では血圧低下は緩徐であるが，脈圧が低い症例では心臓超音波検査で心嚢液貯留を確認し，ドレナージを行う．

<心室穿孔（心室中隔穿孔[VSP]：STEMIの1%未満）>
- 心室中隔の心筋壊死により組織が断裂し，左右心室間の交通を生じる．
- 早急に外科的修復術を行う必要がある．
- 聴診で連続性雑音を聴取する場合はVSPを疑い，IABP挿入を準備する．

<僧帽弁乳頭筋断裂>
- 心筋壊死により，僧帽弁乳頭筋不全，断裂が起こり急速に心不全が進行する．
- 特に後乳頭筋完全断裂では急速に心原性ショックに至るため，速やかにIABPあるいはPCPSを用いて循環補助を確立し，緊急手術を行う．
- 心尖部に汎収縮期雑音を聴取したら，破裂を疑う．

<右室梗塞>
- 右冠動脈閉塞により，右室枝の虚血から右室自由壁が梗塞する．
- 心電図検査ではV_{4R}（右胸部誘導4）でのST上昇．
- 低血圧となるため，ドブタミンによる昇圧が必要．

リハビリテーション

目的

<急性期（AMI後1～2週間以内）>
- 安全に身の回りのことを行うようにする．
- 早期より二次予防に向けた教育を開始する．

<回復期（AMI後約1週間～3か月以内）>
- 身体活動範囲を拡大し，良好な身体・精神状態をもって社会生活に復帰する．

<維持期（AMI後2～3か月以降）>
- 回復期リハビリテーションを継続し，二次予防活動を継続する．

実施内容

- 患者教育，禁煙指導，食事療法（血圧・脂質・体重・糖尿病管理），運動療法，薬物療法．
- 心臓リハビリテーションは，単に身体を動かすだけではなく，生活習慣病への教育などを含める（p.372参照）．

一次予防

- 完全な禁煙，中等度以上の運動の継続，適切な食事，体重のコントロールを行う．
- 過度のストレスおよびタイプA行動（強い競争心，上昇志向，せっかち，我慢強さ）を回避する．
- 糖尿病，脂質異常症，高血圧など危険因子の適切な管理が重要である．
- 薬物治療としては，アスピリン，スタチン，エイコサペンタエン酸（EPA）製剤が有用である．

ケアのポイント

- 心電図検査は，**必ず右側胸部誘導もとり，右室梗塞合併の評価**を行う．
- 迅速に患者がカテーテル室へ向かえるように，バイタルサインの確認と前処置を行う．
- 梗塞範囲や残存狭窄により，その後のリハビリテーションで行うメニューが変わるため，冠動脈所見と心機能を十分に確認する．

◆ **文献**

1) 循環器病の診断と治療に関するガイドライン（2012年度合同研究班）：ST上昇型急性心筋梗塞の診療に関するガイドライン（2013年改訂版）．日本循環器学会，2013. http://www.j-circ.or.jp/guideline/pdf/JCS2013_kimura_h.pdf より2019年8月22日検索

不安定狭心症

不安定狭心症の概要

- **急性心筋梗塞（AMI）になる危険性の高い狭心症**.
- 動脈硬化巣の粥腫破綻やびらんにより二次的な血栓形成が起こり，冠動脈の血流量が急速に低下し発生する．
- 冠動脈が完全に閉塞した状態が続くと AMI になる．冠攣縮（スパスム）が原因となる場合もある．
- 不安定狭心症の重症度分類には，Braunwald の分類がある（表1）．

症状

- **20 分以上持続**する狭心症発作，**安静時や軽労作**での発作，**48 時間以内に 1 回/日以上の発作**．
- 心筋梗塞と同様に，**胸部不快感・胸痛・圧迫感・絞扼感，顎・頸部・肩（特に左）・心窩部・背部・腕に痛みが放散**することがある（**放散痛**）．
- 特徴的な理学所見はない．

表1 ◆ 不安定狭心症の重症度分類（Braunwald の分類）

重症度	Class I	2 か月以内に新規発症した増悪型（新規・増悪型）
	Class II	1 か月以内に安静時発作があるが，48 時間以内に発作がない（亜急性，安静）
	Class III	48 時間以内に安静時発作がある（急性・安静）
臨床状況	Class A	貧血や頻脈など心外因子が原因のもの
	Class B	心外因子がないもの
	Class C	心筋梗塞後 2 週間以内の発作
治療状況	1	未治療もしくは最小限の治療中
	2	一般的な狭心症治療中
	3	硝酸薬の静注など最大限の薬物治療中

例：狭心症薬内服中である患者が，今朝狭心症発作が起き，貧血などが除外された場合→Ⅲ B-2.
（文献 1 を参考に作成）

検査・診断

12誘導心電図
- 発作時の虚血性変化（**ST上昇・低下**，**U波**出現）．
- ST上昇がみられた誘導では，症状が消失してもT波の逆転がみられることがある．
- 新たな脚ブロックの出現．

血液検査
- 心筋逸脱酵素（CPK，CK-MBなど）上昇の有無やトロポニンT測定．

画像診断
- 胸部X線検査で，胸痛の鑑別診断（大動脈解離など）のスクリーニングを行う．
- 経胸壁心臓超音波検査で，左室壁運動異常の有無と心機能のチェックを行う．
- 安静時心筋シンチグラフィ検査で，虚血部位では心筋代謝障害がみられる．
- **運動負荷検査は禁忌**．

治療

経皮的冠動脈形成術（PCI）
- 安静，酸素投与，薬物治療（硝酸薬とヘパリンの点滴）で発作を鎮静化させた後に行う．
- 薬物治療でも発作が鎮静化しない場合は，緊急カテーテル検査を行う．

冠動脈バイパス手術（CABG）
- 多枝病変やLMT病変では緊急CABGを行う．
- 緊急CABGを行うまで大動脈バルーンパンピング（IABP）が必要な場合がある．

ケアのポイント

- 緊急または準緊急でカテーテル検査が予定されることが多いため，準備を行う．
- カテーテル検査を安心して受けてもらえるように説明を行う．
- 穿刺部位の止血を確認する．

◆**文献**
1) 循環器病の診断と治療に関するガイドライン（2012年度合同研究）：非ST上昇型急性冠症候群の診療に関するガイドライン（2012年改訂版）．日本循環器学会，2013．http://www.j-circ.or.jp/guideline/pdf/JCS2012_kimura_h.pdf より 2019年8月22日検索

不安定狭心症

Memo

労作性狭心症

労作性狭心症の概要

- 冠動脈の狭窄などによる冠血流低下などにより，心筋に十分な酸素が供給されなくなり，前胸部や心窩部，時に左肩や喉に一過性の痛みや不快感を生じる症候群．
- 労作性狭心症における心筋虚血は，冠動脈の器質的な狭窄で生じることが多いが，大動脈弁狭窄などによる冠血流低下や貧血によっても生じる．
- 安静やニトログリセリン製剤（NTG）の投与で緩和する．
- 労作性狭心症の重症度分類（CCS分類）を**表1**に示す．

症 状

- 階段や坂道を登るなどの**労作により，前胸部や心窩部**，時に**左肩や喉に一過性の痛みや不快感，息切れ**を生じる．
- 午前中に症状が出現しやすい．
- 特徴的な理学所見はない．
- 心雑音が聴取される場合は，大動脈弁狭窄症や閉塞性肥大型心筋症がないか注意する．

表1 ◆ 労作性狭心症の重症度分類（CCS分類）

0度	自覚症状なし
Ⅰ度	日常の労作では発作を起こさない．激しい，急な運動を行った時に生じる
Ⅱ度	急ぎ足，階段昇段，坂道歩行，寒冷等によって発作が起こる
Ⅲ度	平地歩行や1階分の階段昇段により発作を起こす
Ⅳ度	いかなる動作も苦痛

（文献1を参考に作成）

検査・診断

12誘導心電図
- 安静時は虚血性変化（ST低下や陰性U波の出現）がみられないことが多いため、**負荷心電図が重要**.
- 典型的な心電図を図1に示す.

血液検査
- 特徴的な血液検査はないが、原因として貧血がないか（Hb値）確認する.

画像診断
- 運動負荷心電図（トレッドミル・エルゴメータ法）で虚血性変化を確認.
- 運動負荷心筋シンチグラフィ検査・運動負荷超音波検査で、虚血領域（前壁側なのか、側壁側なのか、下壁側なのか）を確認する.
- 造影剤を用いた検査が必要な場合があるため、腎機能（Cre，eGFR）をチェックしておく.
- 冠動脈CT検査は、主要冠動脈の評価はできるが、狭窄度の評価は十分できないこともある（陰性的中率が高い＝冠動脈CT検査で狭窄がなければ、器質的狭窄はない）.
- 冠動脈造影検査で冠動脈の狭窄度、病変枝数、狭窄部位を評価する.

労作性狭心症

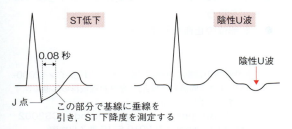

図1 ◆ 労作性狭心症の典型的な心電図
（文献2より引用）

- 中等度狭窄の場合：運動負荷検査や，FFR（冠血流予備能）などによる評価が必要．

治療

- 薬物治療を行う．
- 抗血小板薬：アスピリンが基本．その他クロピドグレルやプラスグレルを用いる．
- 硝酸薬：冠血管を拡張させる．舌下，経口，経皮，点滴などの投与経路がある．
- カリウムチャネル開口薬（ニコランジル）：血圧低下が少ない．
- β遮断薬：心筋酸素需要量の減少．
- カルシウム拮抗薬：冠血管拡張．冠攣縮の関与がある場合は特に有効．
- スタチン：LDLコレステロールを十分に下げる．
- 経皮的冠動脈形成術（PCI）や冠動脈バイパス手術（CABG）の実施．多枝病変と左冠動脈主幹部病変（LMT：特に分岐部病変）の治療は，原則CABG．
- 心臓リハビリテーションを行う．
- 目的：運動療法による運動耐容能の増加や狭心症状の閾値の上昇，冠危険因子の改善．

ケアのポイント

- 狭心症の程度に合わせて安静度を決める．
- カテーテル検査を安心して受けてもらえるように説明を行う．
- 穿刺部位の止血を確認する．

◆文献
1) 循環器病の診断と治療に関するガイドライン（2000-2001年度合同研究班報告）：急性冠症候群の診療に関するガイドライン，2002．
http://www.j-circ.or.jp/guideline/pdf/JCS2002_yamaguchi_h.pdf より2019年10月7日検索
2) 落合慈之（監）：循環器疾患ビジュアルブック，第2版，p.46-48，学研メディカル秀潤社，2017．

冠攣縮性狭心症

冠攣縮性狭心症の概要
- 冠攣縮（スパスム）により冠動脈が閉塞・狭窄することで，心筋虚血が生じる．
- 動脈硬化による器質的な冠動脈狭窄を伴わないことが多いが，合併することもある．
- 日本人に多いとされる．

症状
- **発作は主に安静時**に生じ，**夜間就寝中や早朝に出現**することが多い．
- 症状は心筋梗塞と同様に，**胸部不快感・胸痛・圧迫感・絞扼感，顎・頸部・肩（特に左）・心窩部・背部・腕に痛みが放散**することがある（**放散痛**）．
- 過呼吸や飲酒により誘発されることがある．
- 特徴的な理学所見はない．

検査

心電図
- 12誘導心電図では，典型的な心電図変化は **ST上昇だが，ST低下例も存在**する．
- ホルター心電図は自然発作をとらえるため，また無症候例の診断にも有効である．

負荷試験
- **運動負荷試験は労作性狭心症との鑑別に有用**だが，**運動誘発性冠攣縮**もある．過換気により発作が誘発されるため，運動負荷直後のリカバリーでST上昇がみられることがある．
- 過換気負荷試験，冷水負荷試験は，発作の誘発や薬物治療の効果判定時に行われる．

● エルゴノビン負荷試験,アセチルコリン負荷試験は,カテーテルで冠動脈に薬剤を注入し,冠攣縮を誘発する(図1).

A:左冠動脈(造影時)

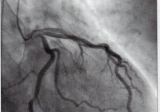

C:左冠動脈(アセチルコリン負荷時)

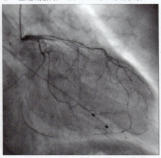

B:右冠動脈(造影時)

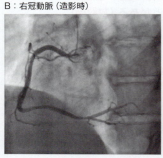

D:右冠動脈(アセチルコリン負荷時)

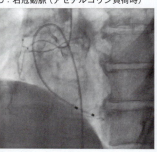

図1 ◆負荷時の冠動脈造影検査の典型例
A,B:冠動脈造影検査では有意狭窄を認めない.
C,D:左・右冠動脈にアセチルコリンを冠注し,びまん性の冠攣縮が誘発された.

Memo

診断

● 診断のフローチャートを**図2**に示す．

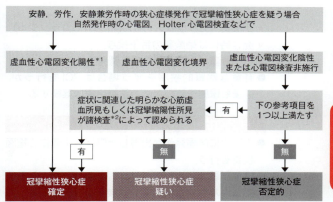

図2 ◆ 冠攣縮性狭心症の診断アルゴリズム

*1：明らかな虚血性変化とは，12誘導心電図で，関連する2誘導以上における一過性の0.1mV以上のST上昇または0.1mV以上のST下降か陰性U波の新規出現が記録された場合とする．虚血性心電図変化が遷延する場合は急性冠症候群のガイドライン[2,3]に準じ対処する．

*2：心臓カテーテル検査における冠攣縮薬物誘発試験，過換気負荷試験などをさす．なお，アセチルコリンやエルゴノビンを用いた冠攣縮薬物誘発試験における冠動脈造影上の冠攣縮陽性所見を「心筋虚血の徴候（狭心痛および虚血性心電図変化）を伴う冠動脈の一過性の完全または亜完全閉塞（＞90％狭窄）」と定義する．

参考項目

硝酸薬により，すみやかに消失する狭心症様発作で，以下の4つの項目のどれか1つが満たされれば冠攣縮疑いとする．

①とくに夜間から早朝にかけて，安静時に出現する．
②運動耐容能の著明な日内変動が認められる（早朝の運動能の低下）．
③過換気（呼吸）により誘発される．
④Ca拮抗薬により発作が抑制されるがβ遮断薬では抑制されない．

[日本循環器学会：冠攣縮性狭心症の診断と治療に関するガイドライン（2013年改訂版）http://www.j-circ.or.jp/guideline/pdf/JCS2013_ogawah_h.pdf（2019年6月11日検索）]

Memo

治療

- **薬物治療が中心**となる．
- カルシウム拮抗薬（ニフェジピン，ジルチアゼム，ベニジピン）．
- 硝酸薬・カリウムチャネル開口薬（ニコランジル）．
- 発作時には硝酸薬の舌下投与．
- **β遮断薬は禁忌**（冠攣縮を誘発するため）．
- 有意な器質的狭窄を伴う場合はPCIを行うが，術後も攣縮予防のための薬物治療は継続する．

ケアのポイント

- 入院中に胸痛発作が出現した際は，迅速に心電図検査を行う．
- 誘発試験（アセチルコリン，エルゴノビン）を予定しカルシウム拮抗薬や硝酸薬を中止すると，胸痛発作が現れやすいため，発作に備える．
- 誘発試験後は胸痛発作が現れやすいため，発作に備える．

◆文献
1）循環器病の診断と治療に関するガイドライン（2012年度合同研究班報告）：冠攣縮性狭心症の診断と治療に関するガイドライン（2013年改訂版）．
http://www.j-circ.or.jp/guideline/pdf/JCS2013_ogawah_h.pdf（2019年6月11日検索）
2）循環器病の診断と治療に関するガイドライン．非ST上昇型急性冠症候群の診療に関するガイドライン（2012年改訂版）．
http://www.j-circ.or.jp/guideline/pdf/JCS2012_kimura_h.pdf（2019年8月31日検索）
3）循環器病の診断と治療に関するガイドライン．急性心筋梗塞（ST上昇型）の診療に関するガイドライン．
http://www.j-circ.or.jp/guideline/pdf/JCS2008_takano_h.pdf（2019年8月31日検索）

心筋炎（急性心筋炎）

心筋炎の概要

- 心筋炎は，心筋に起こる炎症性疾患であり，心膜まで炎症が及ぶと心筋心膜炎となる．
- 発症様式により，急性心筋炎と慢性心筋炎に分けられる．**心筋炎のほとんどは急性心筋炎**（AM）であり，稀に急性心筋炎が持続遷延し，慢性心筋炎に至ることがある．
- 急性心筋炎の原因として，ウイルスや細菌感染が多く，他に薬剤，放射線，熱などの物理的刺激，代謝障害や免疫異常などの全身性疾患が挙げられる（**表1**）．

症状

- 多くは，**かぜ様症状や消化器症状**，皮疹，関節痛，筋肉痛などが**先行した後，心症状が現れる**．
- 消化器症状：悪心，嘔吐，腹痛，下痢など．
- 心症状：胸痛，失神，呼吸困難，動悸，ショック，けいれん，チアノーゼなど．
- 中には急速に症状が進行し，ショックや循環不全を来す**劇症型心筋炎**の例もある．
- 無症状のまま進行し，突然死に至ることもある．
- 不整脈，心音微弱，奔馬調律（Ⅲ音やⅣ音），心膜摩擦音，収縮期雑音など．

表1 ◆急性心筋症の原因

感染症	ウイルス（コクサッキーAおよびB群，エコーウイルス，ポリオウイルス），細菌，真菌，リケッチア，クラミジア，スピロヘータ，マイコプラズマ，真菌，原虫，寄生虫
物理的刺激	薬剤，化学物質，放射線，熱射病
全身性疾患	アレルギー，自己免疫異常，膠原病，川崎病，サルコイドーシス

原因が不明なものは特発性心筋炎と呼ばれる．
（文献1を参考に作成）

検査・診断

血液検査
- 炎症反応(白血球, CRP), 心筋構成タンパク(AST, LDH, CK-MB, 心筋トロポニン)の上昇.

心電図
- 経過中に異常所見を示し, **ST-T異常が多い**.
- Ⅰ〜Ⅲ度の房室ブロック, 心室内伝導障害, 上室頻拍, 心房細動, 洞停止, 心室頻拍, 心室細動, 心静止などが出現することがある.

画像診断

<胸部X線検査>
- 心拡大や肺うっ血を認めることが多い.

<心臓超音波検査>
- 病変部位に局所的, あるいはびまん性の壁肥厚や壁運動低下(初期ではみられない例もある).
- 心腔狭小化や心膜液貯留を認める.

<心臓MRI検査>
- ガドリニウム造影剤を用いた検査を行う.
  - T1早期の強調撮影・遅延造影:信号強度増強(LGE)像.
  - T2強調撮影:炎症部位に一致した炎症性浮腫像.

表2 ◆ 心内膜心筋生検による急性心筋炎の診断基準
- 多数の大小単核細胞の浸潤[1] (ときに少数の多核白血球, 多核巨細胞の出現)
- 心筋細胞の断裂, 融解, 消失
- 間質の浮腫 (ときに線維化)

注1) 浸潤細胞と心筋細胞の接近がしばしばみられる.
(付) より確実な診断のための条件
1. ウイルス性感染を思わせる症状発現後早期に心筋生検を行う.
2. 生検による経時的観察は病態や治療効果の判定に有用である.
3. 生検標本は3個以上が好ましい. 標本を多数の割面で観察する.
4. 電子顕微鏡, 免疫組織学的手法はより詳細な情報を提供し得る.

[日本循環器学会:急性および慢性心筋炎の診断・治療に関するガイドライン(2009年改訂版). http://www.j-circ.or.jp/guideline/pdf/JCS2009_izumi_h.pdf より2019年6月2日検索]

カテーテル検査
- 冠動脈造影検査で有意狭窄病変が認められなければ，冠動脈疾患の除外診断を行う．
- 心筋生検で確定診断を行う（**表2**）[1]．

ウイルス関連の検査
- ウイルスゲノム解析にて，原因ウイルスの検索を行うことがある．

治療
- 基本は，自然に軽快するまで循環動態管理を行う．
- 安静にて，栄養状態の維持，酸素投与を行う．
- 重症例では，利尿薬，血管拡張薬，カテコラミンなどを投与する．
- 難治例や劇症型心筋炎では，補助循環装置（PCPS，IABP，VADなど）が必要となる．

ケア・観察のポイント
- 心筋の炎症が収まり，症状が消失するまで**絶対安静**．
- 多くは予後良好であるが，重症化の予測が難しいため，**血圧，SpO_2，尿量，意識状態などを注意深く観察**する．
- **不整脈に注意**し，連続した心電図モニタを行う．

◆文献
1) 循環器病の診断と治療に関するガイドライン合同研究班：急性および慢性心筋炎の診断・治療に関するガイドライン（2009年改訂版）．p.3-4, 日本循環器学会, 2009. http://www.j-circ.or.jp/guideline/pdf/JCS2009_izumi_h.pdf より 2019年6月2日検索
2) 循環器病の診断と治療に関するガイドライン合同研究班：急性および慢性心筋炎の診断・治療に関するガイドライン（2009年改訂版）．p.7, 日本循環器学会, 2009. http://www.j-circ.or.jp/guideline/pdf/JCS2009_izumi_h.pdf より 2019年6月2日検索
3) 落合慈之（監）：循環器疾患ビジュアルブック，第2版. p.247-250, 学研メディカル秀潤社, 2017.

心筋症(拡張型・肥大型心筋症)

心筋症の概要

- 心筋症は1995年のWHO/ISFC合同委員会により,「心機能障害を伴う心筋疾患」と定義されている[1].
- 同委員会の病型分類では,拡張型心筋症(DCM),肥大型心筋症(HCM),拘束型心筋症(RCM),不整脈源性(催不整脈性)右室心筋症(ARVC),分類不能の心筋症に分けられる(表1).
- 原因または全身疾患との関連が明らかな心筋疾患は特定心筋症(特定心筋疾患)と呼ばれ,心筋症とは区別されている.
- **ほとんどは拡張型心筋症と肥大型心筋症**で,他の病型は稀である.

表1 ◆ 心筋症の病型分類 (1995年 WHO/ISFC 合同委員会)

心筋症(臨床病型に基づく分類)	特徴
拡張型心筋症(DCM)	・左室拡大と収縮力低下 ・重症心不全の大部分を占める
肥大型心筋症(HCM)	・心室壁の不均等な著しい肥大 ・心腔の大きさは正常,または狭い ・左室流出路閉塞を伴う場合がある(閉塞性肥大型心筋症)
拘束型心筋症(RCM)	・左室壁の肥大はみられず収縮機能も正常だが,左室が硬化し拡張障害を認める ・わが国ではきわめて稀な疾患
不整脈源性右室心筋症(ARVC)	・右室筋が線維や脂肪に進行性に置き換わり,心室性不整脈を頻発する
分類不能の心筋症	・上記以外の心筋症

(文献2より引用)

拡張型心筋症
- 心筋症の中で最も多い．
- 原因は不明だが，遺伝的因子と後天的因子（ウイルス持続感染）などが考えられている．
- 無治療では心不全の増悪，突然死に至ることがある．

肥大型心筋症
- 比較的予後は良好だが，**突然死に至る例もある**．
- 若年者の心臓突然死の一般的な原因であり，多くは運動に関連している．
- 約20〜40%は**家族性**であるが，非家族性の中にも遺伝子変異の関連が予測されている．
- 肥大型心筋症の分類を**表2**に示す．
- 指定難病の対象である．

症状

拡張型心筋症
- 特徴的な自覚症状はなく，無症候性に経過することも多い．
- 心不全による臓器うっ血や，心拍出量低下に伴う症状がみられる．

表2 ◆ 肥大型心筋症の分類

閉塞性肥大型心筋症（HOCM）	非閉塞性肥大型心筋症（HNCM）	心尖部肥大型心筋症（AHC）	心室中部閉塞性心筋症
・心室中隔の基部が肥大 ・左室流出路の狭窄・閉塞	・心室中隔の肥大 ・左室流出路の狭窄なし	・心尖部に限局した肥大 ・スペード型の拡張期左室像	・心室中隔の肥大 ・心室中部の狭窄・閉塞

（文献2より引用）

- 呼吸困難，浮腫，易疲労感，食思不振や悪心，不整脈や塞栓症による症状がみられることがある．

肥大型心筋症

- 特徴的な自覚症状はなく，無症候性に経過することも多い．
- よくある訴えとして，労作時息切れや呼吸困難，胸痛や胸部絞扼感がある．
- 不整脈，頻脈などに伴い動悸を認めることがある．
- **突然死に至る前駆症候として，立ちくらみ，眼前暗黒感，失神などの脳虚血症状**があり，注意する．

検査・診断

拡張型心筋症

- 虚血性心筋症，弁膜症性心筋症，高血圧性心筋症，アルコール性心筋症，薬剤性心筋症（抗がん剤などによる副作用），甲状腺・副腎の異常，代謝性心筋疾患，全身性心筋疾患，産褥性心筋症などの心筋障害の除外のために，様々な検査を行う．

＜胸部X線検査＞
- 心陰影の拡大を認める．
- 病状の悪化に伴い，肺うっ血，胸水がみられることがある．

＜心臓カテーテル検査＞
- 冠動脈造影検査で虚血性心疾患の除外を行う．
- 左室拡張末期圧（LVEDP）・肺動脈楔入圧（PCWP）・左室容積の増大，収縮能低下を認める．
- 心筋生検では間質性線維化を認める．

＜心臓超音波検査＞
- 左室内腔の拡大と全体的な収縮不全を認める．
- 機能的僧帽弁逆流を認めることがある．

＜その他＞
- 聴診では，Ⅲ音，Ⅳ音を聴取する．
- 心電図では，**ST-T変化**が最も多くみられる．

肥大型心筋症

<画像診断(心臓超音波検査,心臓MRI検査など)>
- 心臓超音波検査は,重症度の評価に有用である.
- 閉塞性肥大型心筋症:左室流出路狭窄,僧帽弁エコーの収縮期前方運動.
- 非閉塞性肥大型心筋症:心室中隔の肥大,非対称性中隔肥厚(拡張期の心室中隔厚/後壁厚≧1.3)など心筋の限局性肥大,びまん性肥大.
- 心尖部肥大型心筋症:心尖部の肥大.
- 心室中部閉塞性心筋症:左室中部の狭窄.
- 心臓MRI検査は,心臓超音波検査による観察が困難な例で,心筋肥大の評価に有用である.

<心臓カテーテル検査>
- 左室流出路と流入路の収縮期圧較差(左室流入路圧>左室流出路圧)を認める.
- 心筋生検では,肥大心筋細胞の存在,心筋細胞の錯綜配列の存在を認める.

<遺伝子診断>
- 心筋βミオシン重鎖遺伝子,心筋トロポニン遺伝子,心筋ミオシン結合タンパクC遺伝子などの異常.

<その他>
- 聴診では,Ⅲ音,Ⅳ音,収縮期雑音を聴取する.
- 心電図では,**ST-T変化(ST下降と陰性T波)**,**異常Q波**が多くの症例にみられる.
- 心尖部肥大型心筋症は巨大陰性T波(1.0mV以上)が特徴的で,心尖部肥厚が強いほど深くなる.

治療

拡張型心筋症
- 根治治療はなく,心不全に対する**薬物治療が基本**.
- 薬物治療で心不全が改善しない例では,心室再同期療法(CRT)や心臓移植が検討される.

<薬物治療>
- うっ血性心不全に利尿薬,強心薬,血管拡張薬投与.

- 心不全や不整脈の悪化を抑えるために，アンジオテンシン変換酵素（ACE）阻害薬，アンジオテンシン受容体拮抗薬（ARB），β遮断薬，アルドステロン拮抗薬を投与する．
- その他に抗不整脈薬，抗凝固薬などを投与する．

肥大型心筋症
- **競技スポーツなどの過激な運動は禁止**する．
- 左室内圧較差，著明な左室肥大，運動時血圧低下，突然死の家族歴など，**突然死の危険因子がある場合，厳密な管理を要する**．
- 基本的には薬物治療を行い，薬物治療抵抗例では中隔縮小治療（SRT）が考慮される．
- 拡張相へ移行した肥大型心筋症には，心臓移植が検討されることがある．
- 心室頻拍例は，突然死を防ぐために植込み型除細動器（ICD）の適応を考慮する．

＜薬物療法＞
- 自覚症状がある場合は過剰に心収縮力を低下させるため，降圧薬や抗不整脈薬を投与する．
- 降圧薬：第一選択としてβ遮断薬や，非ジヒドロピリジン系カルシウム拮抗薬（ベラパミル）．
- 抗不整脈薬：ジソピラミド，シベンゾリンなど．
- 利尿薬を投与することもある．

＜中隔縮小治療（SRT）＞
- 中隔心筋切除術と経皮的中隔心筋焼灼術を併せたものを SRT と呼ぶ．
- 中隔心筋切除術：肥大した心筋を切除する手術．
- 経皮的中隔心筋焼灼術（PTSMA）：カテーテルを用いて，冠動脈に少量の高濃度エタノールを注入し，肥厚した中隔心筋を局所的に壊死させ，左室流出路の狭窄を解除する．

ケア・観察のポイント

- 急性期では心不全の看護に準じる．
- 安楽な体位に配慮する．
- 塩分・水分の適切量の摂取，過労を避ける，禁煙，服薬，血圧，体重測定などの**自己管理が重要になるため，退院後の生活について指導**を行う．

拡張型心筋症

- 肺うっ血の徴候に注意し，呼吸困難，痰の性状，意識レベルなどを観察する．
- 貧血，かぜなどによる発熱，不整脈などの徴候に注意するように指導する．

肥大型心筋症

- **突然死のリスクを把握**する．
  - 主な突然死のリスク：心室頻拍，心室細動，原因不明の失神，運動時の異常血圧反応，突然死の家族歴，左室壁厚30mm以上．
- 肥大型心筋症に伴う心房細動は，脳梗塞など血栓塞栓症の重要なリスクであるため，不整脈の出現に注意して心電図のモニタを行う．
- 状態により可能な運動もあり，十分な説明を行う．
- 感染すると感染性心内膜炎のリスクが高くなるため，感染予防の指導を行う．
- 閉塞性肥大型心筋症の場合，飲酒による悪化など生活上の注意点を説明する．

◆文献
1) Goodwin JF, et al：Clinical aspects of cardiomyopathy．Br Med J 1：69-79，1961．
2) 落合慈之（監）：循環器疾患ビジュアルブック，第2版．p.260-262，学研メディカル秀潤社，2017．
3) 日本循環器学会・日本心不全学会合同ガイドライン研究班：心筋症診療ガイドライン（2018年改訂版）．日本循環器学会，2019．

感染性心内膜炎

感染性心内膜炎(IE)の概要

- IEは,弁膜や心内膜,大血管内膜に細菌集簇を含む疣腫を形成し,菌血症,血管塞栓,心障害などの多彩な臨床症状を呈する全身性敗血症性疾患である[1].
- **先天性心疾患**(心室中隔欠損症,動脈管開存症など)や**弁膜症**(大動脈弁閉鎖不全症,大動脈弁狭窄症,僧帽弁閉鎖不全症など)の基礎疾患がある例,**弁置換術後**の例が多い.これらの患者では血流ジェット(速い血流)を生じるため,心内膜に細菌や真菌が付着しやすいと考えられている.
- 抜歯,手術,内視鏡やカテーテル操作,泌尿器科的・婦人科的処置など,創から血液中に細菌や真菌が入り込むことが誘因となる場合が多い.

症状

- 亜急性(数週〜数か月)あるいは急性の経過をとるが,症状の進行は原因微生物により特徴的なことが多い.
  - 亜急性:緑色レンサ球菌,腸球菌,コアグラーゼ陰性ブドウ球菌など.
  - 急性:黄色ブドウ球菌,表皮ブドウ球菌,溶連菌.
- **緑色レンサ球菌と黄色ブドウ球菌**の頻度が高い.
- 感染症状と心症状,感染巣(**疣贅**)による塞栓症状などが混在して,症状は多彩である.
  - 感染症状:発熱,全身倦怠感,食思不振,体重減少,関節痛など.発熱は多くの場合にみられるが,**黄色ブドウ球菌では高熱**を呈する.
  - 心症状:**心不全(合併症で最多)**,心雑音,不整脈など.
  - 塞栓症状:全身性塞栓(脳・脾・腎梗塞など),オスラー結節,ロス斑,ジェーンウェイ発疹など.

- 高齢者や抗菌薬が投与されている場合，症状が現れにくい．

検査・診断

- 発熱，心雑音など臨床症状があり感染性心内膜炎が疑われる場合，**血液培養検査**で病原微生物の同定を行うとともに，**経胸壁心臓超音波検査**および**経食道心臓超音波検査**を行う．
- 血液培養検査：12時間以上あけ，2回以上行う．
- 経胸壁心臓超音波検査，経食道心臓超音波検査：疣贅の検出（図1）．
- 診断ではデューク診断基準が参考になる．詳細は「感染性心内膜炎の予防と治療に関するガイドライン」を参照されたいが，IEの確定診断や可能性については，病理学的基準とは別に設けられている大基準と小基準によって判定される．
- 大基準：血液培養での病原微生物や，心内膜障害所見が認められることが挙げられている．
- 小基準：素因となる心疾患あるいは静注薬剤の常用をはじめ，38.0℃以上の発熱や血管現象などが定められている[1]．

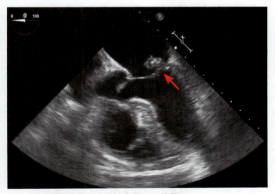

図1 ◆ 経食道心臓超音波検査像での疣贅
僧帽弁に疣腫（→）が生じている．
（文献2より引用）

治療

- **抗菌薬治療**が基本となる.
- 抗菌薬は経静脈的に投与し,有効な血中濃度が得られているかモニタリングをしながら,必要な量を必要期間投与する(4〜8週間が多い).
- 抗菌薬の用量や期間,目標の血中濃度は,『感染性心内膜炎の予防と治療に関するガイドライン』で推奨されている.
- 血液培養の結果が判明する前に,エンピリック治療として抗菌薬投与を開始することがある.
- 心不全,塞栓症,治療抵抗性感染,弁周囲感染などの合併症がある場合,外科的治療を検討する.
- 感染性心内膜炎のリスクが高い患者に菌血症を生じうる処置をする場合,**抗菌薬を予防的に投与**することがある.
- 予防的抗菌薬投与が推奨される手技:歯石除去を含む観血的歯科治療(抜歯など),扁桃・アデノイド摘出術,ペースメーカ・植込み型除細動器(ICD)の植込み手術,感染局所に対する観血的処置など.
- 治療後の患者は**予後不良であることが多い**ため,定期的なフォローアップが必要になる.

ケア・観察のポイント

予防

- あらかじめリスクの高い基礎心疾患や,背景をもつ患者を把握する(**表1**).中でも高齢者や透析患者(特に中心静脈カテーテルを用いた透析)では感染性心内膜炎の感染率が高く,予後も悪い.
- 予防のため,口腔ケアや皮膚の衛生管理などのケアを行うとともに,患者への指導が重要である.
- 早期に発見するために感染徴候,心不全症状などに注意する.微熱が持続するときは注意する.

表1 ◆ 感染性心内膜炎のリスクのある心疾患・背景

高リスク
- 人工弁置換（生体弁，人工弁）
- 感染性心内膜炎の既往歴
- 複雑性チアノーゼ性先天性心疾患（単心室，完全大血管転位，ファロー四徴症）
- 体循環系と肺循環系の短絡造設術

中リスク
- ほとんどの先天性心疾患（単独の心房中隔欠損症［二次孔型］を除く）
- 大動脈弁閉鎖症，僧帽弁閉鎖症／僧帽弁逸脱症，右心系弁膜症．逆流を伴わない僧帽弁狭窄症では，感染性心内膜炎のリスクは低い
- 閉塞性肥大型心筋症
- 弁逆流を伴う僧帽弁逸脱
- 人工ペースメーカ，植込み型除細動器などのデバイス植込み
- 長期にわたる中心静脈カテーテル留置

（文献3を参考に作成）

治療中

- **全身の感染症**ととらえ，他臓器への感染や合併症の可能性を念頭に置いてケアにあたる．
- 抗菌薬治療は高用量で長期にわたるため，副作用の出現に注意する．
- 安静を保つとともに，患者の不安軽減に努める．
- 抗菌薬の投与が長期にわたるため，末梢静脈ラインの確保が難しい場合は末梢挿入中心静脈カテーテル（PICC）などの挿入を検討する．

◆文献
1) 日本循環器学会・他 合同研究班（2016〜2017年度活動）：感染性心内膜炎の予防と治療に関するガイドライン（2017年改訂版）．p.8-11，日本循環器学会，2019．http://www.j-circ.or.jp/guideline/pdf/JCS2017_nakatani_h.pdf より2019年6月6日検索
2) 落合慈之（監）：循環器疾患ビジュアルブック，第2版．p.243-246，学研メディカル秀潤社，2017．
3) 百村伸一（監）：循環器ビジュアルナーシング．p.296-299，学研メディカル秀潤社，2014．

僧帽弁狭窄症

僧帽弁狭窄症(MS)の概要
- MSは，僧帽弁の開放が制限され，左心房から左心室に血液が流入しにくくなり，肺うっ血を来す疾患である．

病因
- **後天性MSはほとんどがリウマチ性**だが，リウマチ熱の既往がないことも多い．
- リウマチ性では大動脈弁にも病変が及び，連合弁膜症となることも多い．
- 高齢化，腎不全の増加に伴い，高度な僧帽弁輪石灰化(MAC)を有する症例も増えている．
- 先天性（パラシュート弁など）もあるが，稀である[1]〜[3]．

病態
- 僧帽弁は，主に前尖と後尖の2枚の薄い膜状の弁葉が左心室の筋肉と腱索でつながっており，開閉する．その弁葉が変性・肥厚・硬化・癒合することで，弁の可動性が低下し，弁の開放面積が狭窄する．

症状
- 心拍出量低下による易疲労感と，肺うっ血による息切れが起きる．
- 増悪するとうっ血性心不全となり，肺水腫，下肢浮腫，うっ血肝，腹水貯留も来す．
- 心房細動も多く，左心房内の血流うっ滞から血栓を形成しやすく，特に**左心耳内に好発**する．
- 血栓が遊離すると，血栓塞栓症（脳梗塞，四肢の急性動脈閉塞など）を引き起こす[1][4]．

- 聴診では，心尖部に最強点を有する拡張期ランブル，僧帽弁開放音が聴こえる．
- 下肢浮腫，腹水やうっ血肝による腹部膨満に至っていることもある[1)4)]．

検査・診断

胸部X線検査
- 左房拡大による心胸郭比の増大，肺うっ血による肺血管陰影の増強，胸水貯留がみられる[1)2)4)]．

心電図
- 左房負荷によるⅠ誘導での二峰性の僧帽性P波，V_1誘導での2相性P波を多く認める．
- **心房細動**も高頻度で認める[1)2)4)]．

経胸壁心臓超音波検査
- 弁尖の肥厚や癒合，石灰化，前尖のドーミング，弁下部病変，左房の拡大が観察される．
- 弁口面積 $1.5cm^2$ 以上は軽症，$1.5～1.0cm^2$ は中等症，$1.0cm^2$ 以下は重症と分類され，$1.5cm^2$ 以下で手術を考える．ただし，心房細動例では弁口面積の数値がばらつくことが多い．臨床所見や他のデータと照らし合わせて重症度を判断する[1)3)]．
- リウマチ性では，交連部の癒合，弁尖の肥厚，腱索から乳頭筋の弁下組織の肥厚や短縮を認める．MACを認める場合もある[2)]．

Memo

- 交連癒合・弁尖・弁下組織変性の範囲と程度，MACの範囲と程度，弁の可動性からウィルキンスのエコースコア（**表1**）[5]を算出し，PTMCの適応を決定する[1)～3)]．

経食道心臓超音波検査

- 僧帽弁の交連癒合や狭窄弁口，弁尖から弁下組織への病変の広がり，左心耳内血栓の有無がより精緻・正確に評価できる．
- 3D画像は，僧帽弁の動的かつ立体的な把握と手術術式選択に有用である[3)]．

治療

内科治療

- うっ血性心不全に対しては利尿薬，心房細動に対しては左心房内血栓形成予防の抗凝固薬と，心調律や心拍数のコントロールのためジギタリスやβ遮断薬の投与が行われる[4)]．

表1 ◆ ウィルキンスのエコースコア

重症度スコア	弁の可動性	弁下組織変化	弁の肥厚	石灰化
1	わずかな弁の可動制限を伴うが，よく動く	弁膜直下のみのわずかな肥厚	弁膜の厚さはほぼ正常（4～5mm）	わずかにエコー輝度亢進
2	弁尖の可動性不良だが，弁中部，基部の動きは正常	腱索の近位2/3まで肥厚	弁膜の中央部は正常だが，弁辺縁は肥厚（5～8mm）	弁辺縁に一致してエコー輝度亢進
3	弁基部のみ可動性が保たれている	腱索の遠位1/3以上まで肥厚	弁膜全体に及ぶ肥厚（5～8mm）	弁中央部までエコー輝度亢進が及ぶ
4	ほとんど可動性なし	全腱索の肥厚と短縮があり，乳頭筋まで及ぶ	弁全体に強い肥厚，短縮，乳頭筋まで及ぶ	弁膜の大部分でエコー輝度亢進

（文献5を参考に作成）

手術治療

<手術適応>
- **NYHA心機能分類Ⅱ度以上の心不全症状，心房細動，血栓塞栓症状の既往**の3点が重要である．
- 中等度以上（弁口面積1.5cm^{2}以下）のMSに対して手術を考慮する．

<術式の種類・選択>
- 経皮的僧帽弁交連切開術（PTMC），直視下僧帽弁交連切開術（OMC），僧帽弁置換術（MVR）の3つがある．
- 石灰化や弁下組織の硬化が強い症例，弁の可動性が高度に制限されている症例はMVRの適応である．
- ウィルキンスのスコア8点以下の症例で，侵襲度が低く短期・長期成績の安定しているPTMCを検討する[1〜3]．PTMCの適応とならない症例では，MVRを選択する．

<経皮的僧帽弁交連切開術（PTMC）（図1）>
- 先端に風船をつけたカテーテルを大腿静脈から僧帽弁まで進め，風船を拡張させて僧帽弁の癒合を裂き，広げる．

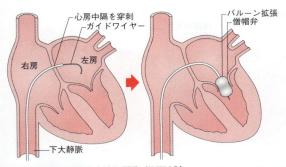

図1 ◆経皮的僧帽弁交連切開術（PTMC）
（文献6より引用）

- 左心房内に血栓がない，弁の可動性が良好で石灰化がない，心臓超音波検査でウィルキンスのスコア 8 点以下が適応である [1)~3)]．

＜直視下僧帽弁交連切開術（OMC）（図 2）＞

- 直視下に，僧帽弁口から癒合している前後の両交連に向かってメスで切開する．
- 弁の変性や石灰化が軽度で逆流が軽微の場合に考慮されるが，術後もリウマチ性の変化は進行するため，10 年程度で再手術が必要となることが多い．
- OMC の適応は，ウィルキンスのスコア 8 点以下で，左房内血栓など PTMC の禁忌になる症例に限定される [2)]．

＜僧帽弁置換術（MVR）（図3）＞

- MS に対する現在の標準術式は MVR である．

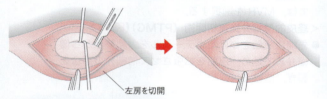

図 2 ◆ 直視下僧帽弁交連切開術（OMC）
（文献 5 より引用）

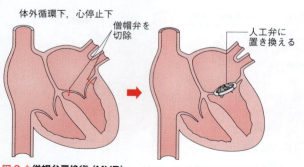

図 3 ◆ 僧帽弁置換術（MVR）
（文献 5 より引用）

- 変性・硬化している弁尖を切除し，心機能保持と左室破裂防止を目的に，乳頭筋や腱索など弁下組織と弁尖・弁輪の連続性を温存できる場所は温存する．
- 過大な人工弁を植込むと左室破裂の原因となるため，大口径にこだわらず人工弁を選択し，植込む[1]〜[3]．

観察のポイント

術前

- 僧帽弁膜症の症状は狭窄症，閉鎖不全症ともに，**心不全，心房細動，塞栓症**であり，これらの**予防・軽減が重要**である．
- 心不全症状が出現している時期は，安静により心負荷を最小限にし，薬剤による内科的治療を行う．
- 看護は，**全身状態の把握と安静の保持**が重要．
- 心不全を合併していることが多いので，NYHA心機能分類による評価や心臓超音波検査での心機能を把握し，心不全に対する内科治療，水分IN-OUTバランスに注意する．
- **心房細動の出現は一過性か慢性か，頻脈か徐脈か，自覚症状の有無**（動悸，失神，ふらつき）を把握する．
- **心房細動を合併している場合**は，**心内血栓の塞栓症状**（失神，片麻痺，上肢や下肢のチアノーゼ，腹痛など）に注意する．

術後

- 弁形成術後は，形成処置を施した弁尖に直接左室圧のストレスがかかることにより，人工弁置換術後は左室破裂のリスクがある．そのため，**術後血圧は**低めながら尿量が維持できる必要最小限の**90〜110mmHg程度で保つ**ようにする．

- 手術内容，術中の IN-OUT バランスにもよるが，無輸血の短時間手術の場合，血管内脱水の状態で ICU に帰室することが多い．
- ICU 帰室直後は，細胞外液による輸液負荷を高用量（200〜400mL/時）で開始し，中心静脈圧や体血圧を観察しながら，徐々に輸液速度を 100mL/時程度まで落としていく．
- ドレーンからの出血量を場所ごと（心嚢，胸骨下，胸腔）に観察・記録する．
- **短時間での大量出血（300mL/時以上）や持続出血（150mL/時が 3 時間以上持続）**では，再開胸止血術を考慮する必要もあるため，医師に報告する．
- 出血量が少なくてもドレーンが凝血塊で閉塞し，心タンポナーデとなる場合もあり，注意する．バイタルサイン（血圧，脈拍），ACT を観察・記録．
- 血圧，脈拍の安定，出血量の減少，意識の回復が確認できたら，人工呼吸の設定のウィーニングを開始し，CPAP モードでの動脈血ガスデータが良ければ抜管する．
- 術後に心房細動に移行した場合には，バイタルサイン（血圧，心拍数）を確認し，医師に報告する．
- 心房細動への移行の背景に脱水，出血，急な運動負荷，低酸素，疼痛などが原因として関与していることがあり，必要に応じて対症療法を行う．
- 頻脈に対しては薬物療法（β遮断薬，カルシウム拮抗薬）を行い，心房細動が持続する場合には抗凝固療法（ヘパリン持続点滴静注）を行う．電気的除細動を試みることもある．
- 術後 24 時間以上の覚醒遅延，けいれんの頻回の出現，瞳孔異常，病棟帰室後の失神，ろれつが回らない，片麻痺出現では術後脳梗塞を疑い，医師に報告する．頭部 CT 検査や MRI 検査を行い，原因検索を行う．

- 上肢や下肢のチアノーゼ，疼痛，末梢動脈触知不良では四肢への急性動脈閉塞を疑い，医師に報告する．

ケアのポイント

心負荷の軽減
- **水分管理**と**内服管理**を行う．
  - 水分管理：水分制限の遵守．口渇が強い場合は氷片の摂取や冷水での咳嗽で対処．
  - 内服管理：内服薬の確実な与薬．

体位の工夫
- 肺うっ血がある場合には呼吸困難を緩和するため，体位をファーラー位（p.54 参照）あるいはセミファーラー位にする．
- またはオーバーテーブル・枕を用意し，半坐位で寄りかかれるようにする．

治療の実施
<輸液・薬物管理>
- 強心薬，血管拡張薬などの循環器治療薬の持続静注，利尿薬，抗不整脈薬の静注を行うため，確実なライン管理を行い，安全に患者に投与する．

<呼吸管理>
- 手術前後ともに指示された酸素療法を実施する．術直後は人工呼吸管理を行う．
- 循環が安定し，出血量が少なく，意識覚醒が確認できたら，人工呼吸の離脱に向けてウィーニングを開始する．

<不整脈管理>
- 僧帽弁膜症は心房細動が多くみられる．
- 抗不整脈薬を使用する場合には，安全かつ確実な投与，手術中に留置した一時ペーシングワイヤーによるペーシングを行う場合には，設定の把握とペーシングフェラーの有無を観察する．

<ドレーン管理>

- 手術後の出血量の情報,貯留した血液の排出のために必要である.
- ドレーンからの出血量が多い場合は,多いドレーンの位置(心嚢内,胸骨下,胸腔)と出血量(15分,30分,1時間での出血量)を正確に把握・記録する.
- 出血量が少なくても中心静脈圧の上昇や血圧の低下,頻脈出現,動脈血液ガスでの乳酸値上昇,アシドーシスがみられる場合にはドレーン閉塞と心タンポナーデを疑い,対処する.

◆文献

1) 循環器病の診断と治療に関するガイドライン合同研究班:弁膜疾患の非薬物治療に関するガイドライン(2012年改訂版).日本循環器学会,2012.
   http://www.j-circ.or.jp/guideline/pdf/JCS2012_ookita_h.pdf より 2019 年 10 月 1 日検索
2) 今中和人:僧帽弁疾患―僧帽弁狭窄症.新心臓血管外科テキスト(安達秀雄・編),p.171-177,中外医学社,2016.
3) 泉 千里:僧帽弁狭窄症 内科.今日の心臓手術の適応と至適時期,1版(吉川純一・監),p.119-129,144-145,文光堂,2011.
4) 小野 稔:僧帽弁疾患.新体系看護学全書 成人看護学③ 循環器,第5版(石坂信和・編),p.237-241,メヂカルフレンド社,2018.
5) Ben Farhat M, Ayari M, Maatouk F, et al: Percutaneous balloon versus surgical closed and open mitral commissurotomy: seven-year follow-up results of a randomized trial. Circulation 97: 245-250, 1998.
6) 落合慈之(監):循環器疾患ビジュアルブック,第2版,p.124-125,学研メディカル秀潤社,2017.

僧帽弁閉鎖不全症

僧帽弁閉鎖不全症（MR）の概要

- MR は，心臓の収縮期に僧帽弁が閉鎖しきれず，左心室から左心房に血液が逆流し，肺うっ血を来す疾患である．

病因

- 僧帽弁は，前尖と後尖の 2 枚の弁葉が，それらを全周取り巻く弁輪に付着・固定され，左心室へは腱索を介して乳頭筋へとつながる構造をしており，それらの協調運動の異常が病因となる．
- 腱索や弁尖の器質的異常による **器質性 MR** と，左室機能不全や左心房拡大による **機能性 MR** に大きく分けられる[1)2)]．

器質性 MR

＜腱索の異常＞
- 腱索の延長・断裂により，弁尖が左心房側へ反転（逸脱）する．
- **MR の原因として最も多い．**

＜弁尖の異常＞
- リウマチ性による弁尖肥厚，マルファン症候群による弁尖変性，感染性心内膜炎による弁尖破壊，先天性による形態異常が挙げられる．

＜乳頭筋の異常＞
- 急性心筋梗塞後の乳頭筋断裂，アミロイドーシス，外傷．

機能性 MR

＜弁輪拡大＞
- 左心房拡大による弁輪拡大．

<テザリング>

- 虚血性心筋症, 拡張型心筋症, 心サルコイドーシスなどによる左室の拡大や機能低下.
- カーペンターによって提唱された機能的分類が広く用いられている(**表1**)[1)3)4)].

病態

- 左心室から左心房へ逆流を起こすために, MS(p.452参照)と類似した病態を示す. 左心房の容量負荷がかかり, 逆流が高度になると左心房圧が上昇し, 肺静脈圧の上昇(肺高血圧症)が起きる.
- 左心房拡大, 心房細動が生じ, しばしば左心房内血栓を形成する. 逆流が進行すると心拍出量が低下し, 肺高血圧から右心系が拡大して三尖弁逆流を生じる[1)].

症状

- 慢性の場合, 無症状での経過が多いが, 心拍出量が低下するとMSと同様, 低心拍出による易疲労感と, 肺うっ血による労作時息切れが起きる.
- 増悪するとうっ血性心不全となり, 肺水腫, 下肢浮腫, うっ血肝, 腹水貯留も来し, 心房細動が合併すると血流うっ滞から左心房内, 特に左心耳内に血栓を形成しやすい.

表1 ◆ カーペンター分類

type I	弁運動は正常. 機能性MRの弁輪拡大と, 器質性MRの感染性心内膜炎による弁尖穿孔・破壊が含まれる
type II	過剰な弁運動(弁尖逸脱). 器質性MRの腱索の延長・断裂, 急性心筋梗塞後の乳頭筋断裂が含まれる
type III a	拡張期の弁運動制限. リウマチ性による弁尖肥厚, 交連癒合, 腱索肥厚・癒合が含まれる
type III b	収縮期の弁運動制限(テザリング). 虚血性心筋症, 拡張型心筋症, 心サルコイドーシスが含まれる

(文献4を参考に作成)

- 血栓が遊離すると，血栓塞栓症（脳梗塞，四肢の急性動脈閉塞など）を引き起こす[1]．
- 感染性心内膜炎による腱索断裂，急性心筋梗塞による乳頭筋断裂で急性の僧帽弁閉鎖不全を来した場合，急性の肺水腫，重症心不全となり，緊急手術を要する[1]．

検査・診断

胸部 X 線検査
- 左心室，左心房の拡大による心胸郭比の増大，肺うっ血による肺血管陰影の増強，胸水貯留がみられる[1]．

心電図
- 左房負荷による I 誘導での二峰性の僧帽性 P 波，V_1 誘導での 2 相性 P 波を多く認める．
- 進行すると過半数が**心房細動**を呈する[1]．

経胸壁心臓超音波検査
- 僧帽弁逆流の位置と原因（弁尖の逸脱や断裂腱索，弁輪拡大やテザリングによる接合不全）を認める．
- カラードプラで，収縮期に左心室から左心房へ逆流する血流ジェットを認める[1]．

経食道心臓超音波検査
- 僧帽弁逆流の部位と原因について，より正確に同定できる．
- 3D 画像により僧帽弁の 3 次元の動的形態を把握でき，具体的な手術プランの構築に役立てることができる[3]．

治療

内科治療
- 僧帽弁狭窄症と同様である (p.454 参照).

手術適応
- MR が高度であることが,手術適応の第一条件となる.
  - 急性 MR:内科治療で血行動態の改善が得られない場合,緊急手術適応となる.
  - 慢性 MR:左室機能低下が進行し始める前に手術を施行することが重要である.
- **症状,心機能障害,心房細動,肺高血圧の4つが手術適応を検討するポイント**となる.
- 症状があれば基本的に手術適応であり,無症状であっても心機能障害があれば手術適応となる.

用いられている基準
- 左室駆出率 (EF) ≦60% あるいは
- 左室収縮末期径 (LVDs) ≧40mm

- 心房細動や肺高血圧症があれば,心機能障害がなくとも手術適応となる[1].

手術治療
- 僧帽弁形成術 (MVP),僧帽弁置換術 (MVR),経カテーテル的僧帽弁接合修復術 (MitraClip) の3つがある.

＜僧帽弁形成術 (MVP)＞
- 抗凝固療法が不要なだけではなく,人工弁機能不全・人工弁感染などの遠隔期リスクを回避でき,術後の左室機能を良好に保てるため第一選択である (現在では,約 90% の症例で行われている).

- ただし，弁の硬化や弁輪の石灰化が高度の症例，リウマチ性の症例，感染性心内膜炎で弁破壊が高度の症例，機能性MRの症例では形成術の成績は良くない[1]．

<僧帽弁置換術（MVR）>
- 前尖・後尖を完全に切除して人工弁を植込むMVRは，弁の変性・硬化・破壊や弁輪石灰化が高度である症例に行う．
- 弁尖や腱索に変性や硬化が及んでいなければ，弁尖や腱索を温存し，乳頭筋と弁輪の連続性を維持して人工弁を植込むMVRを行うと，遠隔期の左室機能の維持に有効とされる[1]．
- 僧帽弁位の人工弁の選択においては，生体弁の耐久性が大動脈弁位（15〜20年）と比較して8年程度と短く，注意が必要である．

<経カテーテル的僧帽弁接合修復術（MitraClip）>
- 高齢等ハイリスクで開心術が困難なMRや，治療方針の選択で統一した見解が得られていない機能性MRに対して，本治療に期待が集まっている．
- 2018年4月より日本でも導入された．カテーテルによって誘導したクリップを用いて，僧帽弁前尖と後尖の接合の悪い部分を寄せ合わせる．
- 経皮的に大腿静脈穿刺で行う治療であり，人工心肺も不要で低侵襲なことが最大の利点である[1]．

観察のポイント

術前
- 僧帽弁狭窄症（MS）と同様に，**心不全，心房細動，塞栓症に対する予防・軽減が重要**である（p.457参照）．
- テザリングによる虚血性MR，乳頭筋断裂による急性MRの場合は冠動脈病変を把握し，胸部症状，心電図変化にも注意する．

術後

- 弁形成術後は形成処置を施した弁尖のストレス軽減のため，人工弁置換術後は左室破裂のリスク予防のため，MSと同様に**術後血圧は90～110mmHg程度で保つ**ようにする．
- ICU帰室後のドレーンからの出血量の観察，不整脈，脳梗塞への対応はMSと同様である（p.457参照）．

ケアのポイント

- 心負荷の軽減，体位，治療の実施はMSと同様である（p.459参照）．
- 乳頭筋断裂においては循環補助と心負荷軽減のため，大動脈バルーンパンピング（IABP）補助を行っている場合もあり，安全な管理を行う（p.267参照）．

◆ 文献

1) 長岡英気・他：僧帽弁疾患―僧帽弁閉鎖不全症．新心臓血管外科テキスト（安達秀雄・編）．p.178-184，中外医学社，2016．
2) 阿部幸雄：僧帽弁閉鎖不全症の形態評価 機能性僧帽弁逆流（心室性および心房性）．Heart View 23：24-30，2019．
3) 渡辺弘之：3次元心エコー図を術中エコーに活用する．今日の心臓手術の適応と至適時期（吉川純一・監）．p.144-145，文光堂，2011．
4) Carpentier A：Cardiac valve surgery − the "French correction"．J Thorac Cardiovasc Surg 86：323-337，1983．

Memo

大動脈弁狭窄症

大動脈弁狭窄症(AS)の概要

- 近年では,リウマチ性によるASは少ない.若年層では,本来三枚ある弁が生まれつき二枚しかない二尖弁の割合が高い.
- 高齢者では,加齢や動脈硬化による退行性変化によるものが多い.
- 左心室は圧負荷を受け**求心性の心筋肥大**を呈する.

症状

- 狭心痛,失神,心不全による息切れや運動能低下など.
- 重症例では,突然死のリスクが上がる.

検査・診断

- 心臓超音波検査・ドプラ検査により診断を行う.
- 狭窄があると通過する血流速度は速くなり,その流速から圧較差を求めることができる.

> ベルヌーイの式:圧較差=4×流速の2乗

- 大動脈弁口面積を計測し,重症度(表1)を評価.
- 理学所見や症状で示唆される重症度と一致しない場合は心臓カテーテル検査を行い,血行動態を評価.

表1 ◆ 大動脈弁狭窄症の重症度分類

	軽度	中等度	高度
連続波ドプラ法による最高血流速度(m/秒)	< 3.0	3.0〜4.0	> 4.0
簡易ベルヌーイ式による収縮期平均圧較差(mmHg)	< 25	25〜40	> 4.0
弁口面積(cm^2)	> 1.5	1.0〜1.5	< 1.0
弁口面積係数(cm^2/m^2)	−	−	< 0.6

(文献1, 2を参考に作成)

治療

- 治療の基本は人工弁置換術であるが，全身状態が不良で手術が困難な症例では，カテーテルによる治療や経動脈的に人工弁を挿入する．

大動脈弁置換術

- 大動脈弁置換術（AVR）で使用される人工弁は，大きく機械弁と生体弁に分類され，年齢や患者背景を考慮して選択される（表2）．

＜大動脈弁置換術後の抗凝固療法＞

- アスピリン．
  - 抗血小板薬．
  - 出血を伴う処置の際は7日前から休薬．
- ワルファリン．
  - ビタミンKの働きを阻害して凝固を抑制する．
  - PT-INRで2.0〜3.0にコントロールする．
  - ビタミンKを多く含む食品（納豆，クロレラなど）の摂取を控える．
  - 出血を伴う処置の際は3〜5日前から休薬し，可能であればヘパリンに置換する．

表2 ◆ 機械弁と生体弁の特徴

	メリット	デメリット
機械弁	・耐久性に優れている ・比較的小さなサイズの弁輪径に対応でき，小児を含めた若年者に対するAVRの第一選択となる	・人工弁関連の血栓塞栓症を予防するため，抗凝固療法（ワルファリン）が必要となる ・抗凝固療法により，妊娠・出産が困難である
生体弁	・抗血栓性に優れており，抗凝固療法は術後急性期のみ行われる	・耐久性は機械弁に劣り，一般に10〜15年の耐久性とされる ・若年者ほど劣化が速いことから，生体弁の適応は一般に65歳以上とされる ・挙児希望のある女性では，若年でも選択されることがある ・透析患者では，弁の石灰化が早期に進行することが知られており，注意を要する

バルーン大動脈形成術

- バルーン大動脈形成術（BAV）は，**バルーンカテーテルを用いて狭窄下大動脈弁を拡張する治療**である．
- 逆流や再狭窄のリスクが高いことから限定的な適応にとどまっていたが，近年，リスクの高い血行動態の不安定な症例に，一時的な血行動態の改善を期待した弁置換術への橋渡し的な治療として見直されている．

経カテーテル大動脈弁置換術

- 経カテーテル大動脈弁置換術（TAVR）は，**カテーテルにより折りたたまれた生体弁を大動脈弁位で伸展し，固定**する（図1）．
- 大腿動脈からカテーテルを挿入する方法と，左肋間開胸で心尖部から左室腔内にカテーテルを挿入する方法がある．
- **開心術に比べて低侵襲**であり，現在は手術が困難なハイリスク症例が適応となっているが，今後その適応が拡大することが予想される．

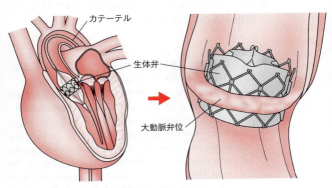

図1 ◆経カテーテル大動脈弁置換術
（文献1より引用）

観察・ケアのポイント

- 肥大した心筋は心筋酸素消費量が増加しており，手術時の心停止による心筋ダメージを生じやすい．
- 人工弁が冠動脈入口部の血流を妨げ，術後に虚血症状を来す可能性があるため心電図変化に注意し，**術前または手術終了時の心電図との変化を評価**．
- 可能であれば，術後に心筋逸脱酵素（CK-MB）の上昇の有無を確認し，上昇があればその後の推移をチェックする．
- AS が解除されたことで術後は高血圧を来しやすいが，後負荷の増大（血圧の上昇）は肥大心筋の負荷となるため**血圧のコントロールを行う**．
- 肥大心筋は左心室の拡張障害を来しやすく，左房からの血液の流入には不利な状態にある．このため適切な前負荷（輸液負荷）をかけるとともに，**心房収縮を重視して洞調律を維持**する．
- 頻脈を引き起こす薬剤の使用は避け，**体温の上昇にも注意**する．
- 上記の通り，肥大心筋に過度なカテコラミンを使用して，さらなる心収縮を促す治療は危険である．**術直後の血圧維持には，ノルエピネフリンが有用**．
- 人工弁置換術後は止血が確認されればヘパリンを開始するが，急ぐ必要はない．

◆文献

1) 落合慈之（監）：循環器疾患ビジュアルブック，第2版. p.133-136, 学研メディカル秀潤社，2017.
2) Bonow RO, et al : ACC/AHA 2006 guidelines for the management of patients with valvular heart disease : a report of the American College of Cardiology/American Heart Association Task Force on Practice Guidelines developed in collaboration with the Society of Cardiovascular Anesthesiologists endorsed by the Society for Cardiovascular Angiography and Interventions and the Society of Thoracic Surgeons. J Am Coll Cardiol 48：e1-148, 2006.

大動脈弁閉鎖不全症

大動脈弁閉鎖不全症（AR）の概要

- AR は，拍出した血液が左心室に逆流し，左室の容量負荷を生じる疾患である．
- 病因としては，**大動脈弁自体の異常によるものと大動脈基部の異常によるもの**がある（表1）．
- 急性のものと慢性のものに区別され，**慢性 AR では左室が拡大**する．
- 慢性 AR による左室拡大はある程度までは順応するのに対し，急性 AR では左室拡大はなく**急激に心不全に陥る**．

症状

- 肺水腫による咳，息切れ，動悸など．

検査・診断

- 心臓超音波検査により重症度や原因の検索を行う．
- 大動脈病変の確認のための CT 検査や，心機能・冠動脈形態の評価のための心臓カテーテル検査を必要に応じて施行する．

治療

- 治療は，**薬物治療**と**外科的治療**に分けられる．
- AR の治療ガイドライン（弁膜疾患の非薬物治療に関するガイドライン）を**図1**[1)2)]に示す．

表1 ◆ 大動脈弁閉鎖不全症の病因

大動脈弁自体の異常	大動脈基部の異常
・二尖弁 ・動脈硬化 ・感染性心内膜炎 ・高安病 ・外傷性	・結合織異常（マルファン症候群など） ・大動脈解離 ・ベーチェット病 ・加齢による大動脈拡大

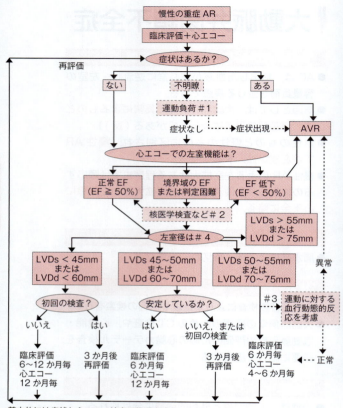

基本的には症状と心エコー検査で経過を追う.
#1: 臨床症状に乏しい場合には運動負荷時に症状の確認を行うという選択もある.
#2: 臨床所見と心エコー検査所見に隔たりがある時や,境界域のEFの場合には核医学検査や超高速CT, MRI, 左室造影や血管造影を含む心臓カテーテル検査が有用である.
#3: 左室の中等度拡大の場合には運動負荷時の反応を見るのも有用である.
#4: 左室径については欧米での報告をもとに記述した.しかし,体格の小さな患者では,慎重な臨床的判断により,より小さな値の適用を考慮する必要もある.
LVDd=左室拡張末期径, LVDs=左室収縮末期径.

図1 ◆慢性重症ARの管理計画(重症AR:3〜4度の逆流)
(文献1を参考に作成)

● 外科治療の適応となるのは,症状があるものと心機能の低下(EF < 50%)がみられるものである.

- 一方で,手術適応ではないものが薬物治療により内科的管理の対象となるが,ここでは主に左室拡大の程度により臨床評価の間隔を定めている.

薬物治療
- 降圧治療による左室後負荷の軽減と心筋保護が中心で,アンジオテンシン変換酵素(ACE)阻害薬,アンジオテンシン受容体拮抗薬(ARB)を投与.
- **中等度以上の逆流では,感染性心内膜炎の予防も重要**となる.

外科治療
- **大動脈弁置換術,大動脈弁形成術**があるが,大動脈弁形成術は自己弁の形態がある程度保たれている必要があり,人工弁置換術による治療が多い.

<大動脈弁置換術>
- 大動脈弁置換術(AVR)の大動脈弁輪径は大きいことが多く,十分なサイズの人工弁での置換が可能なことが多い(詳細は p.468 参照).

<大動脈弁形成術>
- 自己の大動脈弁を吊り上げたり,心膜を用いて弁尖を延長したりすることで逆流を制御する.
- 大動脈基部の拡大を伴うケースでは,同時に大動脈基部を人工血管で置換するリモデリング法と,レイムプランテーション法がある(**図2**)[3].

観察・ケアのポイント
- 大動脈基部の再建を伴う手術では,吻合が複雑で出血のリスクが高まるため,**血圧の上昇に注意し,活性凝固時間(ACT)をチェック**し,必要があればプロタミン投与を行う.
- **急性 AR では,左心室の収縮能は保たれている**ことが多く,収縮に見合ったカテコラミン使用と輸液管理で対応できることが多い.

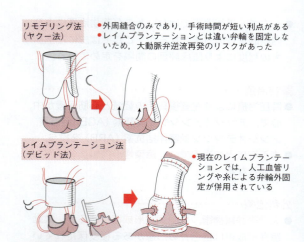

図2 ◆ 大動脈弁形成術
(文献2より引用)

- **慢性ARでは左室は拡大し，収縮能は低下している**ため，やや高めの前負荷とカテコラミンによる心収縮のサポート，高めの心拍数が必要である．
- 低心機能に対して後負荷を軽減するため，血管拡張薬を用いて血圧を管理する．

◆文献

1) Bonow RO, et al : ACC/AHA 2006 guidelines for the management of patients with valvular heart disease: a report of the American College of Cardiology/ American Heart Association Task Force on Practice Guidelines (writing Committee to Revise the 1998 guidelines for the management of patients with valvular heart disease) developed in collaboration with the Society of Cardiovascular Anesthesiologists endorsed by the Society for Cardiovascular Angiography and Interventions and the Society of Thoracic Surgeons. J Am Coll Cardiol 48: e1-148, 2006.
2) 日本循環器学会：弁膜疾患の非薬物治療に関するガイドライン（2012年改訂版）．日本循環器学会，2012.
3) 倫生会みどり病院ホームページ．
http://midori-hp.or.jp/valvular-disease/aorticregurgitation より2019年9月3日検索

血圧異常

血圧異常の概要

- 血圧とは，心臓から送り出された血液が動脈の内壁を押す力である．100mmHgの血圧とは，水銀柱を100mmまで押し上げる力に相当する．
- **血圧の調節**は**心拍出量**と**血管抵抗**で表され，心拍出量は心臓のポンプ機能と循環血液量，血管抵抗は血管の太さや硬さとの関連が強い(p.22参照)．
- **ホルモン（昇圧系・降圧系）による調節**や**自律神経（交感神経・副交感神経），腎臓による水分とナトリウム排泄調節**も重要である．
- 高血圧とは血圧が高い病態であり，わが国の高血圧患者数は4,300万人と推定されている．
- 血圧が高くなるほど，心血管病，脳卒中，心筋梗塞，慢性腎臓病（CKD）などの罹患リスクおよび死亡リスクが高くなることが知られており，わが国における高血圧に起因する死亡者数は年間約10万人と推定されている．

血圧値と記載例
- 心臓が収縮した時の値：「収縮期血圧」または「最高血圧」
- 心臓が拡張した時の値：「拡張期血圧」または「最低血圧」
- 血圧値の記載例：120/80mmHg

症状

- 特徴的な自覚症状はほとんどなく，時に頭痛，めまい，肩こりなどを訴える程度である．
- ただし，症状を放置すると動脈硬化が進み，心筋梗塞や脳卒中などの原因になることから，サイレントキラーと呼ばれる．

診断

本態性高血圧

- 成人における血圧値の分類を**表1**[1)]に示す．
- 繰り返しの診察室の測定で**収縮期血圧が140mmHg以上**，あるいは**拡張期血圧が90mmHg以上**で高血圧と診断するが，高血圧の判定では診察室血圧より家庭血圧を優先し，**家庭血圧が135/85mmHg以上**を高血圧とする．
- 血圧値が140/90mmHgを超えると，脳卒中あるいは心血管病のリスクが有意に高いことが，わが国の前向き疫学研究でも証明されている．
- **高齢者には，（孤立性）収縮期高血圧が多い**傾向にある．

＜白衣高血圧＞

- **診察室血圧は高血圧だが，家庭血圧など診察室外血圧は正常域血圧を示す**状態である．治療の要否については他の危険因子，標的臓器障害を考慮して決定する．

表1 ◆ 成人における血圧値の分類

分類	診察室血圧（mmHg）			家庭血圧（mmHg）		
	収縮期血圧		拡張期血圧	収縮期血圧		拡張期血圧
正常血圧	<120	かつ	<80	<115	かつ	<75
正常高値血圧	120〜129	かつ	<80	115〜124	かつ	<75
高値血圧	130〜139	かつ/または	80〜89	125〜134	かつ/または	75〜84
Ⅰ度高血圧	140〜159	かつ/または	90〜99	135〜144	かつ/または	85〜89
Ⅱ度高血圧	160〜179	かつ/または	100〜109	145〜159	かつ/または	90〜99
Ⅲ度高血圧	≧180	かつ/または	≧110	≧160	かつ/または	≧100
（孤立性）収縮期高血圧	≧140	かつ	<90	≧135	かつ	<85

（文献1より引用）

Memo

<白衣現象>
- 高血圧患者のうち，**診察室血圧が診察室外血圧，24時間自由行動下血圧より高値**である場合を指す．危険因子や標的臓器障害を考慮して，降圧薬治療を強化するか決定する．

<仮面高血圧>
- **診察室血圧は正常だが，診察室外血圧や自由行動下血圧は高血圧**である状態であり，朝の血圧上昇や降圧薬の薬効持続時間が不十分であることが原因となる．これも心血管病のリスクであり，臓器障害の有無を評価する．

<早朝高血圧>
- **早朝起床後の血圧が特異的に高い状態である**．
- 早朝起床前後に急激に血圧が上がる**モーニングサージ型**と，夜間高血圧から移行する**夜間高血圧型**があり，どちらも心血管病のリスクとされている．
- 自律神経の調節や降圧薬の薬効持続時間が不十分であることが原因となるが，睡眠時無呼吸との関連も重要である．

二次性高血圧
- **特定の原因による高血圧**を指し，高血圧患者全体の10%以上が二次性高血圧と考えられている．
- 頻度の高いものとしては，**腎実質性高血圧，原発性アルドステロン症，腎血管性高血圧，睡眠時無呼吸症候群**などがある．

<原発性アルドステロン症>
- 副腎の腺腫や過形成からのアルドステロンの過剰分泌が原因で，高血圧を発症する病態である．
- 治療抵抗性の高血圧や低カリウム血症から気づかれることが多いが，見落とされているケースの多さが指摘されており，高血圧患者の5〜10%前後を占めるとの報告もある．

- 診断は，血漿レニン活性（PRA）と血漿アルドステロン濃度（PAC）をスクリーニングに用い，アルドステロン-レニン比（ARR）＞200，PAC＞120pg/mLを陽性と判断し，陽性の場合は画像診断や，カプトプリル試験など負荷試験を行う．
- 確定診断されれば，治療は一側性病変では副腎摘出術の適応となるが，両側性病変や患者が手術を希望しない場合は，アルドステロン拮抗薬および他の降圧薬との併用を行う．

治療

- 治療の目的は，高血圧の持続によって起こりうる心血管病の発症・進展・再発を抑制し，生命予後を改善することである．
- 治療は生活習慣の修正と降圧薬治療があるが，降圧薬開始時期は初診時の高血圧管理計画に基づき，心血管病リスク層別化を行った上で決定される．
- **降圧目標は診察室血圧で 130/80mmHg 未満**とするが，**表2**[1]のように，年齢や糖尿病，タンパク尿陽性の慢性腎臓病（CKD）の有無，脳血管障害・冠動脈疾患の有無によって決められる．

表2 ◆ 降圧目標

	診察室血圧（mmHg）	家庭血圧（mmHg）
・75歳未満の成人 ・脳血管障害患者（両側頸動脈狭窄や脳主幹動脈閉塞なし） ・冠動脈疾患患者 ・慢性腎臓病患者（タンパク尿陽性） ・糖尿病患者 ・抗血栓薬服薬中	＜130/80	＜125/75
・75歳以上の高齢者 ・脳血管障害患者（両側頸動脈狭窄や脳主幹動脈閉塞あり，または未評価） ・慢性腎臓病患者（タンパク尿陰性）	＜140/90	＜135/85

（文献1より改変引用）

- 生活習慣の修正は,全ての患者での基本であり,高血圧発症予防のみならず,降圧薬開始後も薬の効果をより有効にするためにも重要である(**表3**)[1].
- 降圧薬の第一選択薬は,カルシウム拮抗薬,アンジオテンシン受容体拮抗薬(ARB),アンジオテンシン変換酵素(ACE)阻害薬,利尿薬,β遮断薬(αβ遮断薬を含む)の5種類(**主要降圧薬**と呼ぶ)で,心血管病抑制効果が証明されているが,その効果の多くは,薬剤の種類よりも降圧度によって規定されている(**表4**)[1].

表3 ◆ 生活習慣の修正項目

- 食塩制限 6g/日未満
- 野菜・果物の積極的摂取*:飽和脂肪酸,コレステロールの摂取を控える:多価不飽和脂肪酸,低脂肪乳製品の積極的摂取
- 適正体重の維持:BMI(体重 [kg] ÷ 身長 [m]^2) 25 未満
- 運動療法:軽強度の有酸素運動(動的および静的筋肉負荷運動)を毎日30分,または180分/週以上行う
- 節酒:エタノールとして男性20〜30mL/日以下,女性10〜20mL以下に制限する
- 禁煙

生活習慣の複合的な修正は,より効果的である

＊:カリウム制限が必要な腎障害患者では,野菜・果物の積極的な摂取は推奨しない.肥満や糖尿病患者などエネルギー制限が必要な患者における果物の摂取は,80kcal/日程度にとどめる

(文献1より引用)

表4 ◆ 主要降圧薬の積極的適応

	Ca拮抗薬	ARB/ACE阻害薬	サイアザイド系利尿薬	β遮断薬
左室肥大	●	●		
LVEFの低下した心不全		●[*1]	●	●[*1]
頻脈	(非ジヒドロピリジン系)			●
狭心症	●			●[*2]
心筋梗塞後		●		●
蛋白尿/微量アルブミン尿を有するCKD		●		

＊1:少量から開始し,注意深く漸増する　＊2:冠攣縮には注意

(文献1より引用)

観察のポイント

- 病歴聴取のポイントとして，**高血圧歴と治療歴，家族歴や妊娠高血圧の有無，生活習慣，精神心理状態**など，患者の全体像を把握するように努める．
- 二次性高血圧を示唆する情報としては，**肥満，睡眠状態（睡眠時無呼吸症候群の有無），腎臓病，薬剤（非ステロイド性抗炎症薬，漢方薬，経口避妊薬など）使用歴，発作性の血圧上昇や動悸，発汗，頭痛，脱力，周期性四肢麻痺，多尿**などが重要である．
- 臓器障害としては，脳血管障害，心臓病，腎臓病，末梢動脈疾患が重要である．
- **血圧の高度上昇（180/120mmHg以上）**により，脳，心臓，腎臓，大血管などに急性の障害が生じる場合を**高血圧緊急症**という．

ケアのポイント

高齢者高血圧

- 超高齢化社会が進む中，**高齢者高血圧の特徴を把握する**ことが重要である．
- 収縮期血圧が上昇し，脈圧が増加する．
- 原因：動脈硬化により太い動脈の弾力性が減少し，伸展性が低下する．
- 起立性低血圧や食後低血圧が起こりやすい．
- 原因：血圧を一定に維持する神経機能（圧受容体反射）が低下している．

···Column···

高血圧緊急症

高血圧性脳症，急性大動脈解離，肺水腫，急性冠症候群，褐色細胞腫クリーゼ，子癇や重症高血圧を伴う妊娠などが該当し，直ちに入院とし，降圧治療を始めなければならない状態である．

- 白衣高血圧・白衣現象の頻度が高く，降圧薬過剰投与のリスクが高い．
- 高齢者では代謝機能の低下により，薬剤の体内蓄積が起こりやすく，降圧薬過剰投与のリスクとなっている．

アドヒアランス向上の工夫
- 治療効果を高めるためには，高血圧の正しい理解と生活習慣の修正に取り組み，必要な薬剤をきちんと継続服薬してもらうことが重要である．
- そのためには，**服薬の錠数・回数を少なくする処方**の工夫や，**患者と医療者が良好なパートナーシップが取れる体制づくりが重要**とされる．

◆文献
1) 日本高血圧学会高血圧治療ガイドライン作成委員会（編）：高血圧治療ガイドライン2019．p.18, 53, 64, 77．日本高血圧学会，2019．

Memo

大動脈瘤

大動脈瘤の概要

- 大動脈壁が全周性（紡錘状瘤），または局所性（嚢状瘤）に拡大した状態（図1）[1]であり，正常径の1.5倍を超えて拡大した場合を大動脈瘤と定義される（胸部45mm以上，腹部30mm以上）．
- 大動脈壁の3層構造が維持された**真性大動脈瘤**や，慢性解離に伴う**解離性大動脈瘤**，吻合部の破綻による**仮性大動脈瘤**，または**感染性大動脈瘤**や**炎症性大動脈瘤**などがある．

症状

- 多くは無症状である．
- 弓部〜下行大動脈に瘤がある場合，**反回神経の圧迫による嗄声**が生じたり，食道や気管支との交通による吐血・喀血等が生じる．

検査・診断

- 腎機能に問題がなければ，造影CT検査を撮影するのが望ましい．造影剤アレルギーがある場合は，MRI検査で代用が可能である．

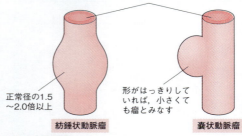

大動脈の正常径は胸部で約30mm，腹部で約20mm程度

正常径の1.5〜2.0倍以上
紡錘状動脈瘤

形がはっきりしていれば，小さくても瘤とみなす
嚢状動脈瘤

図1 ◆ 大動脈瘤
（文献1より引用）

治療

- 治療は,開胸または開腹下での**人工血管置換術**(**図2**)[1],もしくはステントグラフトを用いた**血管内治療**(EVAR)に大別される.
- 年齢や併存疾患,フレイルを考慮し治療法を決定.

手術適応

- 現行のガイドライン[2]では,胸部大動脈が60mm,腹部大動脈が50mmを超えた場合にClass Iの手術適応となる.
- しかし,45mmを超えて半年で5mm以上の拡大傾向がある症例や,50mm未満でもマルファン症候群などの結合織疾患には手術を考慮する.
- 囊状瘤や吻合部仮性瘤は,大きさにかかわらず手術適応となる場合が多く,破裂症例は速やかに治療適応となる.

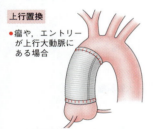

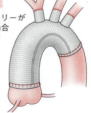

上行置換
- 瘤や,エントリーが上行大動脈にある場合

上行弓部置換
- 瘤や,エントリーが弓部にある場合
- 若年者の場合

上行基部置換
- 瘤や,エントリーが大動脈基部に及び,弁逆流がある場合

大動脈人工血管置換術の適応は,瘤や,エントリーが上行大動脈,上行大動脈弓部,大動脈基部にまで高度に進行した状態である

図2 ◆ 人工血管置換術
(文献1より引用)

人工血管置換術

- 上行～弓部の人工血管置換術では，低体温循環停止下に脳灌流法を用いて手術するため，侵襲が大きくなる．
- 下行置換術もしくは胸腹部置換術において，前脊髄動脈への供血路であるアダムキービッツ動脈を再建する場合がある．

血管内治療（図3）[3]

- 血管内治療は低侵襲という利点がある一方で，ランディングゾーンの確保や術後の**エンドリーク**（図4）の問題がある[4]．
- 瘤化した血管は残存するため，遠隔期の瘤径拡大に対する再治療は，人工血管置換術と比べて多い．

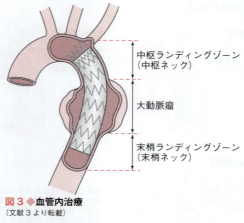

図3 ◆ 血管内治療
（文献3より転載）

Memo

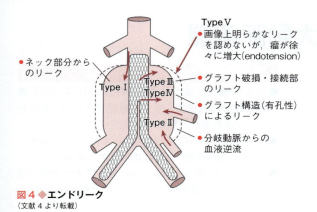

図4 ◆ エンドリーク
（文献4より転載）

観察・ケアのポイント

- **低体温循環停止症例**では，**術後の覚醒遅延**が認められる場合がある．
- **下行または胸腹部置換術**では，術後脊髄梗塞に伴う対麻痺の可能性があるため，**下肢の動きに注意**．
- 術後でも対麻痺が発生した場合は，脊髄ドレナージの適応となる場合がある．
- 弓部大動脈周囲には反回神経があり，弓部置換術後は嗄声の発生リスクがある．**嗄声は誤嚥の原因**となり得るため，経口摂取の中止や経管栄養への変更，嚥下リハビリテーションの介入を検討する．

◆文献

1) 落合慈之（監）: 循環器疾患ビジュアルブック，第2版．p.305-313, 学研メディカル秀潤社，2017．
2) 日本循環器学会: 動脈瘤・大動脈解離診療ガイドライン（2011年改訂版）．日本循環器学会，2011．http://www.j-circ.or.jp/guideline/pdf/JCS2011_takamoto_h.pdf より2019年6月13日検索
3) 飯田泰功・志水秀行: 新心臓血管外科テキスト（安達秀雄編）．p.545, 中外医学社，2016．
4) 飯田泰功・志水秀行: 新心臓血管外科テキスト（安達秀雄編）．p.547, 中外医学社，2016．

大動脈解離

大動脈解離の概要

- 大動脈解離とは大動脈壁が中膜のレベルで2層に剥離した状態で，多くの症例で裂け目（エントリー）があるが，稀にない症例もある．
- スタンフォード分類とドベーキー分類が存在し（表1），臨床的に重要なのは前者である．
- 多くの死亡原因は，破裂（心タンポナーデや胸腔への出血）と臓器灌流不全（心筋梗塞や脳梗塞等）である．

症状

- 激しい背部痛や心窩部痛で発症することが多い．

表1 ◆ 大動脈解離の分類（スタンフォード分類とドベーキー分類）

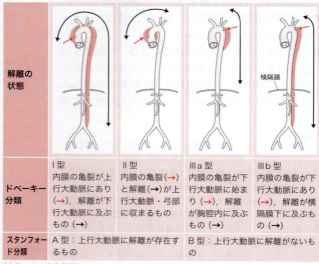

解離の状態				横隔膜
ドベーキー分類	I型 内膜の亀裂が上行大動脈にあり（→），解離が下行大動脈に及ぶもの（→）	II型 内膜の亀裂（→）と解離（→）が上行大動脈・弓部に収まるもの	IIIa型 内膜の亀裂が下行大動脈に始まり（→），解離が胸腔内に及ぶもの（→）	IIIb型 内膜の亀裂が下行大動脈にあり（→），解離が横隔膜下に及ぶもの（→）
スタンフォード分類	A型：上行大動脈に解離が存在するもの		B型：上行大動脈に解離がないもの	

（文献1より改変引用）

診断

- **造影CT検査が有用**である．
- 心臓超音波検査で大動脈弁逆流の有無や，心電図検査で冠動脈閉塞の有無を確認する．

治療

- 術前に造影CT検査で解離の範囲やエントリーの位置を確認し，術式を決定する．
- **スタンフォードA型は緊急手術の適応**であり，基本的にエントリー切除を目的とした術式が選択．
- スタンフォードB型は保存的加療が選択され，血圧を100～120mmHg程度に保ち，疼痛コントロールと数日間の絶対安静が必要である．
- スタンフォードB型でも，破裂や臓器灌流不全を伴う症例では緊急手術の適応となり，現在はステントグラフト留置術が多く行われている．
- 慢性期に血管径の拡大を認める症例は**解離性大動脈瘤**と診断され，60mmを超える症例や拡大傾向の症例では，人工血管置換術またはステントグラフト留置術を検討する（p.484参照）．

観察・ケアのポイント

- **低体温循環停止症例**での**術後の覚醒遅延**や，弓部置換術後の嗄声は，大動脈瘤（p.485）と同様である．
- 術前からの臓器灌流不全が継続する場合や，術後に新規に発生する場合がある．術後の**下肢運動障害（対麻痺）や四肢麻痺（脳梗塞），下肢虚血や腹痛（上腸間膜動脈虚血）等に注意**する．

◆文献
1）落合慈之（監）：循環器疾患ビジュアルブック，第2版．p.311．学研メディカル秀潤社，2017．
2）循環器病の診断と治療に関するガイドライン合同研究班：大動脈瘤・大動脈解離診療ガイドライン（2011年改訂版）．日本循環器学会，2011．

急性動脈閉塞症

急性動脈閉塞症の概要

- 急激な血行遮断により末梢領域の神経, 筋, 皮膚が虚血状態となるため, **適切な血行再建を行わない限り, 最終的には壊死に陥る**ことが多い.
- 虚血の進展が患肢だけでなく患者の生命も脅かすことがあり, **血流が再開した場合でも局所および全身に障害(再灌流障害)が進行**する.
- 側副血行路の有無に応じて, 虚血肢の重症度が決まる.
- **組織の虚血性変化が不可逆的になるのは発症後6〜8時間**とされ, この間に血行が再開されれば救肢の可能性が高い(**救肢のゴールデンタイム**).

病因

- **病因は塞栓(塞栓症), または血栓(血栓症)である.**
- 塞栓症の原因:中枢の心臓や大血管, 末梢動脈に由来する. 塞栓源は心房細動による心原性塞栓が最も多いが, 末梢動脈瘤由来も稀にある.
- 血栓症の原因:閉塞性動脈硬化症(ASO)やバージャー病などの病変血管部位に, 脱水などを契機に急性に血栓が形成される場合や, グラフト血栓症, 外傷, 動脈解離などがある.

検査・診断

- 急激に発症した**5P(表1)**[1]から本症を疑う.

表1 ◆ 急性動脈閉塞症の5P

- Pain:疼痛
- Pale:皮膚蒼白
- Pulselesness:動脈拍動消失
- Paresthesia:知覚鈍麻
- Paralysis:運動麻痺

(文献1を参考に作成)

- ドプラ血流計を用いた末梢血流（動脈・静脈）シグナルの聴取を行う．
- 下肢動脈超音波検査，造影 CT 検査，MRI 検査での画像評価を行う．
- 心電図，凝固線溶機能検査を行う．

治療

- 治療のアルゴリズムを図 1[1]に示す．
- 初期目標は，血栓の増大と虚血の悪化を防止することである．
- 禁忌でなければ，**診断確定時点でヘパリンを静注**する．
- 急性下肢虚血の転帰評価のために表 2[2]のような区分で，下肢生命の生存可能と危機を判別して重症度を判定する．
- 血行再建治療は，**カテーテル血栓溶解療法**（CDT）に代表される血管内治療と，**血栓塞栓摘除術**や**バイパス術**などの外科手術に分けられる．

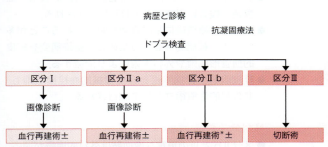

図 1 ◆ 急性下肢虚血診療のアルゴリズム
区分Ⅰ〜Ⅲは表 2 参照．＊施設によって画像診断を実施
（文献 1 より一部改変引用）

Memo

表2 ◆ 下肢の生存可能と危機の判別

区分	解説/予後	所見		ドプラ信号	
		感覚消失	筋力低下	動脈	静脈
Ⅰ. 生存可能	即時に危機はなし	なし	なし	聴取可能	聴取可能
Ⅱ. 危機的					
a. 境界型	直ちに治療すれば救済可能	軽度(足趾)またはなし	なし	(しばしば)聴取不能	聴取可能
b. 即時型	即時の血行再建により救済可能	足趾以外にも, 安静時疼痛を伴う	軽度〜中等度	(通常は)聴取不能	聴取可能
Ⅲ. 不可逆的	大幅な組織欠損, または恒久的な神経障害が不可避	重度, 感覚消失	重度, 麻痺(硬直)	聴取不能	聴取不能

(文献2を参考に作成)

血管内治療

- 血栓溶解療法では, CDTが血栓溶解薬の全身静脈投与より優れていることは, すでに確立している.
- 区分ⅠとⅡaの血栓症で時間に余裕があれば, 血管造影検査に引き続きCDTも選択される.
- 血栓溶解療法後に基礎病変が特定されることが多いため, 長期開存を得るためには基礎病変を経皮的血管形成術や外科手術により治療する.
- 経皮吸引血栓摘除術と経皮機械的血栓摘除術も, 非外科的治療術式として施行される.

外科的治療

- 区分ⅡbとⅢの重篤な虚血肢は外科的治療が適応.
- 区分ⅠやⅡaでも, 塞栓が患肢中枢側での存在が疑われる場合や, 非アテローム性病変の動脈での発症が疑われる場合には, 血栓塞栓除去術(**図2**)[3]を優先.
- 術中は, モニタリングとして必ず血管造影検査を行う.

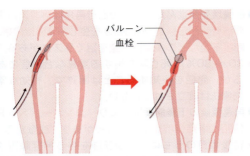

図2 ◆ 血栓塞栓除去術
遠位にカテーテルを挿入し，バルーンを膨らませて，血栓を除去する．
（文献3より引用）

- 血栓化した末梢動脈瘤やグラフト閉塞，動脈解離，外傷性などでは血栓摘除ではなく，バイパス手術が選択されることもある．
- 再還流障害の予防に関しては，再還流前後での血液透析や患肢還流などの血液浄化法が有効であるという報告もある．
- 肢壊死や不可逆的変化（皮膚水疱や筋硬直）が生じている場合，肢切断の適応となる．

観察のポイント

- **病歴の聴取**を行う．
  - 下肢症状の発症時期と重症度を確認．
  - 病因判定や鑑別診断，併存症の診断に有用な情報の獲得．
- 患肢が下肢の場合，**発症前の間欠性跛行の有無は，塞栓症と血栓症との鑑別に役立つ**．
- 近位動脈の脆い動脈硬化性プラークからのコレステロール結晶，あるいはその他の破片の塞栓が末端の循環で詰まり，組織の壊死を起こすことがあるので注意する．
  - 境界明瞭なチアノーゼなどの外観から**ブルー・トゥ症候群**とも呼ばれ，通常痛みを伴う．

- 組織壊死が進んだ状態での血行再建は**再還流障害の筋腎代謝症候群**(MNMS)を生じ，**腎機能障害，呼吸不全などの多臓器不全**を招くリスクがある．
- 30〜80％の死亡率を呈する重篤な合併症であるが，発症を予知することは困難で，有効な薬物療法は確立されていない．
- 再還流後の下腿筋腫脹により，**コンパートメント(筋区画)症候群を生じる**ことがあり，注意する．
- 術後数日のうちに，下腿浮腫を伴う神経障害や末梢の動脈拍動消失が生じた場合，筋膜切開を行い除圧する．

ケアのポイント

- **急性下肢虚血の臨床転帰として死亡率は15〜20％**で，腎不全は20％に及ぶ．下肢虚血の再発リスクも高いことを念頭に置く．
- 心原性塞栓の場合，心臓内に塞栓子がまだ残存している可能性があり，入院中の経過で新たに脳梗塞等を生じる恐れがある．**心臓超音波検査で心臓内血栓評価を行う**．
- 術後に麻痺や拘縮が残存した場合，下肢では足底板等の装具が必要になることがある．

◆文献

1) TASC II Working Group/ 日本脈管学会(編訳)：下肢閉塞性動脈硬化症の診断・治療指針II．p.74，メディカルトリビューン，2007．
2) Rutherford RB, et al：Recommended standards for reports dealing with lower extremity ischemia：revised version. J Vasc Surg 26：517-538，1997．
3) 落合慈之(監)：循環器疾患ビジュアルブック，第2版．p.321，学研メディカル秀潤社，2017．

閉塞性動脈硬化症

閉塞性動脈硬化症（ASO）の概要

- ASOは50歳以上の高齢男性に好発し，喫煙，糖尿病，高血圧，脂質異常症等の動脈硬化の危険因子を有している[1]．
- 虚血性心疾患，脳梗塞と同様に全身の動脈硬化性疾患の一部症状である．
- 慢性下肢虚血の臨床症状の重症度分類として，簡便なフォンテイン分類（表1）[1]が用いられている．

症状

- Ⅰ度は無症状，Ⅱ度は間欠性跛行，Ⅲ度は安静時疼痛，Ⅳ度は潰瘍や壊死であり，フォンテイン分類は虚血の進展過程に応じた病態の重症度を表している．

検査・診断

- 末梢動脈（**足背動脈**など）拍動の触知不良と足関節上腕血圧比（**ABI**）の低下を認める．

> ABIの正常値：1.0〜1.4

- CT検査やMRI検査，血管造影，超音波検査等による画像検査を行う．
- 重症虚血肢では，経皮酸素分圧測定や皮膚灌流圧測定も有用である．

表1 ◆ フォンテイン分類

重症度	症状
Ⅰ度	無症状
Ⅱ度	間欠性跛行
Ⅲ度	安静時痛
Ⅳ度	潰瘍，壊死（組織欠損）

（文献1を参考に作成）

治療

- 動脈硬化危険因子の改善，除去が最優先であり，**禁煙は必須**である．
- フットケアに留意する．
- 間欠性跛行に対しては抗血小板薬，運動療法が主体となる．血行再建は，保存的治療の効果が不十分で，患者の日常生活が阻害されている場合に適応となる．
- 重症虚血肢（フォンテイン分類Ⅲ度以上）は血行再建が原則であり，バイパス手術，血管内治療が行われる．
- 血行再建不応例，感染コントロール不良例で肢切断を要することがある．

観察のポイント

- **フォンテイン分類Ⅰ度の無症状**を理解し，観察する．
  - ABI が 0.90 未満や，画像検査で下肢動脈に病変を認めているが，自覚症状はないものを指す．
  - 冷感，しびれ感はⅠ度の症状に含まれない．特に両側性の場合には，本症とは考えにくい．
- **虚血による間欠性跛行**を理解し，観察を行う．
  - 歩行開始時は無症状であり，しばらく歩くとふくらはぎの疼痛，けいれん，こわばりなどを訴え，歩行停止にて解消する．
  - 痛みの出現に左右差があることが多く，再現性がある．
  - 間欠性跛行の診断では，患者背景が重なる脊柱管狭窄症や，腰椎疾患等による神経性跛行との鑑別が重要である．両者の混在もみられる．
  - 心肺機能低下例や下肢の関節疾患などで十分な歩行が不能な患者では，典型的な症状が出にくい．
- 閉塞性病変が両側にあっても，軽症側の虚血症状はより重篤な側の症状でマスクされてしまうことがあるため，注意する．

- **糖尿病患者や透析患者の中には，間欠性跛行を経ずに重症虚血を呈する**ことがある．
- **糖尿病，透析患者では**動脈の石灰化によりABI値がオーバーシュートするため，**足趾上腕血圧比(TBI)の低下が診断に有用**である．

> TBIの正常値：0.6以上

- **虚血による安静時疼痛**は持続的であり，高度の冷感を伴い，鎮痛薬を必要とする．
- 脚を下垂すると疼痛は軽減するため，夜間も起坐位をとることが多く，不眠に陥る．
- 通常，独歩は困難である．
- 虚血性潰瘍では，静脈うっ滞性潰瘍と糖尿病性潰瘍との鑑別が重要である．

ケアのポイント

- **脳，心血管の動脈硬化性疾患の合併が多い**ため，生命予後に影響すること[2]を念頭に置き，ケアを行う．
- 虚血肢では足趾同士や靴との持続的な接触，爪のトラブルでも容易に潰瘍が生じるため，**チーム医療としてのフットケア**を行う．
- フットケアとしては，保温や足を清潔にするための足浴，爪切り，タコ・ウオノメの手入れ，表在真菌症の治療，保湿などがある．
- **禁煙を厳守**する．

◆文献
1) 日本循環器学会学術委員会合同研究班：末梢閉塞性動脈疾患の治療ガイドライン (2015年改訂版)．2015．http://www.j-circ.or.jp/guideline/pdf/JCS2015_miyata_h.pdf より2019年1月20日検索
2) TASC II Working Group/日本脈管学会 (編訳)：下肢閉塞性動脈硬化症の診断・治療指針II．p.37-67，メディカルトリビューン，2007．

閉塞性血栓血管炎

閉塞性血栓血管炎（TAO）の概要

- 以前は特発性脱疽と呼ばれていたが，**バージャー病**またはビュルガー病と表記されることが多い．
- 1970年頃までは慢性動脈閉塞症の半数以上を占めていたが，近年は著明に減少している．
- 発症機序は不明であるが，**20〜40歳代の男性に好発**し，**喫煙が強く関与**している．近年では歯周病との関連が疑われている．
- 厚生労働省より難病指定されている[1]．

病態

- 四肢の動・静脈に多発性の分節的病変を来す．
- 虚血が軽度では，冷感やしびれ感，寒冷曝露時の**レイノー現象を認め，高度になると間欠性跛行や安静時疼痛が出現**し，さらには**四肢に潰瘍や壊死を形成**する（**特発性脱疽**）．
- 表在静脈に炎症（**遊走性静脈炎**）の合併もある．

検査・診断

- 塩野谷の臨床診断基準が用いられており，5項目全てを満たせば典型的である（表1）[2]．
- 末梢動脈拍動の減弱・消失と，足関節上腕血圧比（ABI）や足趾上腕血圧比（TBI）の低下を認める．
- サーモグラフィ検査で四肢，指趾の皮膚温低下を認める．

表1 ◆ 閉塞性血栓血管炎の臨床診断基準

- 50歳未満の発症
- 喫煙歴を有する（間接喫煙を含む）
- 膝窩動脈以下の閉塞がある
- 上肢の動脈閉塞がある，または遊走性静脈炎の既往がある
- 高血圧症，高脂血症，糖尿病を合併しない

（文献2より引用）

- 皮膚血流評価として皮膚灌流圧測定，経皮酸素分圧測定なども有用である．
- 造影CT検査，MR血管撮影検査，血管造影検査（図1）[3]で特徴的な所見を呈する[4]．
- **下肢では膝関節より末梢，上肢では肘関節より末梢に必ず病変がある．**
- その中枢側の動脈壁に不整はなく，平滑である．
- 動脈閉塞様式は途絶型と先細り型が多く，コルクの栓抜き状，樹根状，橋状となった側副血行路の発達がみられる．

治療

- **禁煙，患肢の保温と清潔を保つ．**
- 薬物療法として抗血小板薬やプロスタグランジン製剤の投与などが行われる．
- 重症例で保存的療法にて改善しない場合は，バイパス手術を主体とした血行再建を行うが，末梢病変のため再建可能な症例は少ない．開存率も閉塞性動脈硬化症と比較して低い[5]．
- 血行再建が不可能で疼痛を伴う足趾，手指に限局した虚血性潰瘍に対しては交感神経切除手術，交感神経ブロックが有効なことがある．
- 近年，各種血管新生療法が注目されている．

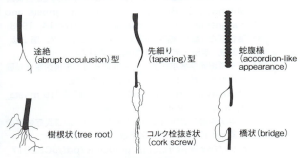

図1 ◆ 血管造影検査でみられる閉塞様式
(文献3より引用)

観察のポイント

- 閉塞性動脈硬化症よりも末梢の動脈が閉塞するため，四肢末端の潰瘍の発生率が高く，注意して観察を行う．
- 上肢の症状，足底の跛行も特徴的である．
- 本症の診断には閉塞性動脈硬化症や膠原病，血管ベーチェット病など他の慢性動脈閉塞疾患の除外診断が重要であり，上肢症状がある場合には胸郭出口症候群，心房細動による塞栓症も疑う．

ケアのポイント

- **受動喫煙を含め，禁煙の厳守**が最も重要である．禁煙できない場合には病状が進行し，四肢の大切断率が高くなる．
- 同時に**口腔ケアにも留意**する．
- 爪のトラブルや靴ずれなどの**外傷を避ける**．
- 生命予後は心臓，脳，大血管病変を合併しないため良好であるが，四肢の小切断により就労年代の成年男性の生活の質を著しく低下させる．

◆文献

1) 厚生労働省：平成27年1月1日施行の指定難病．https://www.mhlw.go.jp/stf/seisakunitsuite/bunya/0000062437.html より2019年1月20日検索
2) Shionoya S：Buerger's disease: diagnosis and management. Cardiovasc Surg 1：207-214, 1993．
3) 落合慈之（監）：循環器疾患ビジュアルブック，第2版，p.329，学研メディカル秀潤社，2017．
4) 日本循環器学会学術委員会合同研究班：末梢閉塞性動脈疾患の治療ガイドライン（2015年改訂版）．http://www.j-circ.or.jp/guideline/pdf/JCS2015_miyata_h.pdf より2019年1月20日検索
5) 日本循環器学会学術委員会合同研究班：血管炎症候群の診療ガイドライン（2017年改訂版）．http://www.j-circ.or.jp/guideline/pdf/JCS2017_isobe_h.pdf より2019年1月20日検索

肺高血圧症

肺高血圧症（PH）の概要

- PH は各種原因によって引き起こされる症候群であり，原因によって5つの群に大別される．**2013年のニース分類が一般的に用いられている（表1）**[1]．
- 原因は様々だが，循環器病棟では**左心性心疾患に伴うものを圧倒的に看ることが多い**．
- 早期に治療を開始しなければ予後不良．

症状

- 労作時呼吸困難，全身倦怠感，胸痛や失神と非特異的な症状のため見逃されやすい．
- 聴診：心音第Ⅱ音（sⅡp）亢進，右心拍動，三尖弁逆流音．
- 経静脈怒張，うっ血肝による肝腫大で，心窩部で肝臓が大きく触れる，下腿浮腫．

表1 ◆ 肺動脈性肺高血圧症の臨床分類（ニース分類）

1. 肺動脈性肺高血圧症（PAH）
1. 1. 特発性（Idiopathc PAH：IPAH）
1. 2. 遺伝性（Heritable PAH）
 1. 2. 1. BMPR2
 1. 2. 2. ALK1, ENG, SMAD9, CAV1, KCNK3
 1. 2. 3. 未知の遺伝子異常
1. 3. 薬剤／毒物
1. 4. 各種疾患に伴う肺高血圧症（Associated with PAH：APAH）
 1. 4. 1. BMPR2
 1. 4. 2. ALK1, ENG, SMAD9, CAV1, KCNK3
 1. 4. 3. 門脈圧亢進症
 1. 4. 4. 先天性シャント性心疾患
 1. 4. 5. 住血吸虫症
1' 肺静脈閉塞性疾患（Pulmonary veno-occlusive disease：PVOD）および／または肺毛細血管腫症（Pulmonary capillary hemangiomatosis：PCH）
1" 新生児遷延性肺高血圧症（PPHN）

（文献1を参考に作成）

- 下腿浮腫は slow edema であることが多く，脛骨前面を5〜10秒間5mm圧迫すると回復に40秒以上かかる（p.60参照）．

検査・診断

- 右心カテーテルで平均肺動脈圧（mPAP）が25mmHg以上で診断される．さらに，肺動脈楔入圧（PAWP）が15mmHg以下の場合に**肺動脈性肺高血圧症（PAH）**（図1）[2]と診断される．
- 15mmHg以上の場合は，第3群の左心性心疾患による．

＜補助的診断＞

- 血液検査，血液ガス分析：病状が進行し心負荷がかかると，BNP，NT-proBNP の上昇を認める．
- 心電図検査：V_1誘導でR波増高，V_5・V_6誘導にてS波の深化，右軸偏位．
- 胸部X線検査：肺動脈の拡大（右肺動脈下行枝が18mm以上）．右心房・右心室の拡大．
- 呼吸機能検査．
- 肺換気・血流シンチグラフィ．
- 心臓超音波検査：TRV（三尖弁逆流最大血流速度）が3.4m/秒以上で，他の症状があれば可能性が高い[1]．
- 胸部造影CT検査．

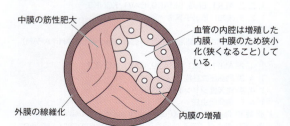

図1 ◆ 肺動脈性高血圧症患者の肺動脈
（文献2より引用）

治療

- 右心不全による前述の症状に対し,利尿薬投与,酸素投与(在宅酸素含む),カテコラミン投与,貧血是正,プロスタグランジン製剤(エポプロステノール)投与,エンドセリン受容体拮抗薬投与,ホスホジエステラーゼ5阻害薬投与などを行う(表2)[3].
- 適応があれば肺移植,または心肺同時移植を行う.
- 左心不全に伴う肺高血圧症には,左心不全の治療も必要となる.

表2 ◆ IPAH/HPAHにおける肺血管拡張薬(重症度別)に関する推奨とエビデンスレベル(過去の報告のまとめ)

推奨クラス	エビデンスレベル	NYHA/WHO機能分類Ⅰ度	NYHA/WHO機能分類Ⅱ度	NYHA/WHO機能分類Ⅲ度	NYHA/WHO機能分類Ⅳ度
Ⅰ	A or B	–	● ERA po ● PDE5阻害薬 po ● sGC刺激薬 po ● セレキシパグ po	● ERA po ● PDE5阻害薬 po ● sGC刺激薬 po ● エポプロステノール iv ● トレプロスティニル sc ● イロプロスト吸入 ● セレキシパグ po	● エポプロステノール iv
Ⅱa	C	–	–	● 初期併用療法 ● トレプロスティニル iv	● 初期併用療法
Ⅱa	B			● ベラプロスト po	–
Ⅱb	C	● ベラプロスト po ● ERA(アンブリセンタン) po ● sGC刺激剤 po ● セレキシパグ po	● ベラプロスト po ● イロプロスト吸入	–	● ベラプロスト po ● ERA(アンブリセンタンを除く) po ● PDE5阻害薬 po ● イロプロスト吸入 ● トレプロスティニル sc/iv

ERA:マシテンタン,アンブリセンタン,ボセンタン
PDE5阻害薬:タダラフィル,シルデナフィル
sGC刺激薬:リオシグアト
po:経口,iv:静注,sc:皮下注

(日本循環器学会:肺高血圧症治療ガイドライン(2017年改訂版). http://www.j-circ.or.jp/guideline/pdf/JCS2017_fukuda_h.pdf 2019年7月25日検索)

観察のポイント

- **右心不全の症状がメイン**であり，症状は**表3**[4)5)]に示されるように非特異的である．自覚症状の悪化が，他の心不全患者と同様に状態悪化を示唆する．
- ESC 2015年ガイドライン[1)]では，WHO機能分類Ⅳの患者が**表4**[3)]のような循環不全を示唆する状況の時は，ICU入室管理を推奨している．
- 一方，肺高血圧症の圧倒的多数の症例は左心不全に伴うものであり，**左心不全の増悪が右心不全の増悪を来すため，左心不全の増悪徴候も考慮**する．

表3 ◆ 肺高血圧症機能分類

NYHA 心機能分類	
Ⅰ度	● 通常の身体活動では無症状
Ⅱ度	● 通常の身体活動で症状発現，身体活動がやや制限される
Ⅲ度	● 通常以下の身体活動で症状発現，身体活動が著しく制限される
Ⅳ度	● どんな身体活動あるいは安静時でも症状発現
WHO 肺高血圧症機能分類	
Ⅰ度	● 身体活動に制限のない肺高血圧症患者 ● 普通の身体活動では呼吸困難や疲労，胸痛や前失神など生じない
Ⅱ度	● 身体活動に軽度の制限のある肺高血圧症患者 ● 安静時には自覚症状がない．普通の身体活動で呼吸困難や疲労，胸痛や前失神などが起こる
Ⅲ度	● 身体活動に著しい制限のある肺高血圧症患者 ● 安静時に自覚症状がない ● 普通以下の軽度の身体活動では呼吸困難や疲労，胸痛や前失神などが起こる
Ⅳ度	● どんな身体活動もすべて苦痛となる肺高血圧症患者 ● これらの患者の一部は右心不全の症状を呈している ● 安静時にも呼吸困難および/または疲労がみられる ● どんな身体活動でも自覚症状の増悪がある

(文献4，5より引用)

表4 ◆ ICU入室管理の推奨基準

- 心拍数110回/分以上
- 収縮期血圧90mmHg以下
- 尿量減少
- 血中乳酸値上昇

(文献3を参考に作成)

ケアのポイント

- 通常の左心不全，右心不全の患者と同様である（p.392参照）．
- 心臓リハビリテーションはきわめて重要だが，予備力低下も著しいので，状態の許容範囲内で施行．
- 肺高血圧症・右心不全の患者の大多数は左心不全を合併しており，欧米の統計では左心不全患者の26〜80%に肺高血圧症を認めると報告されている[6]．わが国の報告ではHFpEF患者の50%[7)8]，HFrEF患者の43%に肺高血圧症を認め，左心不全の予後不良因子である．
- **左心不全の患者管理時にも，肺高血圧症や右心不全の合併を念頭に置く必要がある．**

◆ 文献

1) 2015 ESC/ERS Guidelines for the diagnosis and treatment of pulmonary hypertension. Eur Heart J 37:67-119, 2016.
2) 落合慈之 (監):循環器疾患ビジュアルブック，第2版，p.173, 学研メディカル秀潤社，2017.
3) 日本循環器学会:肺高血圧症治療ガイドライン (2017年改訂版).
http://www.j-circ.or.jp/guideline/pdf/JCS2017_fukuda_h.pdf 2019年7月25日検索
4) Barst RJ, et al : Diagnosis and differential assessment of pulmonary arterial hypertension. J Am Coll Cardiol 43 (12 Suppl S) : 40S-47S, 2004.
5) Rich S : Primary pulmonary hypertension : exective summary. World Health Organization, Evian, 1998.
6) Carolyn S, et al : Pulmonary hypertension in heart failure with preserved ejection fraction. JACC 53 : 1119-1126, 2009.
7) Shunsuke T, et al : Clinical significance of reactive post-capillary pulmonary hypertension in patients with left heart disease. Circulation 76 : 1235-1244, 2012.
8) Tatsuro I, et al : Pulmonary hypertension due to left heart disease : The prognostic implications of diastolic pulmonary vascular pressure gradient. Cardiology 67 : 555-559, 2016.

深部静脈血栓症・静脈血栓塞栓症

深部静脈血栓症・静脈血栓塞栓症の概要

- 深部静脈血栓症（DVT）は，深部静脈に生じた血栓により還流障害を来した病態を指す．
- 肺血栓塞栓症（PTE）は，DVTの重篤な合併症の一つである（p.510参照）．
- **DVT，PTEを総称して静脈血栓塞栓症（VTE）** と呼ばれる．

病因・病態

- 静脈血栓はウィルヒョウが提唱した3大因子である，①血流の停滞，②血管壁の損傷，③血液凝固能の亢進のうち，複数の因子が関与することで形成される（**表1**）[1]．
- 血栓の部位により，膝窩静脈から中枢側の近位型と，末梢側の遠位型に分類する．
- 初発部位としてはヒラメ筋静脈などの下腿静脈が多いが，カテーテル，手術，外傷，骨盤内腫瘤，腸骨静脈圧迫症候群（メイ・ターナー症候群）などでは，下大静脈や腸骨大腿静脈といった近位側から生じることもある．
- DVTは上肢に生じることは少なく，**各種カテーテル留置により医原性に発生するのが大部分**であるが，胸郭出口症候群に起因するパジェット・シュレッター症候群や，肺がんや縦隔腫瘍による上大静脈症候群が知られている．

Memo

表1 ◆ VTEのおもな危険因子

	後天性因子	先天性因子
血流停滞	・長期臥床 ・肥満 ・妊娠 ・心肺疾患（うっ血性心不全，慢性肺性心など） ・全身麻酔 ・下肢麻痺，脊椎損傷 ・下肢ギプス包帯固定 ・加齢 ・下肢静脈瘤 ・長時間座位（旅行，災害時） ・先天性 iliac band，web，腸骨動脈による iliac compression	
血管内皮傷害	・各種手術 ・外傷，骨折 ・中心静脈カテーテル留置 ・カテーテル検査・治療 ・血管炎，抗リン脂質抗体症候群，膠原病 ・喫煙 ・高ホモシステイン血症 ・VTE の既往	・高ホモシステイン血症
血液凝固能亢進	・悪性腫瘍 ・妊娠・産後 ・各種手術，外傷，骨折 ・熱傷 ・薬物（経口避妊薬，エストロゲン製剤など） ・感染症 ・ネフローゼ症候群 ・炎症性腸疾患 ・骨髄増殖性疾患，多血症 ・発作性夜間血色素尿症 ・抗リン脂質抗体症候群 ・脱水	・アンチトロンビン欠乏症 ・PC 欠乏症 ・PS 欠乏症 ・プラスミノーゲン異常症 ・異常フィブリノーゲン血症 ・組織プラスミノーゲン活性化因子インヒビター増加 ・トロンボモジュリン異常 ・活性化 PC 抵抗性（第 V 因子 Leiden*） ・プロトロンビン遺伝子変異（G20210A*） *日本人には認められていない

（日本循環器学会：肺血栓塞栓症および深部静脈血栓症の診断，治療，予防に関するガイドライン（2017年改訂版）．http://www.j-circ.or.jp/guideline/pdf/JCS2017_ito_h.pdf 2019年1月20日検索）

深部静脈血栓症・静脈血栓塞栓症

Memo

検査・診断

- DVT の診断手順と治療法選択を**図1**[1]に示す．
- DVT の疑いがある場合は，ウェルススコア（**表2**）[2]などを用いて検査前臨床的確率を推定する．

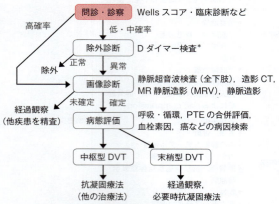

＊：D ダイマーが使用できない場合は画像診断を行う

図1 ◆ DVT の診断手順と治療法選択
(日本循環器学会：肺血栓塞栓症および深部静脈血栓症の診断，治療，予防に関するガイドライン（2017年改訂版）．http://www.j-circ.or.jp/guideline/pdf/JCS2017_ito_h.pdf 2019年1月20日検索)

表2 ◆ ウェルススコア（DVT 用）

臨床的特徴	点数
活動性のがん（6 か月以内治療や緩和的治療を含む）	1
完全麻痺，不全麻痺あるいは最近のギプス装着による固定	1
臥床安静3日以上，または12週以内の全身あるいは部分麻酔を伴う手術	1
下肢深部静脈分布に沿った圧痛	1
下肢全体の腫脹	1
腓腹部（脛骨粗面の10 cm 下方）の左右差＞3 cm	1
症状のある下肢の圧痕性浮腫	1
表在静脈の側副血行路の発達（静脈瘤ではない）	1
DVT の既往	1
DVT と同じくらい可能性のある他の診断がある	−2

低確率：0点，中確率：1～2点，高確率：≧3点
(文献2を参考に作成)

- ウェルススコアはDダイマー検査，画像診断と組み合わせて使用される．
- **急性期では血中Dダイマー値が上昇**するため，正常であればDVTを否定できる．
- 確定診断には画像検査が必須であるが，四肢や頸部では非侵襲的な静脈超音波検査が第一選択である．ドプラ法の併用（デュープレックススキャン）で診断精度が高まる．
- 造影CT検査は侵襲的だが，PTEも同時に診断可能であり，胸部，腹部，骨盤部など超音波検査が困難な場合に有用である．
- MRI検査は撮影時間が長いため，緊急時には向かない．
- 静脈造影検査は，血管内治療などに限定して施行されることがある．

治療

- DVTの**治療目標は，①血栓の溶解，除去によるうっ滞症状の改善，②血栓の再発・PTEの防止，③血栓後遺症候群（PTS）への進行予防**である．
- 急性DVTでは，臨床的重症度，自然経過を考慮して**抗凝固療法**（ヘパリン，ワルファリン，直接経口抗凝固薬），**血栓溶解療法（全身性・経カテーテル的），血栓摘除（経カテーテル的・外科的）**などを選択して治療する．
- 巨大な浮遊血栓を伴わず，十分に抗凝固療法が行われて循環動態が安定し，下肢腫脹・疼痛がコントロールされている場合には，ベッド上の安静より早期歩行が推奨される．
- 低リスクの末梢型DVTには抗凝固療法を施行せず，7〜14日後の超音波検査で経過観察を行い，中枢伸展例または高リスク例のみに抗凝固療法を行う．

- 抗凝固療法は少なくとも3か月間行い，それ以後は誘因の有無や，リスクとベネフィットを勘案して決定する．抗凝固療法の終了には，Dダイマー値の正常化が参考となる．
- 適切な弾性ストッキング着用は，うっ血症状の改善やPTSの予防に有効とする報告もあるが，一律での着用は推奨されていない[3]．
- 下大静脈フィルター留置はPTEの危険性があり，抗凝固療法の禁忌症例，抗凝固療法不適応の症例で用いられることがある．
  - 下大静脈フィルターには，永久留置型と非永久留置型（一時留置型，回収可能型）がある．

観察のポイント

- 浮腫を来す疾患との鑑別が重要となる．
- DVTは急性期と慢性期に区別されるが，急性期は発症後14日以内とするのが一般的で，**中枢型では3大症候（腫脹，疼痛，色調変化）が出現**する．
- 中枢型で急速発症した広範閉塞の場合には，静脈の高度還流障害に伴う動脈血流障害により，有痛性白股腫，有痛性青股腫，静脈性壊死などを来すが，きわめて稀である．
- 末梢型では無症状のことも多く，発症後時間が経過してからの受診も多い．
- **ホーマンス徴候**（足部の背屈により，腓腹部の疼痛を生じる）や**ローエンベルグ徴候**（マンシェットによる加圧により，腓腹部に疼痛が生じる）は特異的ではないが，参考になる．
- **色調変化を観察**する．
  - 蜂窩織炎やリンパ管炎などの炎症性疾患では鮮紅色であるのに対して，DVTでは**暗赤色**となる．
  - DVTでは下肢挙上で色調が薄くなり，下垂で濃くなるが，炎症性疾患では挙上による変化は認められない．

- DVT慢性期の再発例は，二次性静脈瘤，色素沈着，うっ滞性皮膚炎などの慢性静脈不全の所見に急性期の所見が混在し，診断は容易ではない．

ケアのポイント

- PTSによる**うっ滞症状の改善には，適切な圧迫療法**が必要である．
- DVTの再発の多くは抗凝固療法中止後に生じるため，注意する．
- 遺残血栓自体は肺塞栓源にはならないが，DVT再発の危険因子となる．
- 再発すると下肢症状だけではなく，高率にPTSを発症し，新たなPTEや奇異性動脈塞栓症を続発する．
- DVTの確定診断後は**血栓性素因の有無を検索**する．明らかな誘因のないDVTでは，潜在性がんの有無をチェックする．
- 周術期や入院中における発症も多いため，病棟で**リスク評価を行い，リスクレベルに応じた予防策を実施**する．
- 予防策としては早期離床とともに，弾性ストッキングや間欠的空気圧迫法による圧迫療法，抗凝固療法などを組み合わせて行う．

◆ 文献
1) 日本循環器学会：肺血栓塞栓症および深部静脈血栓症の診断，治療，予防に関するガイドライン（2017年改訂版）．
http://www.j-circ.or.jp/guideline/pdf/JCS2017_ito_h.pdf 2019年1月20日検索
2) Wells PS, et al：Does this patient have deep vein thrombosis? JAMA 295：199-207, 2006.
3) Kearon C, et al：Antithrombotic therapy for VTE disease chest guideline and expert panel report. Chest 149：315-352, 2016.

肺血栓塞栓症

肺血栓塞栓症（PTE）の概要

- PTE は，肺動脈が血栓または塞栓により閉塞することで生じる疾患である．
- **下肢または骨盤内静脈血栓によるものが 90%** であるが，残りの 10% は非血栓性肺塞栓症である．非血栓性の原因としては空気，脂肪，羊水，腫瘍，敗血症などが挙げられる．
- 急性に肺動脈が閉塞することで物理的に閉塞すること，肺梗塞となり壊死物質が放出されること，低酸素血症などから肺動脈攣縮が生じることなどが組み合わさり，肺高血圧と右心不全が急速に進行し，全体として死亡率は 10% 台後半に至る．

症状

- **急速に進行する呼吸困難，胸痛，頻呼吸，失神やショック状態**を呈する．

検査・診断

- **死亡症例のほとんどは発症 1 時間以内に生じ，かつ発症者の半数は入院患者**であることから，**早急に診断することが重要**である．
- 「肺塞栓症重症度指数（PESI）」と「簡易版 PESI」は，発症 30 日後の予後をスコアリングしているもので，リスクの高い患者が分かる（表 1）[1]〜[4]．
- 『肺血栓塞栓症および深部静脈血栓症の診断，治療，予防に関するガイドライン』に準じて診断をつける（表 2）[1]．
- 実際は，D ダイマー・動脈血液ガス分析などの採血を行いつつ心臓超音波検査を行い，右室負荷の有無などをチェックする．その後，造影 CT 検査を施行することで確定診断を得る．

表1 ◆ PESIスコア

加算ポイント

	ポイント	
	PESI	簡易版PESI
年齢	＋年齢	1（＞80歳）
男性	+10	−
がん	+30	1
慢性心不全	+10	1
慢性肺疾患	+10	
脈拍数 110回/分以上	+20	1
収縮期血圧 100mmHg未満	+30	1
呼吸数 30回/分以上	+20	−
体温 36℃未満	+20	−
精神状態の変化	+60	−
酸素飽和度 90%未満	+20	1

合計ポイント

Class	ポイント（PESI）	30日間死亡リスク	％
I	≦65	非常に低い	0〜1.6
II	66〜85	低い	1.7〜3.5
III	86〜105	中等度	3.2〜7.1
IV	106〜125	高い	4.0〜11.4
V	＞125	非常に高い	10.0〜23.9

ポイント（簡易版PESI）	30日間死亡リスク
0	1.0%（95% CI 0.0〜2.1）
≧1	10.9%（95% CI 8.5〜13.2）

（文献2〜4より改変引用）

- 診断後，重症度分類（**表3**）[1)5)6)]に従って，血栓溶解療法の適応の有無を検討する（**図1**）[1)7)].

治療

- ショックを呈している症例は，まず呼吸循環動態を安定させる必要があり，SpO₂ 90%以下が続くなら挿管，人工呼吸器管理を行う．

表2 ◆ 急性 PTE の診断に関する推奨とエビデンスレベル

	推奨クラス	エビデンスレベル
急性 PTE が疑われた症例に対し，検査前臨床的確率を評価する	I	A
検査前臨床的確率が低いあるいは中等度の症例において，D ダイマーが陰性であれば画像診断を行うことなく診断を否定する	I	A
検査前臨床的確率が高い症例で，CT にて血栓が陽性の場合に診断を確定する	I	C
検査前臨床的確率が低い症例で，CT にて血栓が陰性の場合に診断を否定する	I	A
肺血流シンチグラフィにて陰性所見の場合，診断を否定する	I	A
検査前臨床的確率が高い症例で CT にて血栓が陰性の場合，診断を否定する	IIa	B
肺血流シンチグラフィにて陽性所見の場合，診断を確定する	IIa	B
CT にて亜区域枝のみの血栓陽性の場合に診断を確定する	IIb	C

(日本循環器学会：肺血栓塞栓症および深部静脈血栓症の診断，治療，予防に関するガイドライン（2017年改訂版）．http://j-circ.or.jp/guideline/pdf/JCS2017_ito_h.pdf 2019年7月25日検索)

表3 ◆ 急性 PTE の臨床重症度分類

	血行動態	心臓超音波検査で右心負荷
cardiac arrest/collapse	心停止あるいは循環虚脱	あり
massive（広範型）	不安定：ショックあるいは低血圧（定義：あらたに出現した不整脈，脱水，敗血症によらず，15分以上継続する収縮期血圧＜90 mmHg あるいは≥ 40 mmHg の血圧低下）	あり
submassive（亜広範型）	安定（上記以外）	あり
non-massive（非広範型）	安定（上記以外）	なし

(文献 5, 6 より改変引用)

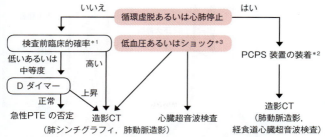

PTE を疑った時点でヘパリンを投与する．DVT も同時に探索する．
＊1：スクリーニング検査として胸部 X 線，心電図，動脈血ガス分析，経胸壁心臓超音波検査，血液生化学検査を行う．
＊2：PCPS 装置が利用できない場合には胸骨圧迫，昇圧薬により循環管理を行う．
＊3：低血圧あるいはショックでは，造影 CT が可能なら施行するが，施行が難しい場合には心臓超音波検査の結果のみで血栓溶解療法などを考慮してよい．

図1◆急性 PTE の診断手順
(文献 7 より改変引用)

- カテコラミンを使用しても循環動態が保てない場合は，PCPS（経皮的心肺補助装置）の適応となる．
- ショックを伴う重症例は，t-PA（組織プラスミノーゲン活性化因子）による血栓溶解療法を行う．超急性期を乗り越えた，または血行動態が安定している場合は，速やかに抗凝固療法に移行する．
- 抗凝固療法の移行後，約1週間に APTT が2倍になるよう，未分画ヘパリンの投与をワルファリンが治療域に達するまで施行することが標準治療であった．
- 最近の研究からは**直接経口抗凝固薬（DOAC）を使用することで，ヘパリン投与期間が短縮できる**という報告も出てきており，今後は退院後治療を含めて DOAC 使用例が増加すると考えられる．
- **ワルファリンは催奇形性がきわめて高いため妊婦に禁忌**であるが，DOAC は利益が上回る場合は使用可能というメリットも存在する．
- 下大静脈フィルター（**図2**）[8] は，深部静脈血栓の部位・大きさによっては使用が考慮される．

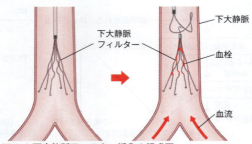

図2 ◆ 下大静脈フィルター挿入の模式図
下大静脈フィルターは，下肢の深部静脈に形成される血栓から肺血栓症の発症を予防する．
(文献8より引用)

観察のポイント

- **早期診断と重症度決定による早期治療が予後を規定するので，まず疑うことが最も重要**である．
- 症状は，呼吸困難など他の循環器急性疾患と重複するため，医師を呼びつつ可能な検査を進める，もしくは進める準備を行う．
- **治療開始後は再発例も多いため，再発の可能性を念頭に置き，症状の有無をチェックする**（図3）[1)9)]．
- 抗凝固療法による出血性合併症の有無を観察する．

ケアのポイント

- 深部静脈血栓症と同様である（p.509参照）．
- 死亡例は発症1時間で死亡し，また致死率も急性心筋梗塞より高率であり，**PTEを疑った場合，医師に報告する**．
- 院内発生率の高さも考えると，常にPTEを疑い，RRS（院内迅速対応システム）なども本疾患を必ず念頭に置く．
- **急性期を乗り越えた後は再発を，慢性期には肺高血圧を合併する慢性血栓塞栓性肺高血圧症（CTEPH）に0.1～5％が移行する可能性がある**ことを考慮する．

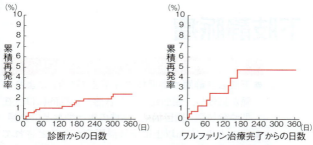

図3 ◆ Japan VTE Treatment Registry（JAVA）によるわが国のVTE再発の状況
（文献9より引用）

◆文献

1) 日本循環器学会：肺血栓塞栓症および深部静脈血栓症の診断,治療,予防に関するガイドライン（2017年改訂版）. http://j-circ.or.jp/guideline/pdf/JCS2017_ito_h.pdf 2019年7月25日検索
2) Aujesky D, et al：Derivation and validation of a prognostic model for pulmonary embolism. Am J Respir Crit Care Med 172：1041-1046, 2005.
3) Jiménez D, et al：RIETE Investigators. Simplification of the pulmonary embolism severity index for prognostication in patients with acute symptomatic pulmonary embolism. Arch Intern Med 170：1383-1389, 2010.
4) Righini M, et al：The Simplified Pulmonary Embolism Severity Index (PESI)：validation of a clinical prognostic model for pulmonary embolism. J Thromb Haemost 9：2115-2117, 2011.
5) Jaff MR, et al：Management of massive and submassive pulmonary embolism, iliofemoral deep vein thrombosis, and chronic thromboembolic pulmonary hypertension：a scientific statement from the American Heart Association. Circulation 123：1788-1830, 2011.
6) Guidelines on diagnosis and management of acute pulmonary embolism. Task Force on Pulmonary Embolism：European Society of Cardiology. Eur Heart J 21：1301-1336, 2000.
7) 佐久間聖仁：急性肺血栓塞栓症の診断,今後の方向性. THERAPEUTIC RESEARCH 30：744-747, 2009.
8) 落合慈之（監）：循環器疾患ビジュアルブック,第2版. p.345, 学研メディカル秀潤社, 2017.
9) Nakamura M, et al：Current management of venous thromboembolism in Japan: Current epidemiology and advances in anticoagulant therapy. Cardiology 66：451-459, 2015.

下肢静脈瘤

下肢静脈瘤の概要

- 下肢表在静脈や穿通枝の弁不全（逆流）により静脈が拡張し，屈曲蛇行した状態．形態的には伏在型や分枝型，網目状型，蜘蛛の巣状型などに分類．
- 日本人の40％以上に下肢静脈瘤があるとされている．男女比1：2.4，発症のピークは60～70歳代である[1]．
- 症状は整容面の他，**静脈うっ滞による下肢のだるさ・重さ，鈍痛，こむらがえり，浮腫，熱感，血栓性静脈炎，慢性湿疹，色素沈着，皮膚潰瘍**．
- 長時間の立ち仕事，妊娠・出産，家族歴などが発生リスクとなる．

検査・診断

- 立位による視診，触診に加え，理学的検査（ブロディー・トレンデレンブルグテスト）が重要（図1）．
- 精査のためには，表在静脈の逆流をドプラ法や超音波検査で検出する．

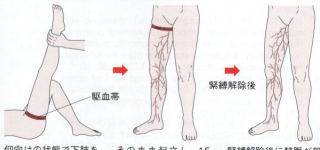

仰向けの状態で下肢を挙上し，表在静脈を空虚にし，駆血帯で緊縛

そのまま起立し，15秒前後で静脈が怒張すれば穿通枝弁の不全

緊縛解除後に静脈が怒張すれば，表在静脈弁の不全

図1 ◆ブロディー・トレンデレンブルグテスト
（文献2より引用）

治療

- **初期治療**，または根治的治療を希望しない場合は，**弾性ストッキング着用による圧迫療法が有用**であるが，**表1**[2)]のような場合は使用できない．
- 根治的治療では，うっ滞の原因となっている静脈逆流の制御と瘤自体の消失が必要である．
- **伏在静脈本幹手術**の第一選択は，レーザー光または高周波による**血管内焼灼術**である[3)]．その他に，**ストリッピング手術や硬化療法**が行われる．
- **不全穿通枝の逆流遮断手術として，直視下または内視鏡下の切離手術，硬化療法**が行われる．

観察のポイント

- **慢性静脈不全の臨床分類（表2）**[4)]により，静脈うっ滞の程度による病期が定められている．
- 足の「しびれ」は神経学的症状であり，静脈瘤の症状ではなく，「冷え」は典型的な症状ではない．
- 問診や身体所見，画像診断により**深部静脈血栓後遺症による二次性静脈瘤や，先天性血管形成異常の鑑別**を行う．

表1 ◆ 弾性ストッキングが使用不可な場合

- 重度の血行障害
- 装着部位の感染病変
- 深部静脈血栓症があり，肺血栓塞栓症のリスクがある
- 糖尿病などによる末梢神経障害がある

（文献2より引用）

表2 ◆ 慢性静脈不全の臨床分類

	状態
C1	蜘蛛の巣状，網目状静脈瘤
C2	静脈瘤（伏在静脈不全によるものなど，太い静脈瘤）
C3	下肢浮腫
C4	皮膚病変を伴った静脈瘤（色素沈着，皮膚炎・皮膚硬化）
C5	潰瘍瘢痕を認める静脈瘤
C6	現在うっ滞性潰瘍が認められる静脈瘤

（文献4を参考に作成）

ケアのポイント

- 下肢切断や死亡には至らない良性の機能性疾患であるため，**患者のニーズに応じてエビデンスに基づいた治療**を行う．
- **慢性的に増悪するため，若年者や悪化しやすい環境の症例では根治的治療を考慮**する．
- **下肢虚血を有する患者では，弾性ストッキングは慎重に使用**する．
- **着用に伴う皮膚障害，神経障害にも注意**する．
- 日本静脈学会では弾性ストッキングの適切な使用のため，弾性ストッキング・コンダクター認定制度を設けている．
- 根治的治療を行った場合でも，長時間立位の患者は再発するリスクがある．
- 静脈性潰瘍自体は適切な圧迫療法により上皮化するが，**圧迫療法が不十分であると潰瘍治癒は難渋する**ため，潰瘍の再発予防には根治的治療が必要である．

◆文献
1) 佐戸川弘之・他：一次性下肢静脈瘤の治療―本邦における静脈疾患に関する Survey XVII―．静脈学 27：249-257，2016．
2) 落合慈之（監）：循環器疾患ビジュアルブック，第2版，p.349-350，学研メディカル秀潤社，2017．
3) 佐戸川弘之・他：下肢静脈瘤に対する血管内治療のガイドライン．静脈学 21：289-309，2010．
4) Eklof B, et al：Revision of the CEAP classification for chronic venous disorders: consensus statement. J Vasc Surg 40：1248-1252，2004．

Memo

母体心疾患の管理
（先天性心疾患を含む）

目的

* 多くの心疾患，先天性心疾患（CHD）では妊娠・出産が可能であり，妊娠を継続して安全に出産に至るように母体を管理する．
* 妊娠に伴う生理的な循環動態の変化と，妊娠・出産のリスクがある疾患を踏まえた上で，妊娠中の主要な管理を行う．

妊娠時における循環動態の変化

＜循環血漿量＞

● 妊娠初期から変化が始まり，**妊娠21〜24週頃には妊娠前と比較して約33％の増加**がみられ，**32週頃には約50％の増加**となり，以後はほぼ一定，あるいはごく緩やかに増加する（図1）[1]．

● 赤血球数は増加（20〜30％増加）するが，循環血漿量の増加の方が著明であるため，結果として**ヘモグロビン，ヘマトクリットの低下が妊娠前期〜中期に生じる**（図1）[1]．

＜心拍数＞

● **妊娠前期から増加し，32週頃ピーク**になり，妊娠

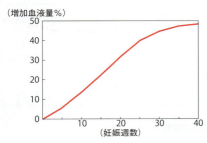

図1 ◆ 妊娠中の血液量の増加
妊娠30週頃までに，循環血液量は非妊娠時の140〜150％に達する．
（文献1を参考に作成）

後期で 78〜89 回/分，妊娠前と比較して約 10〜20 回/分の増加（約 20％増加）となる（図2A）[2) 3)]．

<血圧(大動脈圧)>

- **妊娠経過とともに低下**する（図2B）[2) 3)]．
- 血圧の低下は，軽度の収縮期血圧の低下ならびに有意な拡張期血圧の低下であり，妊娠前期で低下がみられ始め，中期で最も低下した後，妊娠後期には妊娠前のレベルに戻る．
- 妊娠後期には，増大した子宮による下大動脈の圧迫のため，仰臥位で低血圧と心拍数低下を来すことがある（**仰臥位低血圧症候群**）．これには腹部大動脈の圧迫や，周辺の側副血行発達不良，強い迷走神経反射などの関与もあるとされている．

<一回拍出量>

- **妊娠前期から増加し，20〜24 週でピーク**（妊娠前の 18〜25％増加）となる．

<心拍出量>

- 心拍出量の増加は心拍数と一回拍出量の増加によるもので，**妊娠 20〜24 週にピーク**（約 30〜50％増加）に達し，それ以降は一定を維持する（図3A）[2) 3)]．

<全身血管抵抗>

- **全身血管抵抗は著明に低下し**（図3B）[2) 3)]，血圧低下，特に拡張期血圧の低下と脈圧の増大を来す．

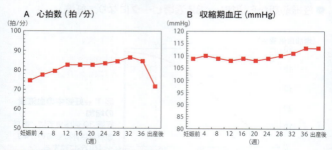

図2 ◆ 妊娠中の心拍数・血圧の変化
（文献 2，3 を参考に作成）

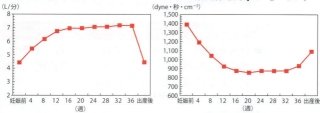

図3 ◆ 妊娠中の心拍出量，体血管抵抗の変化
妊娠中の心拍出量は，妊娠16週には非妊娠時の140%に増加する．妊娠中の血管抵抗は，妊娠20週になるにつれて急激に低下する．このため妊娠中期には，非妊娠時より血圧はむしろ低下する．
(文献2，3を参考に作成)

<末梢血管>

- **末梢血管は拡張傾向**となり，諸器官への血流は子宮，腎臓，乳房，皮膚，四肢などで増加する．
- 肺動脈圧は肺血管抵抗の低下により，肺血流量の増大にもかかわらず一定を保つ[4]．
- これらの循環動態を構築する前負荷，後負荷の変化とバランスは妊娠の経過に伴って特色ある動きをみせる[5]が，その時点での条件に合致した心機能が比較的的確に反映されている．

妊娠・出産に対してリスクのある疾患

- 2018年の日本循環器学会ガイドラインでは，妊娠の際に厳重な注意を要する，または妊娠を避けるべき疾患として以下を挙げている[1]．
  - 肺高血圧症（アイゼンメンジャー症候群を含む）．
  - 流出路狭窄（大動脈弁高度狭窄，≧40〜50mmHg）．
  - 心不全（NYHA心機能分類Ⅲ度以上，左室駆出率＜35〜40%）．
  - マルファン症候群（大動脈径＞40mm）．
  - 人工機械弁．
  - チアノーゼ性心疾患（酸素飽和度＜85%）．
- 2017年のmodified WHO分類（**表1**）[5]では妊

妊リスクも示され，臨床上分かりやすい．

> ### ケアのポイント
> - 心疾患を持つ妊婦のケアでは，**不整脈，心不全，感染性心内膜炎，チアノーゼ，血栓塞栓症，大動脈拡張／解離**の6つを評価する．

＜不整脈＞
- 心房細動．
  - 心房細動は肥大型心筋症妊婦など，左房拡大のある妊婦でみられることがある．
  - 一過性であれば抗凝固薬を用いる必要はない．
  - 持続する場合は，急激に心不全に進行する可能性がある．
- 心室頻拍（VT）．

表1 ◆ 妊娠中にリスクをもつ疾患（modified WHO分類）

class	妊娠リスク	該当疾患
I	・母体死亡率の増加なし ・母体合併症率の増加なし，もしくは軽度増加	・軽症肺動脈弁狭窄 ・単純病変根治術後など
II	・母体死亡率のわずかな増加と，母体合併症率の中等度増加	・未修復 ASD／VSD ・ファロー四徴修復術後など
II〜III	・症例ごとにIIかIII考慮	・軽度左室機能障害 ・弁膜症など
III	・母体死亡率の有意な増加と，母体合併症率の重度増加 ・専門家の妊娠前カウンセリングが必要 ・妊娠の際には専門チームの診療が必要	・機械弁置換後 ・右室体心室 ・フォンタン術後 ・チアノーゼ性心疾患 ・複雑心奇形など
IV	・母体死亡率の極端な増加と，母体合併症率の重度増加 ・妊娠は禁忌 ・妊娠の際は中絶を考慮 ・妊娠継続の際は，IIIに準じる	・肺高血圧症 ・重症心機能低下（NYHA心機能分類 III〜IV，LVEF＜30％） ・心機能低下した周産期心筋症 ・重症左心狭窄（MVA＜1.0cm^2，AVA＜1.0cm^2 or PG＞50mmHg） ・マルファン症候群（大動脈径＞40mm）

（文献3を参考に作成）

- VTは非妊婦と同様に持続時間，症状，心拍数が重要である．
- 妊娠後半，産褥期に循環血液量増加のため心室への負荷が多くなり，心負荷が増加する傾向がある．
- ビソプロロール，カルベジロールを疾患背景，心収縮力，血圧を踏まえて少量より開始する．
- 発作性上室頻拍（PSVT）
- 非妊婦と同様に息こらえ，流水で顔を洗うなどの指導を行う．
- 継続する場合はカルシウム拮抗薬，アデノシン注射薬が使用可能であり，胎児への影響はないと説明する．
- 除細動も非妊婦と同様に使用可能である．妊娠前であれば，植込み型除細動器（ICD）は妊娠中の作動は胎児への影響はなく，適応に応じて植込むべきである．

<心不全>
- 妊娠維持のための最低の左室駆出率は40％であると考えられる．
- 心不全の治療は非妊婦と同様に，心臓超音波検査，胸部X線検査，BNP（脳性ナトリウム利尿ペプチド），症状などから原因を究明し，適切な治療を行う．
- 救命のために帝王切開を先に行い，母体の循環器治療に専念した方がよい場合もあり，循環器科・産科での検討が必要である．
- 一般妊婦も「息切れがする」，「階段の昇り降りがきつくなった」，「仰臥位で寝るときつい」などの心不全徴候を訴えるため**鑑別が難しいが，SpO₂低下，体重増加2kg/週，症状の進行例では心不全を疑う**．

<感染性心内膜炎>
- 先天性心疾患（12％），静脈内薬剤投与例（14％）で感染性心内膜炎のリスクが高い．
- 聴診上，**弁の逆流音が聴取**されることが多く，妊

婦の発熱時には呼吸数を含めたバイタルサインをとり，感染性心内膜炎鑑別のために聴診は必須である[6]．
- 敗血症性肺塞栓症（23％），中枢神経系塞栓（12％）が頻度の高い合併症である．

＜チアノーゼ＞
- 心室中隔欠損症（VSD）等のシャント性疾患で，高度の肺動脈狭窄症（PS）を伴い左右心室が等圧である場合，妊娠中期以降で全身血管抵抗が下がるために右左シャントが増加する場合がある．
- 心房中隔欠損症（ASD）で，妊娠中の循環血液量負荷を契機に肺高血圧症が発症し，右左シャントが生じる場合等に，妊娠中に新たにチアノーゼが生じる場合がある．

＜血栓塞栓症＞
- 妊娠による過凝固で機械弁は，抗凝固療法を施行していても弁血栓を生じやすい．
- フォンタン術後妊娠では，下大静脈血流が直接肺動脈に流入するため，また，ステント留置例ではステント内の血栓を生じるリスクがある．
- 日本人はプロテインS欠損症例が多いため，妊娠初期に下肢血栓症が多いのが特徴である．

＜大動脈拡張／解離＞
- マルファン症候群は大動脈解離を起こす代表疾患であり，**妊娠中に胸部痛・背部痛の訴えがあれば四肢の血圧測定，心電図，心臓超音波検査から急**

···Column···
妊娠中の新たなチアノーゼ
軽度の体動でSpO_2の低下，脈拍が120回／分にも上昇する場合があり，妊娠継続が困難となる．胎児低酸素血症を伴い，母児ともに安全性を保障する選択肢を検討する．

性大動脈解離を疑い，CT 検査で確定診断を行う．
- 妊娠中のエストロゲン曝露から中膜の脆弱性が高まるため，妊娠中や産褥期は，若い女性でも大動脈拡張 / 解離の頻度は高いため注意する．

観察のポイント

- 妊娠中は多くの妊婦が易疲労感，息切れを訴えるが，全ての妊婦に心機能評価を行うことは難しい．
- そのため，妊娠週数に合わない体重増加や上記症状を訴える場合は，聴診を含む理学所見をとることが重要である．

◆文献

1) Longo LD : Maternal blood volume and cardiac output during pregnancy: a hypothesis of endocrinologic control. Am J Physiol 245 : R720-R729, 1983.
2) Robson SC et al : Serial study of factors influencing changes in cardiac output during human pregnancy. Am J Physiol, 256 : H1060–H1065, 1989.
3) Johnson M, Klemperer K. Cardiovascular changes in normal pregnancy. In : Steer PJ, Gatzoulis MA, editors. Heart Disease and Pregnancy, 2nd edn. Cambridge University Press : 19–28, 2016
4) 日本循環器学会・他：心疾患患者の妊娠・出産の適応，管理に関するガイドライン（2018 年改訂版），p.10，日本循環器学会，2019．
http://j-circ.or.jp/guideline/pdf/JCS2018_akagi_ikeda.pdf より 2019 年 8 月 26 日検索
5) Canobbio MM, et al : Management of pregnancy in patients with complex congenital heart disease: a scientific statement for healthcare professionals from the American Heart Association. Circulation 135 : e50-e87, 2017.
6) Kebed KY, et al : Pregnancy and postpartum infective endocarditis: a systematic review. Mayo Clin Proc 89 : 1143-1152, 2014.

付録 解剖（心臓，冠動脈，動脈・静脈の走行）

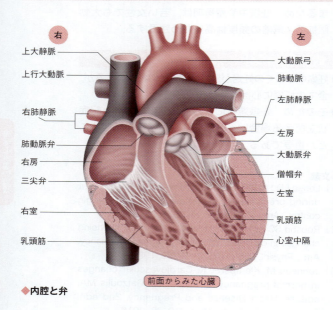

◆ 内腔と弁

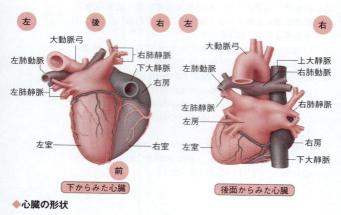

◆ 心臓の形状

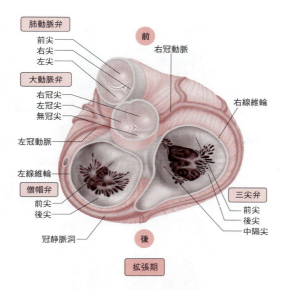

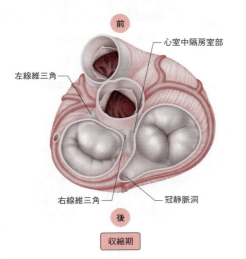

◆弁の位置
(小原邦義:成人看護学3[循環器].系統看護学講座専門7(第12版), p.20, 医学書院, 2007.)

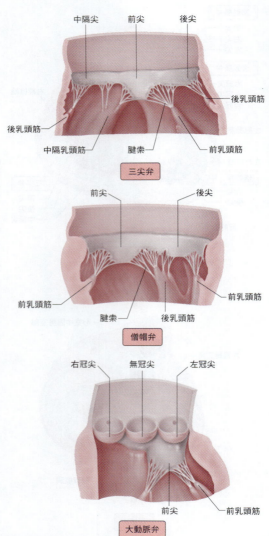

◆ **弁の構造**
(小原邦義:成人看護学3[循環器].系統看護学講座専門7(第12版), p.20, 医学書院, 2007.)

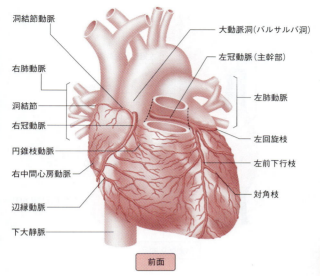

前面

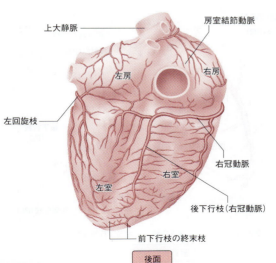

後面

◆冠動脈の走行

(小原邦義：成人看護学3［循環器］．系統看護学講座専門7（第12版），p.21，医学書院，2007より改変)

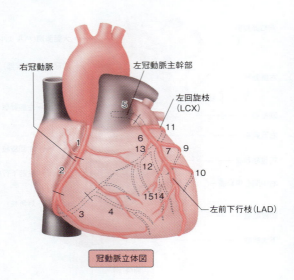

冠動脈立体図

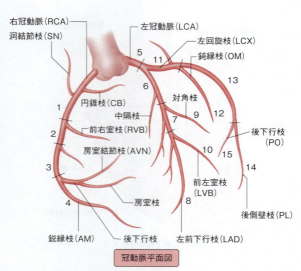

冠動脈平面図

◆ 心臓の血管（AHA分類）

◆動脈・静脈の走行

- 内頸静脈
- 外頸静脈
- 鎖骨下静脈
- 上大静脈
- 橈側皮静脈
- 上腕静脈
- 上腕動脈
- 尺側皮静脈
- 肝静脈
- 下大静脈
- 腎静脈
- 大伏在静脈
- 大腿静脈
- 前脛骨動脈
- 腓骨動脈
- 後脛骨動脈
- 足背動脈
- 足底動脈

- 総頸動脈
- 鎖骨下動脈
- 上行大動脈
- 肺動脈
- 肋間動脈
- 腹腔動脈
- 腎動脈
- 下行大動脈
- 上腸間膜大動脈
- 橈骨動脈
- 尺骨動脈
- 下腸間膜動脈
- 総腸骨動脈
- 外腸骨動脈
- 深大腿動脈
- 内腸骨動脈
- 浅大腿動脈
- 下行膝動脈

◆体循環と肺循環

凡例:
- 動脈血
- 静脈血
- 門脈

体循環:
- 脳
- 肺動脈 / 肺静脈
- 肺 / 大動脈
- 右房 / 左房
- 右室 / 左室
- 大静脈
- 肝臓 / 脾臓
- 胃・腸・腸間膜 / 大動脈
- 腎臓
- 肉分泌・生殖器など
- 体幹・両下肢

肺循環

付録　救急カートの薬剤一覧（例）

商品名	一般名
ホリゾン*	ジアゼパム*
ラボナール*	チオペンタールナトリウム*
カルチコール	グルコン酸カルシウム
生理食塩水（20mL）	
ソル・コーテフ	ヒドロコルチゾンコハク酸エステルナトリウム
ヘパリンNa注	ヘパリンナトリウム
硫酸Mg補正液1mEq/mL	硫酸マグネシウム
アトロピン注0.05％シリンジ	硫酸アトロピン
キシロカイン	リドカイン
ラシックス	フロセミド
メイロン	炭酸水素ナトリウム
ノルアドレナリン	ノルエピネフリン（ノルアドレナリン）
ワソラン	ベラパミル塩酸塩
アレビアチン	フェニトイン
アデホス	ATP（アデノシン三リン酸ニナトリウム）
50％ブドウ糖液（20mL）	
アドレナリン注0.1％シリンジ	エピネフリン（アドレナリン）
ジゴシン	ジゴキシン
ニトロペン舌下錠0.3mg	ニトログリセリン
バイアスピリン錠100mg	アスピリン
生食注シリンジ「オーツカ」10mL	塩化ナトリウム
ヘパフラッシュ10単位/mLシリンジ10mL	ヘパリンナトリウム
KN1号輸液	（開始液）
5％ブドウ糖注射液	精製ブドウ糖
ソリューゲンF注	（酢酸リンゲル液）
生理食塩水（50mL，100mL，500mL）	
サリンヘス輸液6％	ヒドロキシエチルデンプン70000（代用血漿・体外循環希釈薬）
メイロン静注8.4％	炭酸水素ナトリウム
イノバン注0.3％シリンジ	ドパミン塩酸塩

＊金庫で管理する薬剤．

付録 略語一覧

A		
ABI	ankle brachial index	足関節上腕血圧比
ACBT	active cycle of breathing technique	自動周期呼吸法
ACE	angiotensin converting enzyme	アンジオテンシン変換酵素
ACP	advance care planning	アドバンス・ケア・プランニング
ACS	acute coronary syndrome	急性冠症候群
ACT	activated coagulation time	活性凝固時間
AD	advance directive	事前指示
ADL	activities of daily living	日常生活動作
AED	automated external defibrillator	自動体外式除細動器
ALS	advanced life support	二次救命処置
AM	acute myocarditis	急性心筋炎
AMI	acute myocardial infarction	急性心筋梗塞
AP 像	anterior posterior image	腹背方向撮影像
APTT	activated partial thromboplastin time	活性化部分トロンボプラスチン時間
AR	aortic regurgitation	大動脈弁閉鎖不全症
ARB	angiotensin receptor blocker	アンジオテンシン受容体拮抗薬
ARR	aldosterone to renin ratio	アルドステロン-レニン比
AS	aortic stenosis	大動脈弁狭窄症
ASD	atrial septal defect	心房中隔欠損症
ASO	arteriosclerosis obliterans	閉塞性動脈硬化症
AT	anaerobic threshold	嫌気性代謝閾値
ATP	anti-tachypacing	抗頻拍ペーシング
AVR	aortic valve replacement	大動脈弁置換術

B		
BAV	balloon aortic valvuloplasty	バルーン大動脈弁形成術
BE	base excess	塩基過剰
BLS	basic life support	一次救命処置
BNP	brain natriuretic peptide	脳性ナトリウム利尿ペプチド

BPS	behavioral pain scale	ビヘイビアル・ペイン・スケール

C		
CABG	coronary artery bypass grafting	冠動脈バイパス手術
CAM	confusion assessment method	せん妄評価法
CAM-ICU	confusion assessment method-intensive care unit	ICUにおけるせん妄評価法
CAUTI	catheter-associated urinary tract infection	尿道留置カテーテル関連感染症
CCS分類	Canadian cardiovascular society classification	カナダ心臓血管学会分類
CDC	Centers for Disease Control and Prevention	米国疾病管理予防センター
CDT	catheter directed thrombolysis	カテーテル血栓溶解療法
CHD	congenital heart disease	先天性心疾患
CI	cardiac index	心係数
CIED	cardiac implantable electronic device	心臓植込み型電気的デバイス
CK-MB	creatine kinase MB	クレアチンキナーゼMB分画タンパク量
CKD	chronic kidney disease	慢性腎臓病
CO	cardiac output	心拍出量
COPD	chronic obstructive pulmonary disease	慢性閉塞性肺疾患
CP angle	costophrenic angle	肋骨横隔膜角
CPOT	critical-care pain observation tool	クリティカル・ケアにおける疼痛の客観的評価ツール
CPR	cardiopulmonary resuscitation	心肺蘇生法
CPX	cardiopulmonary exercise test	心肺運動負荷試験
CRBSI	catheter related blood stream infection	カテーテル関連血流感染症
CRT	capillary refilling time	毛細血管再充満時間
CRT	cardiac resynchronization therapy	心臓再同期療法
CTEPH	chronic thromboembolic pulmonary hypertension	慢性血栓塞栓性肺高血圧症
CTR	cardionthoracic ratio	心胸郭比
CVC	central venous catheter	中心静脈カテーテル
CVP	central venous pressure	中心静脈圧

D

DBP	diastolic blood pressure	拡張期血圧
DCM	dilated cardiomyopathy	拡張型心筋症
DIC	disseminated intravascular coagulation	播種性血管内凝固症候群
DNAR	Do Not Attempt Resuscitation	蘇生不要指示
DOAC	direct oral anticoagulants	直接経口抗凝固薬
DOE	dyspnea on exertion	労作性呼吸困難
DSC	delirium screening checklist	せん妄スクリーニング・チェックリスト
DVT	deep vein thrombosis	深部静脈血栓症

E

EF	ejection fraction	駆出率
EMI	electromagnetic wave interference	電磁波干渉
EMS	electric muscle stimulation	電気的筋肉刺激
EPAP	end-expiratory positive airway	吸気気道陽圧
EVAR	endovascular aneurysm repair	ステントグラフト内挿術

F

FFR	fractional flow reserve	冠血流予備能
FiO_2	fraction of inspiratory oxygen	吸入酸素濃度
FPS	face pain scale	フェイス・ペイン・スケール

G

GNRI	geriatric nutritional risk index	高齢者の栄養リスク指数
GVHD	graft-versus-host disease	移植片対宿主病

H

H&T	hypovolemia, hypoxia, hydrogen iongypt, hyper-/hypokelemia, hypothermia, hypoglycema, tension pneumothorax, tamponade, cardiac, toxins, thrombosis (pulmonary, coronary), trauma	頭文字にHまたはTが付く，可逆的な心肺停止の原因病態・疾患
HBE	Harris-Benedict equation	ハリスーベネディクトの公式

HCM	hypertrophic cardiomyopathy	肥大型心筋症
HF	heart failure	心不全
HNCM	hypertrophic nonobstructive cardiomyopathy	非閉塞性肥大型心筋症

I		
IABP	intraaortic balloon pumping	大動脈バルーンパンピング
IADL	instrumental activity of daily living	手段的日常生活動作
IC	informed consent	インフォームド・コンセント
ICD	implantable cardioverter defibrillator	植込み型除細動器
ICDSC	intensive care delirium screening checklist	ICUにおけるせん妄スクリーニング・チェックリスト
ICT	intracoronary thrombolysis	冠動脈内血栓溶解療法
ICU-AW	intensive care unit-acquired weakness	ICU関連筋力低下
IE	infectious endocarditis	感染性心内膜炎
IVR	interventional radiology	画像下治療

L		
LMT	left main trunk	左冠動脈主幹部
LOS	low cardiac output syndrome	低心拍出量症候群
LVAD	left ventricular assist device	左室補助人工心臓

M		
MAC	mitral annular calcification	僧帽弁輪石灰化
MICS	minimally invasive cardiac surgery	低侵襲心臓手術
MNA	mini nutritional assessment	栄養状態評価表
MNMS	myonephropathic metabolic syndrome	筋腎代謝症候群
MR	mitral regurgitation	僧帽弁閉鎖不全症
MS	mitral stenosis	僧帽弁狭窄症
MVP	mitral annuloplasty	僧帽弁形成術
MVR	mitral valve replacement	僧帽弁置換術
MWST	modified water swallowing test	改訂水飲みテスト

N		
NPPV	noninvasive positive pressure ventilation	非侵襲的陽圧換気法
NRS	numerical rating scale	数字評価スケール
NSAIDs	non-steroidal anti-inflammatory drugs	非ステロイド性抗炎症薬
NSF	nephrogenic systemic fibrosis	腎性全身性線維症
NTG	nitroglycerin	ニトログリセリン
NYHA	New York Heart Association	ニューヨーク心臓協会

O		
OMC	open mitral commissurotomy	直視下僧帽弁交連切開術
OPCAB	off-pump coronary artery bypass	オフポンプ冠動脈バイパス術

P		
PA像	posterior anterior image	背腹方向撮影像
PAF	paroxysmal atrial fibrillation	発作性心房細動
PAH	pulmonary arterial hypertension	肺動脈性肺高血圧症
PAP	pulmonary arterial pressure	肺動脈圧
PCA	patient-controlled analgesia	自己調節鎮痛
PCI	percutaneous coronary intervention	経皮的冠動脈形成術
PCPS	percutaneous cardiopulmonary support	経皮的心肺補助装置
PCWP	pulmonary capillary wedge pressure	肺動脈楔入圧
PEA	pulseless electrical activity	無脈性電気活動
peak $\dot{V}O_2$	peak voltage O_2	最高酸素摂取量
PEEP	positive end-expiratory pressure	呼気終末陽圧
PESI	pulmonary embolism severity index	肺塞栓症重症度指数
PH	pulmonary hypertention	肺高血圧症
PICC	periphevally inserted central catheter	末梢挿入中心静脈カテーテル
PMI	perioperative myocardial infarction	周術期心筋梗塞
PND	paroxysmal nocturnal dyspnea	発作性夜間呼吸困難
PPN	peripheral parenteral nutrition	末梢静脈栄養法
PRA	plasma renin activity	血漿レニン活性
PS	pulmonary stenosis	肺動脈弁狭窄症

PSVT	paroxysmal supraventricular tachycardia	発作性上室頻拍
PT-INR	prothrombin time-international normalized ratio	プロトロンビン時間国際標準比
PTE	pulmonary thromboembolism	肺血栓塞栓症
PTMC	percutaneous transseptal mitral commissurotomy	経皮的僧帽弁交連切開術
PTS	post-thrombotic syndrome	血栓後遺症候群
PVRI	pulmonary vascular resistance index	肺血管抵抗係数

R		
RBP	retinol-binding protein	レチノール結合タンパク
RCM	restrictive cardiomyopathy	拘束型心筋症
RCP	respiratory compensation point	呼吸性代償点
RMS	remote monitoring system	遠隔モニタリングシステム
ROSC	return of spontaneous circulation	自己心拍再開
RSST	repetitive saliva swallowing test	反復唾液嚥下テスト
RTP	rapid turnover protein	急速代謝回転タンパク質
RVAD	right venticular assist device	右室補助人工心臓

S		
SAS	specific activity scale	身体活動能力指標
SBP	systolic blood pressure	収縮期血圧
SPECT	single photon emission computed tomography	単一光子放射コンピュータ断層撮影検査
SRT	septal reduction therapy	中隔縮小治療
SSI	surgical site infection	手術部位感染症
SSS	sick sinus syndrome	洞不全症候群
STEMI	ST elevation myocardial infarction	ST上昇型心筋梗塞
SvO$_2$	mixed venous oxygen saturation	混合血酸素飽和度
SVR	systemic vascular resistance	全身血管抵抗
SVV	stroke volume variation	1回拍出量変化量

T		
TAO	thromboangiitis obliterans	閉塞性血栓血管炎
TAVI (TAVR)	transcatheter aortic valve implantation (replacement)	経カテーテル大動脈弁留置術（置換術）
TBI	toe brachial pressure index	足趾上腕血圧比
TEE	transesophageal echocardiography	経食道心臓超音波検査
TPN	total parenteral nutrition	中心静脈栄養法
TRALI	transfusion-related acute lung injury	輸血関連急性肺障害
TTE	transthoracic echocardiography	経胸壁心臓超音波検査
TTM	transtheoretical model	トランスセオレティカル・モデル

V		
VAD	ventricular assist device	補助人工心臓
VAP	ventilator-associated pneumonia	人工呼吸器関連肺炎
VAS	visual analogue scale	視覚的アナログ評価
$\dot{V}E$	minute ventilation	分時換気量
VF	ventricular fibrillation	心室細動
Vf	ventricular flutter	心室粗動
$\dot{V}O_2$	oxygen consumption	酸素摂取量
$\dot{V}O_2max$	maximal oxygen uptake	最大酸素摂取量
VSD	ventricular septal defect	心室中隔欠損症
VSP	ventricular septal perforation	心室中隔穿孔
VT	ventricular tachycardia	心室頻拍
VTE	venous thromboembolism	静脈血栓塞栓症

数字・記号		
1RM	1 repetition maximum	1回最大負荷量

付録 Index

欧文

ABCDE 評価 368
ABI 493, 496
ABO 不適合輸血 110
ACBT 411
ACE 阻害薬 130, 226, 232, 479
ACP 139, 145, 147
ACS 47, 420
ACT 274, 473
AD 141
AED 260, 349, 352, 418
ALS 353, 367
AM 439
AMI 420, 429
AP 像 187
AR 471
ARB 226, 232
AS 467
ask-tell-ask アプローチ 149
ASO 488, 493
ASV 65
AT 177, 375
ATP 250
AVR 468
BAV 469
BE 168
BLS 349, 367
BMI 130
BNP 387
BPS 97
Braunwald の分類 429
CABG 267, 335, 425, 430
CAM 101
CAM-ICU 101
CAUTI 310
CCS 分類 432
CDC 293
CHD 519
CIED 262
CK 423
CK-MB 336, 423, 440, 470
CO_2 ナルコーシス 62, 66
CONUT 80
CP angle 186
CPOT 97
CPR 52, 118, 124, 142, 349
CPX 174, 375
CRBSI 70, 71
CRT 249, 252, 445
CRT-D 252, 418
CS 分類 382
CTEPH 514
CTR 186, 189, 252
CVC 68, 70
CVP 69, 314, 321
DBP 22
DCM 442
dicrotic notch 218
DNAR 142, 149
DOAC 513
DOE 53
DSC 101
DVT 504, 513
D ダイマー 507, 510
EMI 247
EPAP 65, 66
EVAR 483
FFR 434
Forrester の分類 380, 425
GNRI 80
GVHD 111
HDS-R 112, 136
HBE 84
HCM 442
HCO_3^- 168, 171
HFmrEF 381
HFpEF 381, 390
HFrecEF 381
HFrEF 381, 390
H&T 354
IABP 19, 266, 277, 313, 430, 441, 466
——挿入部 269
IADL 125, 136
IC 121
ICD 149, 198, 249, 260, 418, 446, 523
ICDSC 101
ICU-AW 270
ICU 入室管理の推奨基準 502
IE 448
IMPELLA 281
——補助循環用ポンプカテーテル 314
IN-OUT 87, 458
INTERMACS 282
J-MACS 282
Killip 分類 384, 421
LOS 313, 334
MAC 452
MitraClip 198, 465

MMSE　112
MNA®-SF　79
MNMS　492
MoCA-J　112
MR　320, 461
MS　323, 452, 466
muscle twitching　290
MVP　464
MVR　456, 465
MWST　341
Nohria-stevenson 分類　382
non pitting edema　60
NRS　97, 305
NSF　196
NTG　432
NT-proBNP　387, 500
NYHA 心機能分類　178, 383, 455, 502, 521
OMC　456
PaCO$_2$　36, 168, 317
PAF　322
PAH　500
PaO$_2$　36, 67, 168, 317
PA 像　187
PCA　94, 305
PCI　424, 430
PCPS　273, 314, 441, 513
PD5 阻害薬　224
peak VO$_2$　176
PESI　510, 511
PH　499
pH　168
PICC　71, 236, 451
pitting edema　60
PMI　334, 336
PND　53
PPN　83
PS　66, 524

PSVT　523
PTE　510
PTMC　455
PTS　507
QT 延長症候群　414
RCP　178
RMS　262
ROSC　355
RSST　341
RVAD　283
SAMPLE　368
SaO$_2$　36, 168
SBAR　370
SBP　22
S-ICD　251, 253
SPECT　222
SRT　446
SSI　293, 308
　──リスクファクター　295
STEMI　426
ST 上昇　336, 421
　──型心筋梗塞　426
TAO　496
TAVI　191, 237, 329
　──の合併症　329
TAVR　469
TBI　495, 496
TEE　203
t-PA　513
TPN　83
TRALI　110
TTE　203
TTM　113, 117
VAD　281, 441
VAP　311, 318
VAS　97, 305
$\dot{V}CO_2$ slope　178
$\dot{V}E$　178
VF　249, 413

VIP ルール　396
$\dot{V}O_2$　176
$\dot{V}O_{2max}$　176
VSD　524
VSP　427
VT　249, 415, 522
VTE　504
WPW 症候群　184, 414

あ行

亜急性心筋梗塞　421
アシデミア　168, 173
アシドーシス　169, 172
アスピリン　231, 235, 424, 434, 468
アセスメント　10, 29, 159
アセチルコリン負荷試験　436
アダムス・ストークス発作　416
アドバンス・ケア・プランニング　139, 147, 149
アドバンス・ライフ・プランニング　143
アドヒアランス　9, 127, 137, 481
アドレナリン　354, 426
アラーム　33, 74, 159, 270, 280
アルカレミア　168, 171
アルカローシス　169, 172
アレンテスト　211
アンダーセンシング　291
アンダーダンピング　218
息止め　194, 205, 387
意識障害　51, 66, 254, 319, 395

意思決定支援　144, 145, 149, 392
異常 Q 波　336, 423, 445
移植片対宿主病　111
イレウス　343
インシデント　159
インフォームド・コンセント　107, 121, 212, 258
ウィルキンスのエコースコア　454
植込み型除細動器　149, 249, 260, 392, 418, 451, 523
──完全皮下──　251
ウェルススコア　506
ウェンケバッハ型房室ブロック　35, 51, 412, 417
う歯　284
右室梗塞　384, 427
右心不全　15, 208, 283, 285, 323, 385, 503
──の増悪　502
右心補助　285
うっ血所見　382
運動耐容能　174, 372, 389, 434
運動負荷試験　174, 374, 434, 435
──の判定基準　374
運動誘発性冠攣縮　435
運動療法　115, 131, 174, 376, 392, 434
エアリーク　301, 315, 342
栄養　279, 309
──アセスメント　80
──管理　79, 114
──ケアプラン　83
──指導　119, 128
──スクリーニング　79
エコーフリースペース　347
エルゴノビン負荷試験　436
エルゴメータ　174, 433
自転車──　174, 374
遠隔モニタリングシステム　262
塩基過剰　168
遠心ポンプ　273
エンドセリン受容体拮抗薬　234, 501
エンドリーク　484
塩分管理　128
オーバーシューティング　218
オーバーセンシング　292
オーバーダンピング　219
オーバードライブペーシング機能　289
オピオイド　95, 151, 306

か行

カーペンター分類　462
外頸静脈　15
介護保険　156
概日リズム障害　106
回収式自己血　108
改訂水飲みテスト　341
解離性大動脈瘤　482, 487
加温加湿　63, 410
核医学検査　389
拡張型心筋症　389, 442, 443, 462
拡張期血圧　22, 24, 476, 520
拡張期雑音　18, 386
拡張障害　325, 344
下肢虚血　343, 487, 518
下肢静脈瘤　516
加湿　65, 408
家族への心肺蘇生法講習　124
家族への対応　118
下大静脈フィルター　514
脚気心　85
活性凝固時間　266, 274, 302, 473
カテーテル　19, 70, 216, 269, 276, 292, 329, 363, 421, 436, 441
──アブレーション　191, 419
──関連血流感染症　70, 286
──血栓溶解療法　489
カテコラミン　225, 271, 322, 396, 441, 474, 501
仮面高血圧　477
カリウムチャネル開口薬　231, 434, 438
カリウムチャネル遮断薬　228
カルシウム拮抗薬　127, 231, 434, 479, 523
カルシウムチャネル遮断薬　229
カルディオバージョン　251, 256, 259
換気血流比不均等分布　406
間欠性跛行　491, 494, 496
観血的動脈圧測定　216

冠血流予備能 434
感染性心内膜炎 448, 473, 522, 523
感染予防 113, 148, 279, 284
冠性T波 423
冠動脈疾患術後のケア 334
冠動脈バイパス手術 267, 334, 337, 425, 430
貫壁性梗塞 421
冠攣縮性狭心症 435
緩和ケア 147
期外収縮 28, 412
機械的合併症 71, 426
機械弁 325, 468, 524
気管支喘息 193, 220, 231, 425
気胸 71, 189, 356, 399
起坐位 54, 357, 495
器質性MR 461
希釈式自己血 108
気道クリアランス 408
機能性MR 461
奇脈 345
救急カート 48, 198, 212, 256, 314, 369, 532
急性AR 474
急性下肢虚血 202, 489
急性下肢動脈閉塞 202
急性冠症候群 47, 354, 420, 480
急性心筋梗塞 19, 45, 93, 208, 384, 420, 429
急性心筋炎 417, 439
急性大動脈解離 45, 93, 394, 421, 480, 525

急性動脈閉塞症 488
急性肺血栓塞栓症 93
　　——の臨床重症度分類 512
弓部大動脈置換術 339
急変対応 367
仰臥位低血圧症候群 520
胸郭インピーダンス 264
胸腔穿刺 356, 403
胸腔ドレナージ 396, 401, 403
胸骨圧迫 351, 355, 418
狭心症発作 91, 230, 429
胸水 71, 188, 357, 402, 424
　滲出性—— 403
　漏出性—— 403
胸痛 45, 97, 184, 400, 402, 421, 429, 435, 510
胸部X線検査 186, 302, 387
胸部下行大動脈置換術 341
胸腹部大動脈置換術 341
胸部不快感 45, 421, 429, 435
キリップ分類 384
禁煙指導 114, 428
筋区画症候群 492
筋腎代謝症候群 492
緊張性気胸 45, 298, 354, 394, 400
筋攣縮 290
クスマウル大呼吸 41
駆動状況 268
グリーフケア 153
クリニカルシナリオ分類 382
クロルヘキシジン 72

経カテーテル的僧帽弁接合修復術 464, 465
経カテーテル生体弁 329
経カテーテル大動脈弁置換術 237, 469
経胸壁心臓超音波検査 203, 205, 207, 449
経口抗凝固薬 233
警告（アラート）送信 264
頸静脈怒張 15, 345, 401
経静脈栄養 83
頸静脈圧の測定 15
経食道心臓超音波検査 203, 205, 449, 454, 463
経大腿動脈アプローチ 329, 332
経腸栄養 83, 284
経皮的冠動脈形成術 231, 273, 424, 430
経皮的心肺補助装置 273, 513
経皮的僧帽弁交連切開術 455
経皮的補助循環 314
劇症型心筋炎 439
血圧異常 475
血圧測定 22, 212, 421, 525
血圧低下 225, 344, 395, 401
血液ガス分析 168, 279
血液分布異常性ショック 394
血管合併症 332
血管雑音 12, 18, 19
血管内焼灼術 517

543

血管内治療 483, 484, 490
血管内留置カテーテル関連血流感染症 311
血行動態 270, 380, 394, 425
血漿製剤 109
血小板製剤 109
血栓 275, 424, 488
血栓後遺症候群 507
血栓塞栓症 233, 322, 325, 326, 522, 524
血栓塞栓除去術 490, 491
血栓塞栓摘除術 489
血流代謝シンチグラフィ 220
嫌気性代謝閾値 177, 375
原発性アルドステロン症 477
現病歴の確認 2, 5
コアベータ 195
降圧目標 478
降圧薬 22, 126, 322, 478
硬化療法 517
抗菌薬 236, 310, 450
高血圧緊急症 480
抗血小板薬 235, 434
　チエノピリジン系── 232
抗血栓薬 126
抗血栓療法 284
甲状腺中毒症 193
較正曲線 33, 182
行動変容ステージモデル 113
抗頻拍ペーシング 249, 250, 418
硬膜外 PCA 307

高流量システム 63, 64
高齢者高血圧 480
呼吸 40
呼吸困難 53, 403, 510
　──感 40, 53, 126, 400
呼吸障害 397
呼吸性代償点 178
呼吸不全 36, 62, 283, 317, 395, 429
骨指標 19
骨髄路確保 354
コンパートメント症候群 492

さ行

再環流障害 491, 492
最高酸素摂取量 176
最大酸素摂取量 176
サイフォニング現象 77
サイレントキラー 475
再膨張性肺水腫 360, 401
左室自由壁破裂 209, 426
左室破裂 324, 457
左心性心疾患 499
左心不全 53, 207, 320, 387, 502
　──の増悪 502
嗄声 339, 482, 485
サチュレーション 36
左房内血栓 191, 323, 456
三尖弁逆流 462, 500
酸素解離曲線 36, 37
酸素摂取量 176
酸素中毒 39, 67
酸素飽和度 36, 404
酸素療法 62, 459

自覚的運動強度 374, 375, 376
ジギタリス 229, 416
始業時点検 2
自己拡張型人工弁 329
自己血輸血 107
自己心拍再開 355
自己調節鎮痛法 305
死後のカンファレンス 153
シストリックアンローディング 267
視診 12, 14, 58
死戦期呼吸 350, 367
事前指示 141
失神 51, 242, 416
自動車運転制限 254
自動周期呼吸法 411
社会資源の活用 155
縦隔陰影 188, 189
縦隔炎 285
収縮期血圧 22, 395, 476
収縮期雑音 18, 386, 439, 445
周術期心筋梗塞 334, 336
重症虚血肢 493, 494
重炭酸イオン 168
手指衛生 308, 318
手術部位感染症 293, 308
出血傾向 275, 284
出血性ショックの重症度分類 395
術後感染管理 308
術後出血 315, 339
術後の早期逆流再発のリスク 328
術後の認知機能障害 319

主要降圧薬　479
循環器疾患別の治療薬　224
循環血液量減少性ショック　29, 394
循環補助用心内留置型ポンプカテーテル　314
上行大動脈置換術　339
硝酸薬　224, 225, 230, 424, 434, 438
上室性頻拍　249, 256
上室性不整脈　289, 426
情報的ドレナージ　298
静脈血栓塞栓症　504
除細動器　48, 198, 255, 369
触診　14, 19
ショック　55, 352, 394
——指数　395
——の5徴候　395
徐脈　27, 35, 225, 241, 416, 457
徐脈・頻脈症候群　416
徐脈性不整脈　51, 184, 241, 386, 413, 417, 426
シリンジポンプ　73, 75, 77
心音の聴診　17, 385
腎機能障害　215, 285
心外閉塞拘束性ショック　394
心胸郭比　186, 271, 453
心筋炎　180, 439
心筋症　180, 442
心筋トロポニン　387, 423, 440, 445
心筋バイアビリティ　196, 389

心筋マーカー　423
心原性ショック　394
人工血管置換術　484, 487
人工呼吸　351
人工呼吸器　311, 405
——からの離脱　318
人工呼吸器関連肺炎　311
——バンドル　318
人工心肺　273, 313, 317, 334, 465
心雑音　18, 19, 209, 432
心室細動　47, 249, 256, 413, 426
心室性不整脈　386, 426
心室中隔欠損症　448, 524
心室中隔穿孔　209, 427
心室頻拍　47, 249, 256, 415, 418, 522
腎性全身性線維症　196
心尖拍動　16, 19
心臓植込み型電気的デバイス　262
心臓MRI検査　196, 388, 440
心臓核医学検査　220
心臓カテーテル検査　211, 444, 467
心臓機能障害　157, 380
心臓再同期療法　249, 252
心臓CT検査　191, 388
心臓超音波検査　203, 207, 388, 456
心臓リハビリテーション　115, 320, 372, 392, 428
身体障害者手帳　157

身体診察　11, 12
心タンポナーデ　215, 316, 339, 344, 486
心電図モニタ　30, 159, 326, 424
心嚢液　345, 362, 427
心嚢穿刺　347, 362
心肺運動負荷試験　174, 375, 389
心肺蘇生法　52, 124, 349
心肺同時移植　501
心拍出量　22, 29, 62, 285, 313, 321, 335, 520
——減少に伴う症状　385
心拍数　26, 34, 92, 195, 241, 335, 395, 413, 520
心プールシンチグラフィ　221, 389
深部静脈血栓症　233, 504, 514
心不全　65, 113, 145, 147, 178, 207, 224, 323, 380, 448, 455, 522, 523
——の緩和ケア　147
——末期における特徴的症状とケア　151
心房細動　326 337, 414, 453, 463, 522
心房粗動　256, 416
水分出納管理　86
睡眠　89, 270
——障害　65, 104, 270
スタチン　232, 428, 434

545

スタンダードプリコーション 295
スタンフォード分類 486
ステップアップの基準 374
ストリッピング手術 517
スパスム 336, 420, 429, 435
スピリチュアルペイン 147, 149, 152
スワン・ガンツカテーテル 190, 314, 326, 335, 425
生活指導 112, 137, 246, 253
清潔ケア 91, 360
精神的支援 132
生体弁 325, 327, 468
成分輸血 109
生理的ペーシング 289
赤血球製剤 109
セルフケア 89, 102, 133, 392
——援助 3, 89
セルフモニタリング 113, 130, 138, 149
全血製剤 109
センシング不全 291, 322
先天性心疾患 448, 519
せん妄 99, 104, 121, 319
——のケア 99
造影剤アレルギー 193, 211, 482
造影剤腎症 215, 240
早朝高血圧 477
創痛管理 98, 304

創部管理 293, 309
僧帽弁逆流症 209
僧帽弁狭窄症 323, 452, 464
僧帽弁形成術 320, 464
僧帽弁置換術 323, 456, 465
僧帽弁閉鎖不全症 328, 448, 461
僧帽弁輪石灰化 452
足関節上腕血圧比 493, 496
足趾上腕血圧比 495, 496
組織プラスミノーゲン活性化因子 513
蘇生不要指示 142

た行

ダイアストリック・オーグメンテーション 267
体位調整 404
体位ドレナージ 283, 409
体位変換 61, 269, 409
退院支援 136
体うっ血 189
体液 86
体外式ペースメーカ 287
体外循環 274
大血管術後のケア 338
体重 43
代償反応 170, 172
体静脈のうっ血 385
大腿動脈の解離, 閉塞 332
大動脈解離 486, 524
大動脈拡張 522, 524
大動脈基部置換術後 338

大動脈バルーンパンピング 266, 313, 430, 466
大動脈弁狭窄症 209, 218, 325, 467
——重症度分類 467
大動脈弁形成術 328, 473
大動脈弁置換術 468, 473
大動脈弁閉鎖不全症 218, 327, 448, 471
大動脈瘤 342, 482
大動脈解離 486, 525
他家輸血 109
打診 13
単一光子放射コンピュータ断層撮影検査 222
弾性ストッキング 508, 517, 518
チアノーゼ 16, 55, 334, 491, 522, 524
チェーン・ストークス呼吸 41, 65, 386
致死性不整脈 249, 412, 413
遅発性副作用 195, 196
中隔縮小治療 446
中心静脈栄養法 68, 83
中心静脈カテーテル 68, 98, 190, 450
中枢性チアノーゼ 16, 55, 58
チューブ型ドレーン 299
腸管虚血 343
聴診 12, 17
腸骨静脈圧迫症候群 504
直視下僧帽弁交連切開術 456

直接経口抗凝固薬　513
貯血式自己血　108
治療的ドレナージ　298
陳旧性心筋梗塞　421
低灌流所見　382
低酸素血症　55, 62
低心拍出量症候群　313, 334, 386
低流量システム　64
テクニカルアラーム　160
テザリング　462
デバイス治療　418
デフィブリレーション　256, 258
デューク診断基準　449
電気的交互脈　347
電気的除細動　255
　　──クリティカルパス　258
電磁波干渉　247
転倒　162
伝導路障害　331
転落　162
動悸　49, 113, 194
　　──の随伴症状　50
瞳孔　319, 330, 340
疼痛管理　95
疼痛ケア　93
洞停止　242, 416
洞不全症候群　416
動脈血酸素分圧　168
動脈血酸素飽和度　36, 168
突然死　446
ドプラー検査　201
ドベーキー分類　486
トランスセオレティカルモデル　113, 117

トルサード・ポワンツ　414
ドレーン管理　298, 310
ドレーン出血　316
トレッドミル　174, 374

な行

内頸静脈　15
ナトリウムチャネル遮断薬　228
ナトリウム利尿ポリペプチド　225, 523
ニース分類　499
二酸化炭素分圧　168
二次性高血圧　477
ニトログリセリン　424, 432
入退院支援　4, 135
乳頭筋断裂　208, 427
入浴　25, 91, 116
尿道留置カテーテル関連感染症　310
妊娠時の循環動態の変化　519
認知機能検査　112
脳合併症　319, 339
脳梗塞　319, 337
ノーリア-スティーベンソン分類　335, 373, 382
ノンフロー　77

は行

ハートレート　26
バージャー病　496
パーソナルスペース　11
バイオマーカー　387
肺移植　501
肺うっ血　189
肺機能　278

敗血症　311, 397
　　──バンドル　398
肺血栓塞栓症　504, 510
肺高血圧症　323, 499
肺静脈のうっ血　385
排泄　164
　　──援助　91, 92
肺塞栓症　45
肺動脈性肺高血圧症　500
白衣現象　477
白衣高血圧　476
パジェット・シュレッター症候群　504
ばち指　16, 58
ハフィング　411
ハリス-ベネディクトの公式　84
バルーン拡張型　329
バルーン大動脈形成術　469
パルス　26
パルスオキシメーター　36, 38
反回神経　339, 341, 482
　　左──麻痺　339, 341
ハンドル　311
反復唾液嚥下テスト　341
ヒートショック　116
ビオー呼吸　41
非貫壁性梗塞　421
非生理的ペーシング　289
肥大型心筋症　442, 443
ビュルガー病　496
病状説明　121
頻呼吸　37
頻脈　27, 93, 344, 394
頻脈性不整脈　51, 412, 413

ファーラー位 54, 183, 459
不安定狭心症 420, 429
フィジカルアセスメント 11
フィジカルイグザミネーション 11
フォレスター分類 314, 380
フォンテイン分類 493
負荷試験 435
負荷心筋シンチグラフィ 220
負荷心臓超音波検査 203
福祉制度 155
腹部大動脈置換 342
腹部大動脈瘤 342
服薬アドヒアランス 125
服薬指導 125
浮腫 16, 59, 236, 380, 500
不整脈 51, 255, 322, 326, 412, 426, 522
不眠 104
——時のケア 104
フットケア 494, 495
プラークラプチャー 420
フラミンガム研究 385
フリーフロー 76
ブルー・トゥ症候群 491
ブルガダ症候群 419
フレイル 12, 99
プレホスピタルケア 424
プロスタサイクリン受容体作動薬 234

プロスタサイクリン誘導体 234
プロタミン硫酸塩 315
プロチャスカ行動変容ステージモデル 113
ブロディー・トレンデレンブルグテスト 516
閉塞性血栓性血管炎 496
閉塞性動脈硬化症 493
ペーシング不全 291
ペーシングモード 243
ペースメーカ 198, 241, 418
ベックの三徴 339, 345
ヘパリン 233, 489
——起因性血小板減少症 212
ヘルスアセスメント 11
ヘルスリテラシー 112
ベルヌーイの式 467
弁周囲逆流 331
片側胸水 404
弁膜症術後のケア 313
放散痛 47, 421, 429, 435
房室ブロック 336, 417
　Ⅰ度—— 242, 412, 417
　Ⅱ度—— 242, 412
ホーマンス徴候 508
補助循環用ポンプカテーテル 281
補助流量 277
ホスホジエステラーゼ3阻害薬 226
ホスホジエステラーゼ5阻害薬 234
母体心疾患の管理 519
発作性上室頻拍 523

発作性心房細動 256, 322
発作性夜間呼吸困難 53
ポリファーマシー 127
ボルグスケール 375
ホルター心電図 49, 184, 203, 435
本態性高血圧 476

ま行

マズロー欲求段階説 133
末梢静脈栄養法 83
末梢循環不全 271
末梢性チアノーゼ 16, 57, 58
マルチスリット型ドレーン 299
マルファン症候群 461, 483, 521, 525
マンシェット 23, 508
慢性 AR 474
慢性血栓塞栓性肺高血圧症 515
慢性静脈不全 509, 517
慢性心不全の病みの軌跡 147
脈圧 22, 28, 397
脈拍 26, 40, 202, 241, 351, 395
ミルキング 301, 348, 361, 366
無気肺 317, 405
迷走神経反射 331, 359, 365
メイ・ターナー症候群 504
めまい 51, 242, 334
モニタ心電図 52, 161
モビッツⅡ型房室ブロック 417

や・ら・わ行

有酸素運動 115, 374, 375, 376
疣贅 448
遊走性静脈炎 496
有痛性青股腫 508
有痛性白股腫 508
輸液管理 73
輸液ポンプ 73
輸血 107, 275
輸血関連急性肺障害 110
溶血性輸血反応 110
予防的ドレナージ 298
ライトの基準 402
ランドマーク 19
ランプ負荷試験 175
リエントリー 250, 415
離床開始基準 372
リードレスペースメーカ 245
利尿薬 126, 284
リハビリテーション中止基準 373
リビング・ウィル 141
リフィリング 317
リモデリング法 473
流量補助 278
両心室ペーシング機能付き植込み型除細動器 418
レイノー現象 496
レイムプランテーション法 473
レジスタンストレーニング 377
ローエンベルグ徴候 508

労作性狭心症 432, 435
　——の重症度分類 432
労作性呼吸困難 53
肋間神経ブロック 304, 306
肋骨横隔膜角 186, 188
ワルファリン 127, 513

数字・記号

5A アプローチ 114
5P 488
5つのR 114
6R 74
12誘導心電図 180, 421, 430
　——検査 47
β遮断薬 126, 227, 228, 231, 438
I音 17
II音 17
III音 18
IV音 18

循環器内科・心臓血管外科ナースポケットブック

2019 年 11 月 5 日	初　版　第 1 刷発行
2025 年 7 月 11 日	初　版　第 3 刷発行

編　　集	池亀　俊美（いけがめ　としみ）	
発 行 人	川畑　勝	
編 集 人	小林　香織	
発 行 所	株式会社Gakken	
	〒 141-8416　東京都品川区西五反田 2-11-8	
印刷・製本	TOPPANクロレ株式会社	

●この本に関する各種お問い合わせ先
本の内容については，下記サイトのお問い合わせフォームよりお願いします．
https://www.corp-gakken.co.jp/contact/
在庫については　Tel 03-6431-1234（営業）
不良品（落丁，乱丁）については　Tel 0570-000577
　学研業務センター　〒 354-0045 埼玉県入間郡三芳町上富 279-1
上記以外のお問い合わせは　Tel 0570-056-710（学研グループ総合案内）

©T. Ikegame 2019　Printed in Japan
●ショメイ：ジュンカンキナイカ・シンゾウケッカンゲカナースポケットブック
本書の無断転載，複製，複写（コピー），翻訳を禁じます．
本書に掲載する著作物の複製権・翻訳権・上映権・譲渡権・公衆送信権（送信可能化権を含む）
は株式会社 Gakken が管理します．
本書を代行業者等の第三者に依頼してスキャンやデジタル化することは，たとえ個人や家庭内の
利用であっても，著作権法上，認められておりません．

本書に記載されている内容は，出版時の最新情報に基づくとともに，臨床例をもとに正確か
つ普遍化すべく，著者，編者，監修者，編集委員ならびに出版社それぞれが最善の努力を
しております．しかし，本書の記載内容によりトラブルや損害，不測の事故等が生じた場合，
著者，編者，監修者，編集委員ならびに出版社は，その責を負いかねます．
また，本書に記載されている医薬品や機器等の使用にあたっては，常に最新の各々の添付文
書（電子添文）や取り扱い説明書を参照のうえ，適応や使用方法等をご確認ください．
株式会社 Gakken

JCOPY　〈出版者著作権管理機構　委託出版物〉
本書の無断複写は著作権法上での例外を除き禁じられています．複写される場合は，そのつど事前に，
出版者著作権管理機構（Tel 03-5244-5088, FAX 03-5244-5089, e-mail：info@jcopy.or.jp）の許諾
を得てください．
※学研グループの書籍・雑誌についての新刊情報・詳細情報は，下記をご覧ください．
　学研出版サイト　https://hon.gakken.jp/